약성을 알고 체질에 따라 마시는
● **동의보감**
한방약차

■ 주요 참고 문헌

- 《大韓植物圖鑑》李昌福著 鄕文社刊
- 《몸에좋은山野草》尹國炳·張俊根著 石悟出版社刊
- 《빛깔있는책들 약이되는야생초》김태정著 대원사刊
- 《식물도감》이창복감수 (주)은하수미디어刊
- 《약이되는한국의산야초》김태정著 국일미디어刊
- 《약이되는야생초》김태정著 대원사刊
- 《원색도감한국의야생화》김태정著 敎學社 刊
- 《原色資源樹木圖鑑》金昌浩·尹相旭編著 아카데미서적刊
- 《原色韓國植物圖鑑》李永魯著 敎學社刊
- 《韓國樹木圖鑑》山林廳林業硏究院刊
- 《韓國野生花圖鑑》김태정著 敎學社刊
- 《마시면 약이 되는 오행건강약차》정경대著 이너북刊
- 《실용 동의약학》차진헌著 과학·백과사전출판사(북한)刊
- 《종합 약용식물학》한국약용식물학 연구회著 학창사刊
- 《임상 한방본초학》서부일·최호영 共編著 영림사刊
- 《방제학》한의과대학 방제학교수 共編著 영림사刊
- 《한약생산학 각론》최성규箸 신광출판사刊
- 《약용작물》농촌진흥청 농촌인적자원개발센터刊
- 《약용작물 표준영농교본-7(개정)》농촌진흥청 약용작물과刊

약성을 알고 체질에 따라마시는
동의보감 한방 약차

펴낸이/이홍식
저자/최수찬
사진/김완규
발행처/도서출판 지식서관
등록/1990.11.21 제96호
경기도 고양시 덕양구 벽제동 564-4
전화/031)969-9311(대)
팩시밀리/031)969-9313
e-mail/jisiksa@hanmail.net

초판 1쇄 발행일 / 2011년 5월 10일
초판 4쇄 발행일 / 2016년 1월 10일

약성을 알고 체질에 따라 마시는

● 동의보감

한방약차

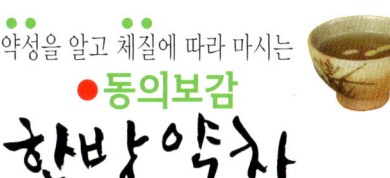

최수찬 著

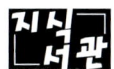

지식서관

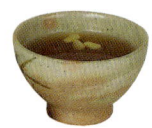

인사말 '동의보감 한방 약차' 발간에 즈음하여

　우리나라의 차 문화는 통일삼국시대에 중국 당나라와의 문물 교류로 인해 중국의 차와 다도가 자연스럽게 들어오게 된 것으로 보이는데, 신라 흥덕왕 3년 겨울에 당나라에 사절로 갔던 김대렴이 귀국하는 길에 차나무 종자를 가져왔다고 '삼국사기'에서 전하고 있다.
　이렇게 전해진 차 생활은 시대를 흘러오면서 민족정신의 원력을 회복시켜 주었으며, 인간다운 참생활을 잃지 않고 누릴 수 있는 생활의 원동력이 되었다. 특히 선인들이 남겨놓은 한약재를 이용한 전차인 약차는 커피 같은 것과는 달리 기호적인 차원을 넘어 건강을 위한 보재로써 건강증진과 질병예방에도 큰 효능을 나타내고 있다.
　우리의 선인들은 건강관리에 대해서 이렇게 말하고 있다. 밥이 제일 보약이므로, 밥을 잘 먹으면 건강해지고 밥 잘 먹는 것이 최고라고 했다.
　동서고금을 막론하고 사람들은 무병장수를 위한 궁극의 목표를 위하여 건강에 대해서 모두 최고의 관심을 가지고 살아왔다.
　그리고 건강한 몸을 유지하기 위해서 보약을 지어 먹기도 하고 몸이 아파도 약을 지어 먹었다. 이를 탕약이라고 한다.
　한약재를 물에 넣고 끓이면 탕약이 되고 차로 달이면 약차가

되고, 술에 넣고 발효시키면 약술이 된다. 이러한 약재를 활용한 한방제형 가운데 하나가 약차이다.

즉, 건강하게 사는 법은 밥 잘 먹는 것이 제일 으뜸이고, 다음이 약차를 마셔 건강을 유지하는 것이다.

최근에는 한방 약차를 마시는 것이 이제 식사 후나 손님 접대 등, 우리의 일상 생활에서 하나의 차 문화로 자리매김을 하고 있다. 또한 건강을 위해 한방 약차를 선물로 주고받기도 한다.

몸에 이상이 생겼을 때에는 자연의 힘으로 자라난 산과 들에 있는 갖가지 산야초를 이용하여 차로 만들어 마심으로써 질환을 다스려 건강한 생활을 유지할 수 있다.

이번에 '동의보감 한방 약차'를 생생한 산야초의 사진과 함께 출간하면서 한방 건강약차에 대한 종류와 효능, 약성 등을 간략하게 소개해 보았다. 여러분이 알아야 할 기본적인 것을 말하자면, 자신의 체질에 맞는 차를 마시길 권한다. 몸에 열이 많은 체질인 사람은 약성이 차가운 것을, 속이 차가운 사람은 약성이 따뜻한 것을 먹길 권한다.

암은 속이 차가운 체질의 사람에게 많이 발생하는데, 따뜻한 성질의 약차를 꾸준히 마시면 암을 예방할 수 있다.

아직 부족한 내용이 많으나 앞으로 계속 보완할 것을 약속드리면서 아무쪼록 여러분들의 차 문화 생활에 유익한 책으로 활용되기를 기원해 본다.

문학박사 도일 **최수찬**

차 례

약성을 알고 체질에 따라 마시는
동의보감 한방 약차 · 19

구기자나무 ·········· 20
  ❋ 이자차 ·········· 21
오미자나무 ·········· 22
  ❋ 오미자차 ·········· 23

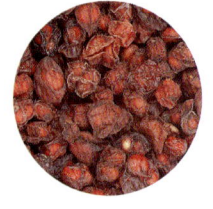

삼지구엽초 ·········· 24
  ❋ 음양곽차 ·········· 25
율무 ·········· 26
  ❋ 율무차 ·········· 27
마 ·········· 28
  ❋ 산약차 ·········· 29
산수유나무 ·········· 30
  ❋ 산수유차 ·········· 31
  ❋ 산약 산수유차 ·········· 32
  ❋ 인삼 오미자차 ·········· 33

대추나무 ·········· 34
  ❋ 수삼 대추차 ·········· 35
인삼 ·········· 36
  ❋ 인삼차 ·········· 37
  ❋ 인삼 대추차 ·········· 38
소엽 ·········· 40
  ❋ 인삼 소엽차 ·········· 41
인동덩굴 ·········· 42
  ❋ 금은화차 ·········· 43
  ❋ 인삼 쌍화차 ·········· 44
  ❋ 생맥차 ·········· 45
닭의장풀 ·········· 46
  ❋ 달개비차 ·········· 47
도라지 ·········· 48
  ❋ 길경차 ·········· 49

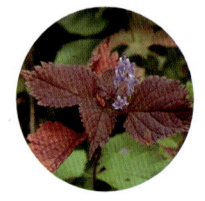

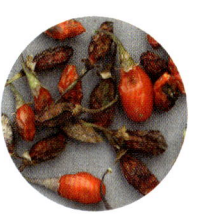

- 감초 ·········· 50
  - ❄감초차 ·········· 51
  - ❄길경 감초차 ·········· 52
  - ❄두충 감초차 ·········· 53
- 두충 ·········· 54
  - ❄두충차 ·········· 55
- 박하 ·········· 56
  - ❄박하차 ·········· 57
- 모과나무 ·········· 58
  - ❄모과차 ·········· 59
- 맥문동 ·········· 60
  - ❄맥문동차 ·········· 61
- 시호 ·········· 62
  - ❄시호차 ·········· 63
  - ❄시호 맥문동차 ·········· 64
- 매화나무 ·········· 66
  - ❄매실차 ·········· 67
- 익모초 ·········· 68
  - ❄익모초차 ·········· 69
- 이질풀 ·········· 70
  - ❄이질풀차 ·········· 71
- 느릅나무 ·········· 72
  - ❄유근피차 ·········· 73
- 원추리 ·········· 74
  - ❄원추리차 ·········· 75
- 산앵두나무 ·········· 76
  - ❄욱리인차 ·········· 77
- 화살나무 ·········· 78
  - ❄화살나무차 ·········· 79
- 밤나무 ·········· 80
  - ❄오과차 ·········· 81
- 오갈피나무 ·········· 82
  - ❄오가피차 ·········· 83
- 연꽃 ·········· 84
  - ❄연자육차 ·········· 85

- ❋감비차 …………86
- ❋애엽 생강차 ………87
- 쑥 …………88
  - ❋애엽차 …………89
- 생강 …………90
  - ❋생강차 …………91
  - ❋생강 대추차 ………92
  - ❋생강 녹차 …………93
- 백작약 …………94
  - ❋쌍화차 …………95
- 국화 …………96
  - ❋쌍화 산사차 ………97
- 목련 …………98
  - ❋신이꽃차 …………99
- 뽕나무 …………100
  - ❋상엽차 …………101
  - ❋상심자차 …………102
  - ❋상백피차 …………103
- 소나무 …………104
  - ❋송화차 …………105
  - ❋솔잎차 …………106
- 삼백초 …………108
  - ❋삼백초차 …………109
- 산사나무 …………110
  - ❋산사자차 …………111
- 사상자 …………112
  - ❋사상자차 …………113
- 수세미외 …………114
  - ❋사과락차 …………115
- 복분자딸기 …………116
  - ❋복분자차 …………117
- 꿀벌 …………118
  - ❋벌꿀차 …………119
- 참나리 …………120
  - ❋백합차 …………121

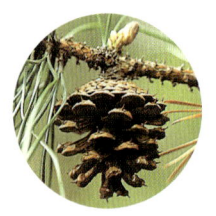

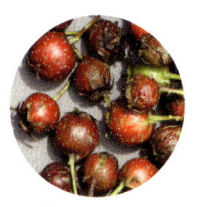

측백나무 ·················· *122*
 ❋백자인차 ················ *123*
잣나무 ···················· *124*
 ❋백엽차 ·················· *125*
콩 ························· *126*
 ❋두향차 ·················· *127*
파 ························· *128*
 ❋대파차 ·················· *129*
참당귀 ···················· *130*
 ❋당귀차 ·················· *131*
천궁 ······················ *132*
 ❋궁귀차 ·················· *133*
계수나무 ················ *134*
 ❋계피차 ·················· *135*
감나무 ···················· *136*
 ❋감잎차 ·················· *137*
 ❋감 꼭지차 ·············· *138*
밀 ························· *140*
 ❋감맥대조차 ············ *141*
감국 ······················ *142*
 ❋감국차 ·················· *143*

칡 ························· *144*
 ❋갈근차 ·················· *145*
애기똥풀 ················ *146*
 ❋애기똥풀차 ············ *147*
바위솔 ···················· *148*
 ❋바위솔차 ················ *149*
골담초 ···················· *150*
 ❋골담초차 ················ *151*
녹두 ······················ *152*
 ❋녹두차 ·················· *153*

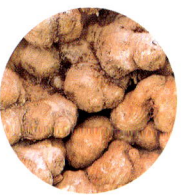

구절초 ···················· *154*
 ❋구절초차 ················ *155*
둥굴레 ···················· *156*
 ❋둥굴레차 ················ *157*

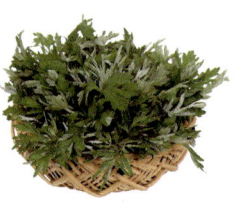

패랭이꽃 ·············158
　❀패랭이꽃차 ·········159
더덕 ················160
　❀더덕차 ············161

갈대 ················162
　❀노근차 ············163
질경이 ··············164
　❀차전초차 ··········165
용담 ················166
　❀용담차 ············167
창포 ················168
　❀창포차 ············169
옥수수 ··············170
　❀옥수수 수염차 ·····171

으름덩굴 ············172
　❀으름덩굴차 ········173
탱자나무 ············174
　❀지실차 ············175
호장근 ··············176
　❀호장근차 ··········177
겨우살이 ············178
　❀겨우살이차 ········179
복숭아나무 ··········180
　❀복사꽃차 ··········181
머위 ················182
　❀머위 꽃차 ·········183
개나리 ··············184
　❀개나리 꽃차 ·······185
헛개나무 ············186
　❀지구자차 ··········187
제비꽃 ··············188
　❀제비꽃차 ··········189
맨드라미 ············190
　❀맨드라미 꽃차 ·····191

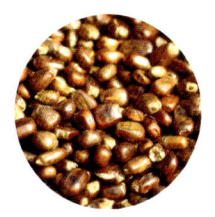

나팔꽃 ·················· 192
 ❄ 나팔꽃차 ············ 193
민들레 ·················· 194
 ❄ 포공영차 ············ 195
두릅나무 ··············· 196
 ❄ 두릅나무차 ········· 197
자귀나무 ··············· 198
 ❄ 합환피차 ············ 199
범꼬리 ·················· 200
 ❄ 권삼차 ··············· 201
작약 ····················· 202
 ❄ 작약 꽃차 ··········· 203
꽈리 ····················· 204
 ❄ 꽈리차 ··············· 205
잔대 ····················· 206
 ❄ 사삼차 ··············· 207
엉겅퀴 ·················· 208
 ❄ 엉겅퀴 꽃차 ········· 209
으아리 ·················· 210
 ❄ 위령선차 ············ 211

황기 ····················· 212
 ❄ 황기차 ··············· 213
마늘 ····················· 214
 ❄ 황기 마늘차 ········ 215
홍화 ····················· 216
 ❄ 홍화차 ··············· 217
살구나무 ··············· 218
 ❄ 행인차 ··············· 219
 ❄ 행락탕 ··············· 220
 ❄ 행국차 ··············· 221
새삼 ····················· 222
 ❄ 토사자차 ············ 223
영지 ····················· 224
 ❄ 영지차 ··············· 225

● 찾아보기 · 249

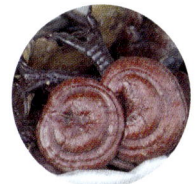

약차의 재료와 보관법

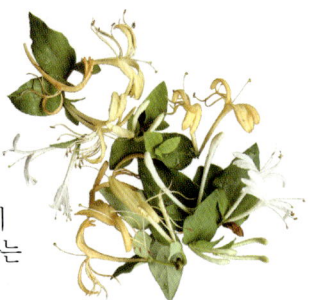

약차의 재료는 보통 식물성 생약을 사용하는데 채취 시기는 그 식물의 약효가 가장 왕성할 때이다.

예를 든다면 쑥은 음력 5월 5일 단오 이전에 채취한 것이 가장 약효가 좋다. 그러므로 한약 재료상에서 구입할 때도 이런 재료를 구입하는 것이 좋다.

약차의 조건

1. 독성과 부작용이 없고 효능이 우수하여 오래 마실수록 몸에 이로운 것.
2. 맛이나 향기가 좋아서 즐거움을 주는 것.
3. 신선한 것.

약차 재료 만드는 법

1. 통풍이 잘 되는 그늘에서 부패하지 않도록 말려야 한다.
2. 말리는 과정에서 흙이나 벌레 등이 들어가지 않도록 주의한다.

만든 약차 재료를 보관하는 방법

보관된 약차 재료는 언제든지 사용할 수 있도록 잘 보관해야 한다. 보관 용기는 양철통이나 나무통, 종이봉투 등에 보관한다. 이 때 중요한 것은 습기를 잘 막아야 하고 그러기 위해서는 방부제를 넣어두는 것도 좋다.

1. 포장된 김 속에 들어 있는 방부제를 넣어 함께 보관한다.
2. 보관 용기에 약초 이름과 채취 일을 기록해 놓는다.
3. 과일 같은 것들은 냉장고에 보관하는 것이 좋다.
4. 보관된 약초는 1년 이상은 넘기지 않도록 하는 것이 좋다.

약차 달이는 법

 녹차와 같이 우려서 마시는 차들도 있으나 대부분의 약차들은 한약 달이듯이 달여서 음용하는 것들이 많다. 달이는 방법은 처음에는 강한 불로 달이다가 끓기 시작하면 약한 불로 오래 달이는 것이 약효를 내는 데 좋다.

약차 달이는 도구

 약차의 재료를 물에 끓이거나 달이는 도구를 탕기라고 하는데 탕기는 질그릇 냄비나 법랑, 약탕기, 일반 주전자 등을 이용하면 된다.

약차의 용량

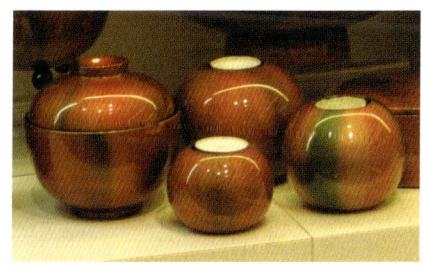

 약차의 재료 양은 특별히 정해진 것은 없으므로 기호에 따라 진하거나 연하게 만들어 마시면 되고, 명시되어 있지 않은 용량은 특별한 지시가 없는 한 하루 분으로 생각하면 된다.

약차의 첨가

약차는 효능을 위해 마시는 것이므로 향과 맛이 있도록 마시는 것도 좋다. 감미료는 꿀이 좋고 꿀이 없다면 흑설탕이 좋다.

약차를 효과적으로 마시는 방법

약은 병의 위치에 따라 복용하는 때가 다르다. 예를 들어 병이 가슴 위쪽에 있으면 식후에 복용하고, 병이 가슴 아래쪽에 있으면 공복에 복용하는 것이 요령이다. 이는 병이 가슴 위에 있으면 조금이라도 오래 머물도록 하기 위하여 식후에 복용하고, 가슴 아래에 있으면 약효를 신속하게 아래로 전달하기 위하여 공복에 복용하는 것이다.

또한, 약차는 다음과 같은 요령으로 마시는 것이 좋다.

1. 약차는 계절에 맞는 것을 마신다.

봄에는 몸에 활력을 주는 약차를 마시고 여름에는 더위를 쫓아내는 약차를 마시고 겨울에는 추위를 막아 주는 약차를 마시는 것이 좋다. 여름에는 냉장고에 넣어 차게 마시는 것이 좋고 겨울에는 따뜻한 차를 마시는 것이 복용법의 기본이다.

2. 약효를 얻으려면 꾸준하게 오랫동안 마시는 것이 좋다.

약차는 질병을 치료하기 위해 마시는 것이므로 일정량을 정해서 꾸준히 마시는 것이 약효를 내는 데 좋다.

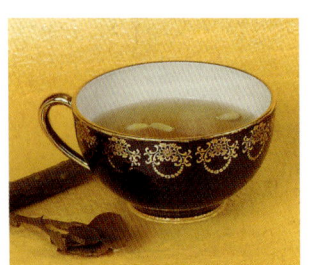

약차의 장점

항암효과가 있다. 예를 들면 녹차가 발암 억제 작용을 한다는 것은 많은 연구 결과에 의해 밝혀졌다. 피부, 식도, 전위, 선위, 십이지장, 소장, 대장, 폐, 간, 췌장, 유선, 방광 등의 염증을 억제한다고 한다.

비타민 C가 있어 피로를 회복시키고 혈압, 동맥경화 예방, 콜레스테롤 저하작용, 해독작용, 알코올 및 담배 니코틴 해소 작용, 중금속 제거, 감기 예방, 스트레스 완화, 당뇨병 예방, 피부 노화 억제 등 많은 약차의 효능이 있다.

체질에 도움이 되는 약차

● 소음인

쑥차, 현미차, 차조기차, 옥수수 수염차, 귤차, 대추차, 미역차, 인삼차, 영지차, 생강차, 쌍화차, 감초차, 천궁차, 두충차 등이 좋다.

● 소양인

보리차, 산수유차, 구기자차, 녹차, 박하차, 영지차 등이 좋다.

● 태음인

맥문동차, 오미자차, 산약차, 길경차, 행인차, 의이인차 등이 좋다.

● 태양인

솔잎차, 감잎차, 녹차, 보리차, 모과차, 미역차, 다시마차, 오가피차 등이 좋다.

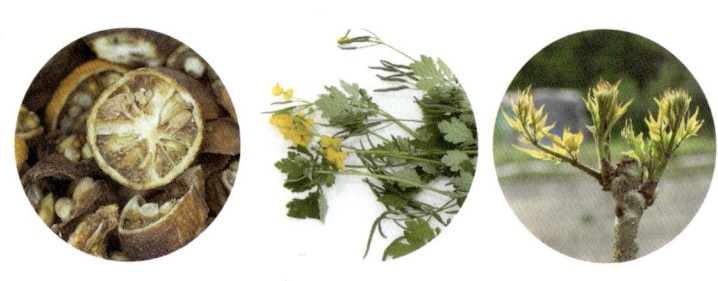

약성을 알고 체질에 따라 마시는

동의보감
한방약차

농촌진흥청 약용작물 연구원 최수찬 著
사진 김완규 (야생화사진가)

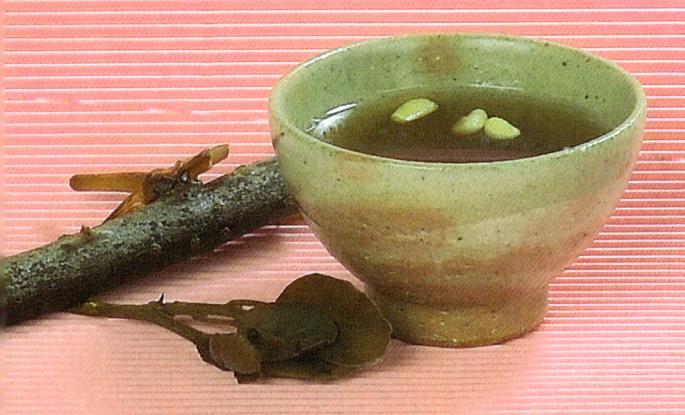

더위를 먹었을 때 좋은
구기자나무
[가지과]
선인장
생약명: 구기자(枸杞子)

갈잎 떨기나무. 마을 근처의 둑이나 냇가에서 높이 1~2m 자란다. 줄기는 비스듬히 자라고 끝이 밑으로 처짐. 꽃은 종 모양이며 6~9월에 자주색으로 피고 잎겨드랑이에 1~4송이 달린다. 열매는 장과이고 타원형이며, 8~9월에 붉게 익는다. 어린 순을 먹고 열매는 약재로 쓴다.

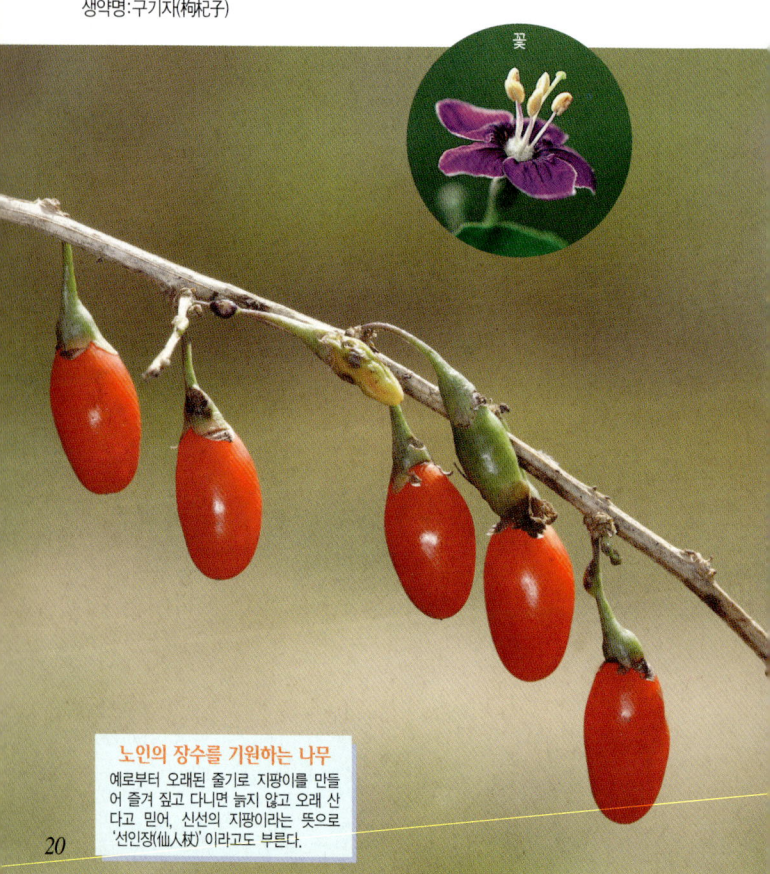

꽃

노인의 장수를 기원하는 나무
예로부터 오래된 줄기로 지팡이를 만들어 즐겨 짚고 다니면 늙지 않고 오래 산다고 믿어, 신선의 지팡이라는 뜻으로 '선인장(仙人杖)' 이라고도 부른다.

더위를 먹었을 때 좋은
이자차

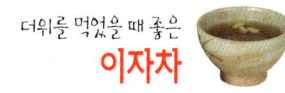

※ 이자차는 구기자와 오미자를 혼합한 차입니다.

효능

더위를 먹어서 진액이 땀으로 배출되어 가슴이 번조하며 갈증이 나는 증상에 이용합니다.

구기자는 해열제와 강장제로, 오미자는 기침과 갈증을 비롯해 땀과 설사를 멎게 하는 데 사용됩니다. 즉, 더위를 먹은 후 가슴이 번조하여 갈증이 있을 때 좋습니다.

재료

구기자, 오미자 각 100g, 설탕 적당량.

제조법

깨끗이 씻은 구기자와 오미자를 뚜껑이 있는 그릇에 넣고 끓는 물을 부어 하루 동안 담가 둡니다. 혹은 구기자 10g, 오미자 3g을 물 500㎖와 함께 달여서 마시는데, 이 때 설탕을 넣고 천천히 마시면 됩니다.

말린 구기자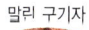

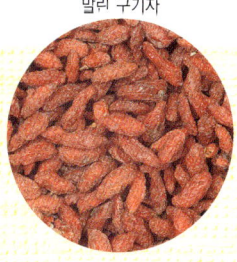

- **약성** 맛은 달고 성질은 약간 차가우며 간·신장경에 작용한다.
- **처방** 육미지황환 처방에 구기자 15, 감국꽃 11을 섞은 기국지황환은 간·신장이 허하여 어지럽고 눈이 잘 보이지 않으며 바람을 쐬면 눈물이 나는 데, 오후에 열이 나고 잘 때 식은땀이 나며(도한) 다리에 맥이 없는 데 쓴다. 6~8g씩 하루 3번 먹는다.

이 처방에서 구기자는 간과 신장을 보하고 눈을 밝게 한다.

피로를 풀어 주고 눈을 맑게 하는
오미자나무
(목련과)

생약명:오미자(五味子)

덩굴성 갈잎 떨기나무. 산골짜기의 전석지에서 길이 6~9m 자란다. 잎은 어긋나고 달걀 모양이며, 뒷면 맥 위에 털이 있고 가장자리에 톱니가 있다. 꽃은 암수딴그루로 5~7월에 연분홍색 또는 흰색으로 피고 새 가지의 잎겨드랑이에 한 송이씩 달린다. 열매는 이삭 모양의 장과이고 8~9월에 붉은색으로 익는다. 어린 순을 나물로 먹고 열매를 약재로 쓴다.

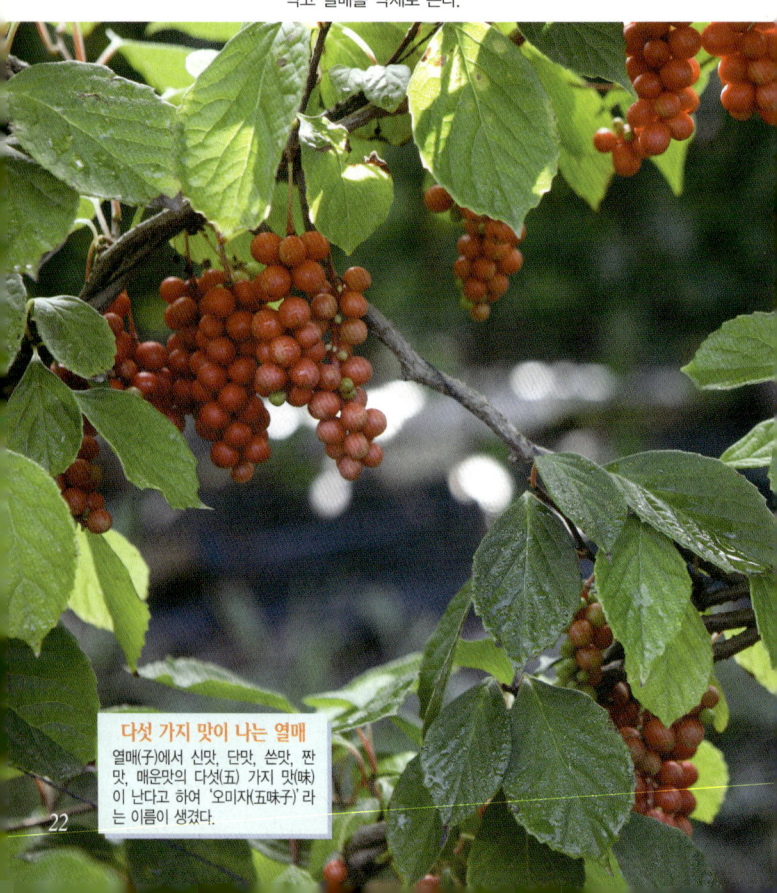

다섯 가지 맛이 나는 열매
열매(子)에서 신맛, 단맛, 쓴맛, 짠맛, 매운맛의 다섯(五) 가지 맛(味)이 난다고 하여 '오미자(五味子)'라는 이름이 생겼다.

피로를 풀어 주고 눈을 밝게 하는
오미자차

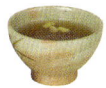

효능

오미자는 특히 폐와 신이 허하여 생긴 병증에 널리 쓰입니다. 몸을 건강하게 하고 정신·육체적 활동력을 높여 주며 피로를 풀어 주는 등의 효능이 있는 좋은 보약입니다.

주로 기와 폐를 보하여 기침을 멈추게 하며 몸과 정기를 보하고 눈을 밝게 합니다. 그리고 진액을 생겨나게 하여 갈증을 멈추고 가슴이 답답한 증세를 낫게 하며 땀을 멈추고 정기를 보합니다.

재료

오미자 10g.

조제법

깨끗이 말린 오미자를 찧어서 20% 소주에 15일 정도 재워 놓은 것을 1대 10의 비율로 물에 타서 하루에 3번 마십니다. 마실 때 설탕이나 꿀을 넣어서 마셔도 됩니다.

가을에 익은 열매를 따서 햇볕 또는 건조실에서 말립니다.

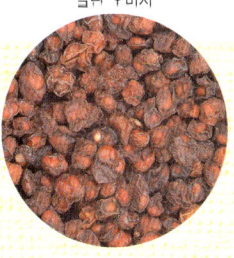

말린 오미자

(약성) 맛은 시고 성질은 따뜻하며 폐·신장·비장경에 작용한다.
(처방) 오미자 15g, 숙지황 30g, 마 15g, 산수유 15g, 복신, 택사, 목단피 각각 11g을 섞은 신기환은 폐와 신장이 허하여 기침이 나고 숨이 찬 데 쓴다. 한 번에 3~10g씩 하루 3번 먹는다.
오미자 10g, 작약 12g, 감국 8g을 섞은 오미자탕은 고혈압병에 효과가 있다. 달여서 하루 3번 나누어 먹는다.

근력강화 · 건망증을 예방하는
삼지구엽초
(매자나무과)

음양곽
생약명 : 음양곽(淫羊藿)

여러해살이풀. 산지의 나무 그늘에서 키 30cm 정도 자란다. 줄기는 모여나고 가늘다. 잎은 겹잎이고 작은잎은 끝이 뾰족한 달걀 모양이며 가장자리에 가시 같은 톱니가 있다. 꽃은 5월에 노란색을 띤 흰색으로 피고 줄기 끝에 여러 송이가 모여 밑을 향해 달린다. 열매는 삭과이고 뾰족한 원기둥 모양이며 8월에 익는다. 전체를 약재로 쓴다.

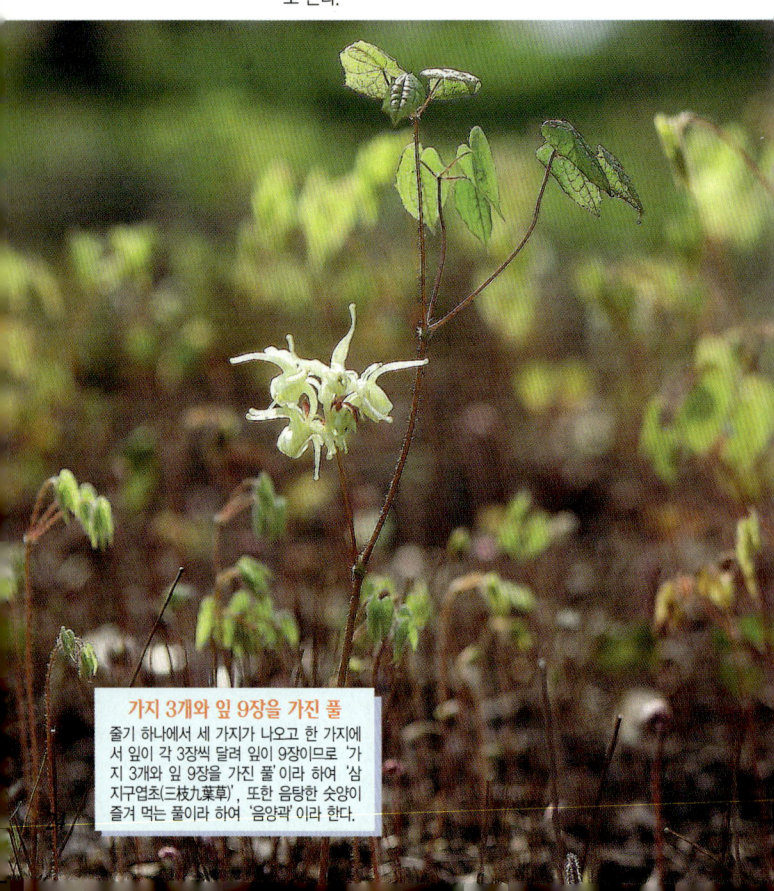

가지 3개와 잎 9장을 가진 풀
줄기 하나에서 세 가지가 나오고 한 가지에서 잎이 각 3장씩 달려 잎이 9장이므로 '가지 3개와 잎 9장을 가진 풀'이라 하여 '삼지구엽초(三枝九葉草)', 또한 음탕한 숫양이 즐겨 먹는 풀이라 하여 '음양곽'이라 한다.

근력강화·건망증을 예방하는
음양곽차

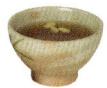

효능

발기부전 치료, 근력을 강하게 하고 건망증을 예방하는 데 특효가 있습니다. 잎과 줄기를 강장, 이뇨, 장근골, 음위, 강정, 혈압강하, 혈당강하, 보신, 거풍, 제습, 억균, 관절 질환, 류마티즘, 이명, 나력, 이뇨 등에 사용하고 있습니다.

재료

삼지구엽초 4~10g, 물 600cc.

제조법

잘 말린 잎과 줄기를 사용합니다.
물에 재료를 넣고 뭉근한 불로 끓여 하루에 2~3잔으로 나누어 마시는데, 식은 것은 조금 데워서 마시면 좋고 벌꿀을 1순갈 정도 넣어 마셔도 좋습니다.
또, 술로도 이용되는데 소주 2ℓ 에다가 말린 약재 200g과 설탕 100g을 함께 넣어 담근 것으로, 3개월 동안 묵혀 두었다가 매일 아침저녁으로 두 번에 걸쳐 조금씩 복용하면 됩니다.

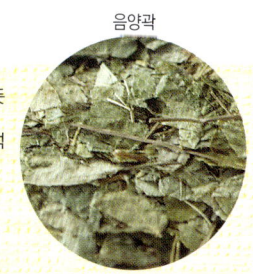

음양곽

- **약성** 냄새가 없으며 맛은 맵고 달며 성질은 따뜻하다.
- **처방** 삼지구엽초 한 가지 또는 다른 보신약을 섞어 음위증에 쓴다.
  삼지구엽초 10g을 달여 하루 3번 나누어 먹는다.

다이어트나 비만에 특효인
율무
[벼과]
생약명 : 의이인(薏苡仁)

한해살이풀. 농가에서 재배하며 키 1.5m 정도 자란다. 잎은 단엽이고 피침형이며 엽초가 있다. 꽃은 암수한그루로 7~8월에 피고 외영과 내영은 투명하며 수술은 3개이다. 열매는 10월 성숙한다. 열매는 곡물로 식용하고 차의 대용으로도 이용하며 전초를 약재로 쓴다. 줄기는 바구니 등의 세공재료로 쓴다.

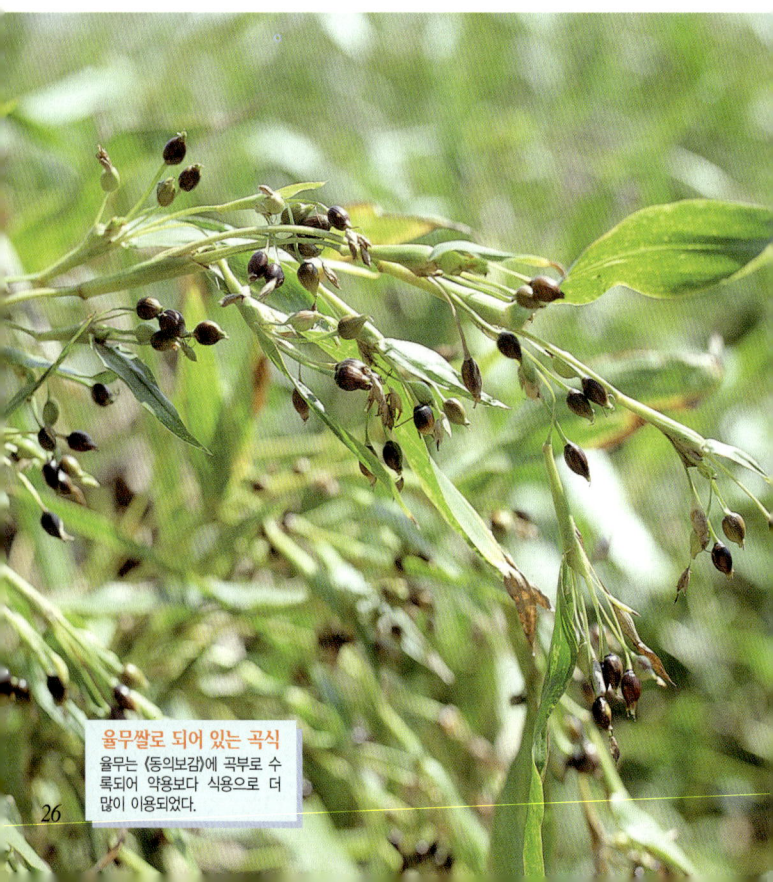

율무쌀로 되어 있는 곡식
율무는 《동의보감》에 곡부로 수록되어 약용보다 식용으로 더 많이 이용되었다.

다이어트나 비만에 특효인
율무차

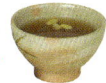

효능

피로회복과 자양강장에 더없이 좋은 건강식품으로 인정받고 있는 율무는 치습작용이 강하기 때문에 비만증에 좋아 많은 사람들에게 다이어트 식품으로 인기가 좋은 차입니다. 특히 설사나 습으로 인하여 생긴 질환이나 부종 등을 비롯해, 근육이 당겨서 관절을 움직이기 불편한 사람에게도 효과가 있습니다.

또한 율무는 위암, 자궁암, 유방암, 폐암, 전립선암 등 모든 암에 효과가 있다고도 합니다.

재료

율무 15~25g, 물 600cc.

율무

제조법

말린 율무를 프라이팬에 올려놓고 노릇노릇하게 볶은 후에 식힙니다. 이것을 탕기에 담아 물을 붓고 절반 정도가 될 때까지 졸여서 하루 3회 정도 나누어 마시면 좋습니다. 그 밖에 분말로 죽을 만들면 식사대용으로도 좋습니다. 계피를 조금 넣어서 끓이면 율무차의 향기와 맛이 한결 좋아집니다.

깐 율무

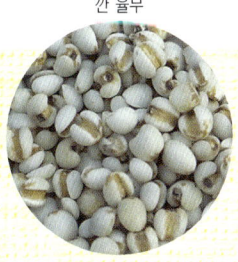

(약성) 맛은 달고 성질은 약간 차가우며 비장·폐경에 작용한다.
(처방) 율무가루와 쌀가루를 각각 50g을 섞어 죽을 쑤어(율무죽) 콩팥염, 부기, 관절통에 쓴다. 한번에 먹는다.
　율무를 임상에서 쓸 때 부기에는 욱리인을, 온몸의 뼈마디가 쑤시는 데는 부자를, 이가 쑤시는 데는 도라지를, 화농성 염증에는 패장을 섞는다.

허약한 사람에게 특효인
마
(마과)
생약명 : 산약(山藥)

여러해살이 덩굴풀. 산지에서 자라며 뿌리는 육질의 원주형이다. 육아가 잎겨드랑이에서 나온다. 잎은 마주나거나 돌려나고 삼각형이며, 가장자리는 밋밋하고 잎자루는 자주색이다. 꽃은 암수한그루로 6~7월에 흰색으로 피고 잎겨드랑이에 수상화서로 달리는데, 수꽃은 곧게 서고 암꽃은 아래로 처진다. 열매는 삭과이고 날개가 3장 있으며 9~10월 익는다. 뿌리를 식용하고 전초를 약재로 쓴다.

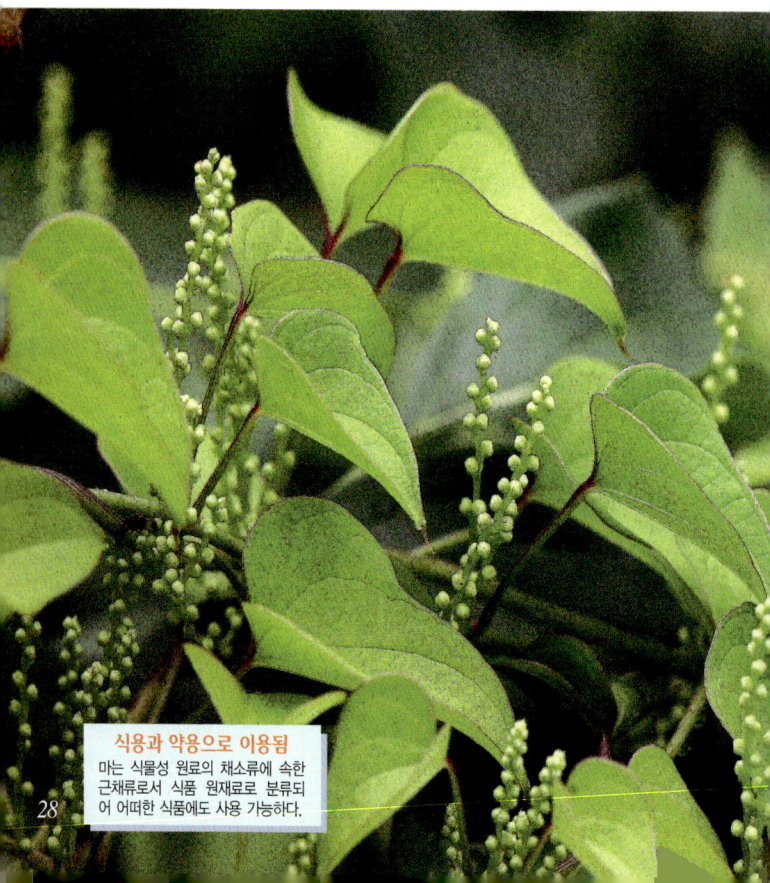

식용과 약용으로 이용됨
마는 식물성 원료의 채소류에 속한 근채류로서 식품 원재료로 분류되어 어떠한 식품에도 사용 가능하다.

허약한 사람에게 특효인
산약차

※ 산약은 마의 뿌리를 한방에서 부르는 이름입니다.

효능

산약은 비장이 허하여 생기는 설사나 음식 맛이 없을 때, 허약한 사람, 당뇨·유정·대하증·소변이 잦은 데 효과가 좋습니다. 비장과 신장, 폐 등을 보하는 역할을 하며 정력제로도 인기를 누리고 있습니다. 기침, 천식, 식은땀, 숨 가쁨 등을 치료합니다.

재료

산약 60g(또는 참마 120g), 물 600㎖.

제조법

(1) 생 참마는 즙을 내고, 산약차는 가루로 만들어 뜨거운 물에 타 마시는 방법이 있고, 또 탕기에 재료를 넣고 살짝 달여 복용하는 것도 있습니다.
(2) 물 2ℓ에 산약 70g과 계피 5g을 함께 넣어 15분 정도 끓이면 맛있는 차가 됩니다.

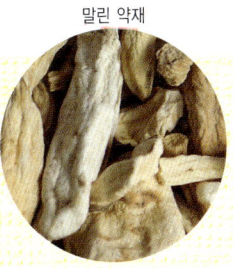
말린 약재

(약성) 맛은 달고 성질은 평하며 비장·위·폐·신장 경에 작용한다.
(처방) 비장을 보하는 약으로는 백출, 인삼 등을 신장을 보하는 약으로는 숙지황을, 폐를 보하는 약으로는 인삼을, 소갈증을 치료하는 약으로는 황기를 섞어 쓰는 경우가 많다.
　마 한 가지를 유선염에 짓찧어 붙인다.

간장과 신장에 좋은
산수유나무
(층층나무과)

기실
생약명 : 산수유(山茱萸)

갈잎 큰키나무. 산지나 인가 부근에서 재배하며 높이 4~7m 자란다. 나무껍질이 불규칙하게 벗겨지고 연한 갈색이다. 잎은 마주나고 달걀 모양이며 가장자리가 밋밋하다. 꽃은 잎이 나기 전인 3~4월에 20~30송이가 무리지어 노란색으로 핀다. 열매는 핵과이고 타원형이며, 겉면이 윤이 나고 8~10월에 붉게 익는다.

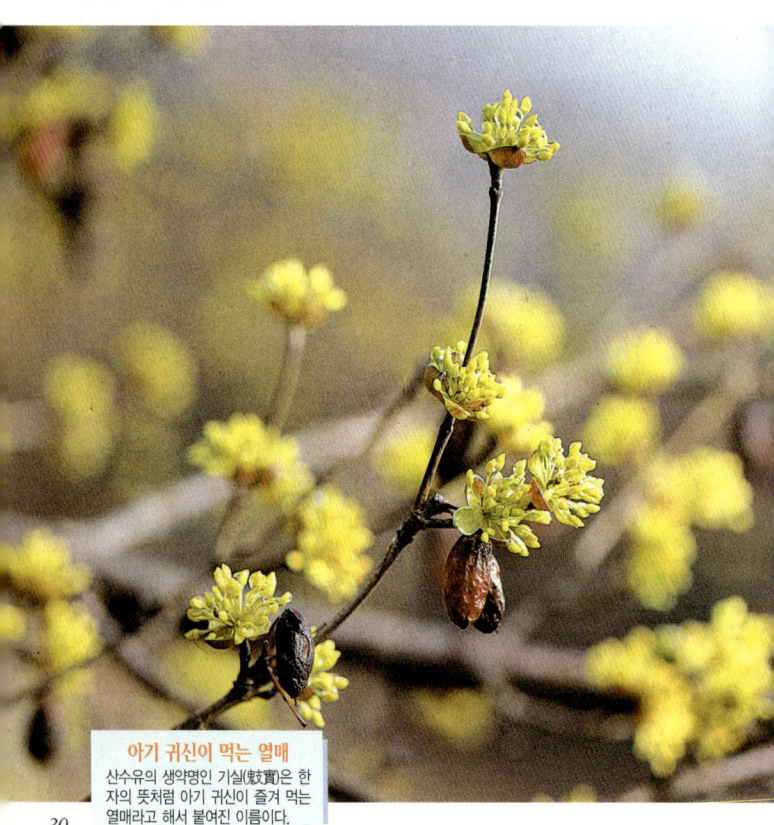

아기 귀신이 먹는 열매
산수유의 생약명인 기실(鬾實)은 한자의 뜻처럼 아기 귀신이 즐겨 먹는 열매라고 해서 붙여진 이름이다.

간장과 신장에 좋은
산수유차

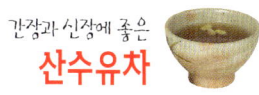

효능

간장과 신장에 작용하여 양기를 돋우면서 정기를 수렴시키는 효능이 있습니다. 두통·이명(耳鳴)·해수병, 해열·월경과다 등의 약재로 쓰이며, 식은땀·음위나 유정·야뇨증·소변이 잦은 사람들이 복용하면 효과를 거둘 수 있습니다.

※ 소변이 제대로 안 나오는 경우와 몸에 열이 많은 경우는 삼가는 것이 좋습니다.

재료

산수유 열매 30g, 물 600㎖.

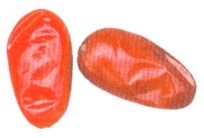

제조법

탕기에 산수유 열매와 물을 넣어 끓인 후 건더기는 걸러내고 약간의 꿀을 타서 3~8번 정도 나누어 마시면 됩니다.
가을에 익은 열매를 서리가 내린 후 따서 씨를 뽑아 버리고 햇볕에 말립니다.

열매

(약성) 맛은 시고 성질은 약간 따뜻하며 간·신장경에 작용한다.
(처방) 보약으로 쓰는 육미지황환의 조성에 산수유가 들어간다. 이 처방에서 산수유는 신장을 보하는 작용을 한다.
 산수유, 오미자, 복분자, 익지인, 사마귀알집(상표초) 각각 10g을 섞어 오줌을 자주 누는 데 쓴다. 달여서 하루 3번에 나누어 먹는다.

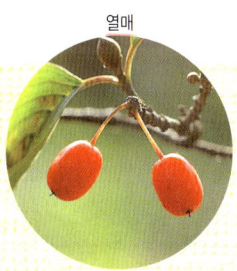

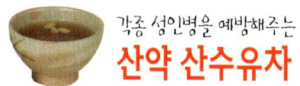

각종 성인병을 예방해주는
산약 산수유차

※산약은 참마의 뿌리를 가리키는 한방 이름입니다.

효능

각종 성인병을 예방하고 신경통이나 산후풍, 빈혈, 거친 피부에 효과적입니다. 또 감기 예방, 정력증진, 이명, 식은땀에도 효과가 있습니다.

노화와 직접적인 관련이 있는 신장을 보호해 주기 때문에 노화 방지에 특히 효과적입니다.

재료

산약 30g, 산수유 15g, 물 600㎖, 꿀 약간.

제조법

산약과 산수유를 물에 넣어 끓이는데, 끓기 시작하면 불을 줄인 후 은근하게 오랫동안 달입니다. 건더기는 체로 걸러내고 국물만 찻잔에 따라서 꿀이나 설탕을 가미해 먹으면 됩니다.

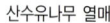
산수유나무 열매

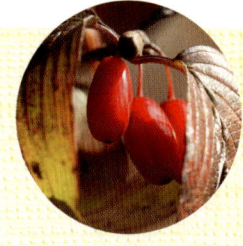

(처방) 식욕이 감퇴하며 원기가 부족할 때는 산약·백출(白朮)·연밥·인삼 등과 함께 달여서 복용한다. 정액이 새거나(遺精) 잠잘 때 식은 땀을 흘릴 경우(盜汗) 산약·숙지황·산수유 등과 달여서 복용한다.

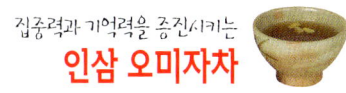

집중력과 기억력을 증진시키는
인삼 오미자차

효능

신장과 폐를 보호하기 때문에 기억력과 주의력 상승 효과가 뛰어납니다. 따라서 시험을 앞둔 수험생들에게는 주의력을 상승시켜 주므로 특히 좋습니다.

재료

인삼 6g, 오미자 4g, 물 600㎖.

제조법

먼저 탕기에 인삼을 1시간 정도 끓이다가 오미자를 넣어 맛과 빛깔이 곱게 우러나면 꿀을 타서 마시면 됩니다.
빨리 마셔야 할 때는 미리 인삼 끓인 물에 오미자를 넣어 맛과 빛깔이 곱게 우러나면 꿀을 타서 마셔도 됩니다.
인삼 달인 물은 잘 쉬므로 조금씩 만들어서 냉장고에 보관해야 합니다.

말린 오미자

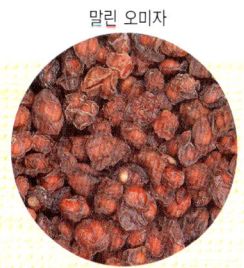

처방 인삼 8g, 백출 8g, 복신 8g, 감초 2g을 섞어 만든 사군자탕은 기(氣)를 보하는 기본 처방으로서 몸이 허약하고 기운이 없는 데, 만성위장염, 위 무력증 등에 쓴다. 물로 달여서 하루 3번에 나누어 먹는다.

허약 체질에 특효인
대추나무
(갈매나무과)

생약명 : 대조(大棗)

갈잎 큰키나무. 서남 아시아 원산이며 마을 부근에서 과수로 주로 재배한다. 전체에 가시가 있으며 잎은 어긋나고 긴 달걀 모양이다. 꽃은 6월에 연한 황록색으로 피고 잎겨드랑이에 모여 달린다. 열매는 핵과이고 타원형이며 9월에 적갈색으로 익는다. 열매를 식용하고 약재로도 쓴다.

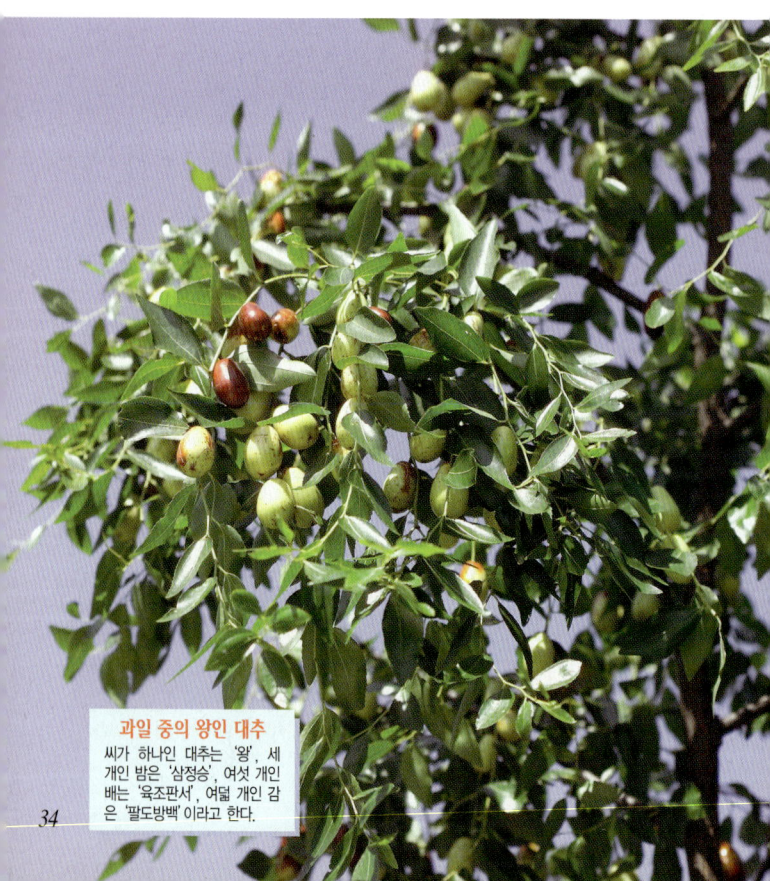

과일 중의 왕인 대추
씨가 하나인 대추는 '왕', 세 개인 밤은 '삼정승', 여섯 개인 배는 '육조판서', 여덟 개인 감은 '팔도방백' 이라고 한다.

허약 체질에 특효인
수삼 대추차

효능

만성적인 피로를 해소하고 체력을 보충해 주기 때문에 허약체질에 알맞은 약차입니다. 자양강장 효과가 있어 남성의 고민을 해결해 줍니다. 만성피로와 저하된 체력을 보강해 줍니다.

※ 뱃속이 더부룩할 때, 담열이 있을 때, 감질(疳疾) 등에는 쓰지 않습니다.
※ 대추나무잎은 혈압을 내리게 하므로 고혈압에 씁니다.

재료

수삼청 1큰 술, 꿀 20㎖, 물 1찻잔, 잣, 대추채 약간.

제조법

얇게 썬 수삼을 용기에 담고 꿀을 부어 20일 정도 지나면 향기로운 수삼청이 완성됩니다. 찻잔에 수삼청 1큰 술을 담고 끓는 물을 부어 1~2분 후 잣과 대추채를 띄워 마시면 됩니다.

꽃

말린 대추

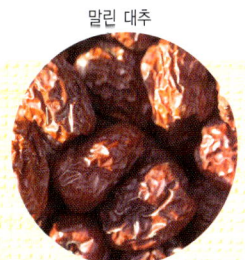

약성 맛은 달고 성질은 평하며 비장·위 경에 작용한다.
처방 비위가 허약한 병증에는 백출, 인삼 등 보약에 보조약으로 대추를 섞고 감기 등에는 고장난 기능을 정상화하기 위하여 해표약에 생강과 대추를 섞어 쓰는 경우가 많다.

대추 7g, 부소맥 150g, 초감초 33g을 섞은 감맥대조탕은 히스테리에 쓴다. 달여서 하루 3번에 나누어 먹는다.

체력과 정력을 증진시키는
인삼
(두릅나무과)

산삼
생약명:인삼(人蔘)

여러해살이풀. 주로 약초로 재배하며 키 60cm 정도 자란다. 잎은 돌려나고 손바닥 모양의 겹잎이며, 작은잎은 달걀 모양이고 가장자리에 톱니가 있다. 꽃은 암수한그루이며 4월에 연한 녹색으로 피고, 잎 가운데서 나온 긴 꽃줄기 끝에 작은 꽃이 모여 달린다. 열매는 핵과이고 선홍색으로 익는다. 뿌리를 약재로 쓴다.

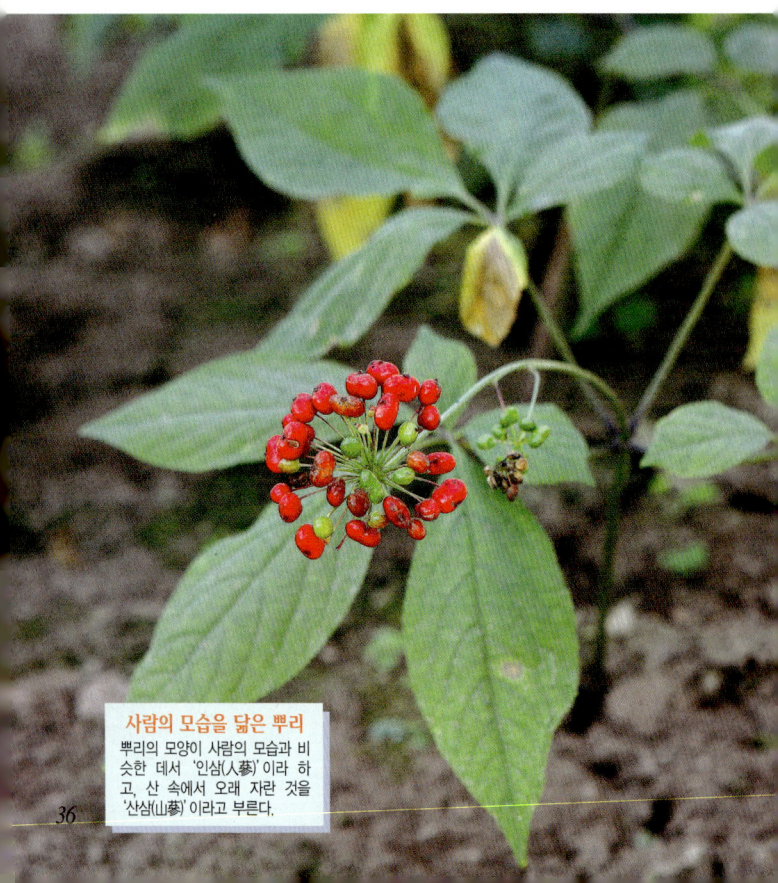

사람의 모습을 닮은 뿌리
뿌리의 모양이 사람의 모습과 비슷한 데서 '인삼(人蔘)'이라 하고, 산 속에서 오래 자란 것을 '산삼(山蔘)'이라고 부른다.

체력과 정력을 증진시키는
인삼차

효능

빈혈·저혈압·냉증·감기·위장병·당뇨병 등의 예방, 병후의 회복에 효과적입니다. 특히 나이가 많아 체력이 약해지며 양기가 쇠하여 가슴과 속이 더부룩할 때 마시면 좋습니다.

※ 열이 많은 사람과 고혈압 환자에게는 쓰지 않습니다.
※ 인삼은 박새 뿌리 및 오령지(산박쥐의 똥)와 배합을 금합니다.

재료

인삼 10g, 물 1200㎖.

제조법

탕기에 물을 붓고 인삼을 넣어서 물이 절반으로 줄어들 때까지 천천히 달인 후 체에 걸러서 3번에 나누어 마십니다. 설탕이나 꿀을 넣어서 마시면 맛이 더욱 좋습니다.

시장에서 파는 인삼

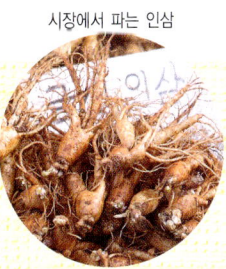

(약성) 맛은 달고 약간 쓰며 성질은 따뜻하고 비장·폐 경에 작용한다.
(처방) 인삼 한 가지로 된 독삼탕은 원기가 몹시 허약한 허탈증에 쓴다. 18~37g을 달여 한 번 또는 2~3번에 먹는다.
  인삼 한 가지를 가루로 만들어 한 번에 1~3g, 하루 2~3번 먹기도 한다.

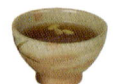 주근깨를 없애 주고 피로 회복에 좋은
인삼 대추차

효능

피로회복·무기력·노화방지에 좋으며, 대추에 들어 있는 비타민 C가 피부를 희게 하고 주근깨를 없애 줍니다.

인삼은 피로를 회복시키고 정력을 증진시키는 생약입니다. 대추 역시 노화를 방지하는 효과를 지니고 있는데, 이 두 가지 생약으로 끓여 낸 인삼 대추차는 만병통치의 약차라고 할 만큼 여러 가지 효과가 있습니다. 특히 독특한 맛을 지니고 있어 누구나 즐길 수 있는 약차이기도 합니다.

재료

건삼 2뿌리, 대추 10개, 물 1000㎖, 꿀 약간.

제조법

탕기에 인삼과 대추를 넣고 물을 부어 끓이는데, 물이 끓으면 불을 줄인 후 은근하게 오랫동안 달여야 합니다. 건더기는 체로 걸러내고 국물만 찻잔에 따라 낸 다음 꿀을 타서 마시면 됩니다.

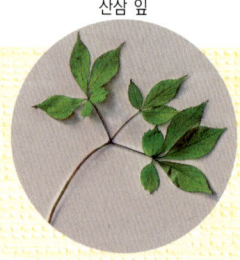

산삼 잎

인삼은 만병통치의 약이라는 뜻의 학명으로서, 남녀의 성기를 닮은 음양삼(陰陽蔘), 아기 모습인 동자삼(童子蔘), 봉황이 날아가는 모습의 봉황삼(鳳凰蔘), 용이 무지개를 타고 가는 모습의 용삼(龍蔘), 엎드린 거북 모습의 구삼(龜蔘) 등을 최고로 삼는데, 모두 신비한 모습의 인삼을 모두 최고의 영약으로 여긴다.

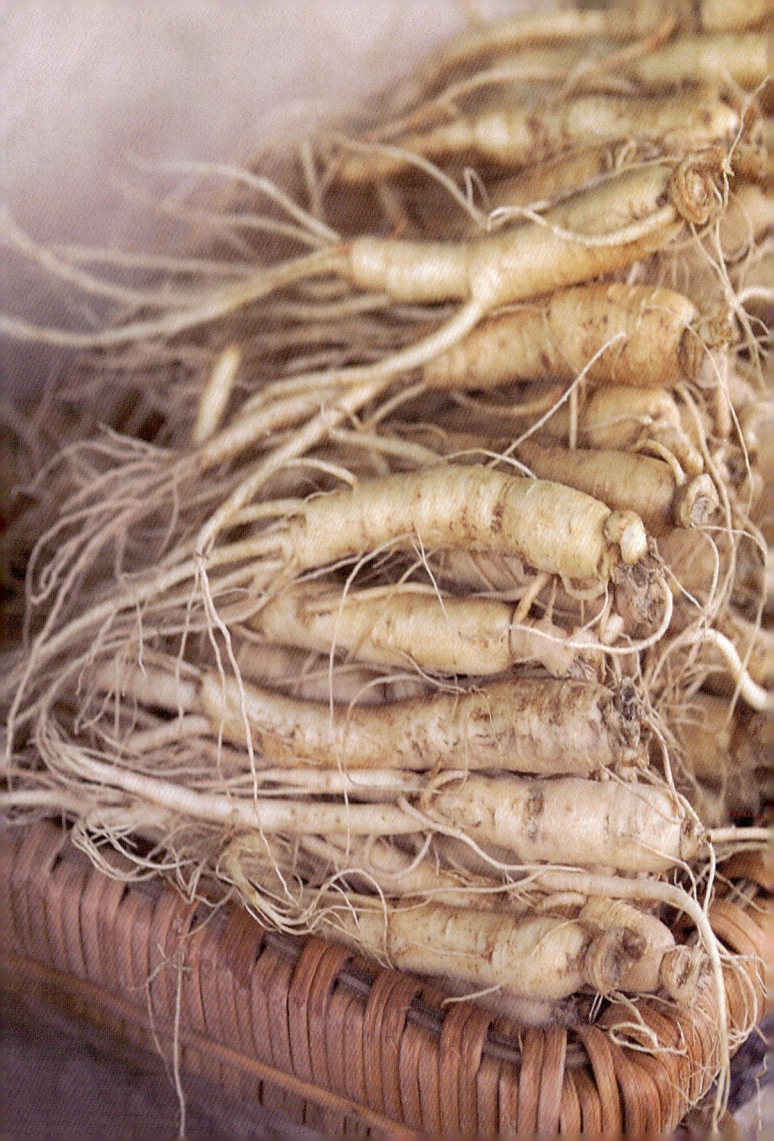

땀을 내어 감기를 예방하는
소엽
(꿀풀과)

자소·차즈기
생약명:자소엽(紫蘇葉)

한해살이풀. 약초로 재배하며 키는 20~80cm. 전체적으로 자색을 띠며 네모난 줄기는 향기가 난다. 잎은 마주나고 넓은 달걀 모양이며 가장자리에는 톱니가 있다. 꽃은 8~9월에 연한 자주색으로 피고 줄기 끝이나 잎겨드랑이에서 총상화서로 달린다. 열매는 수과이고 10월에 익는다. 어린 잎과 열매는 식용하고 전초를 약재로 쓴다.

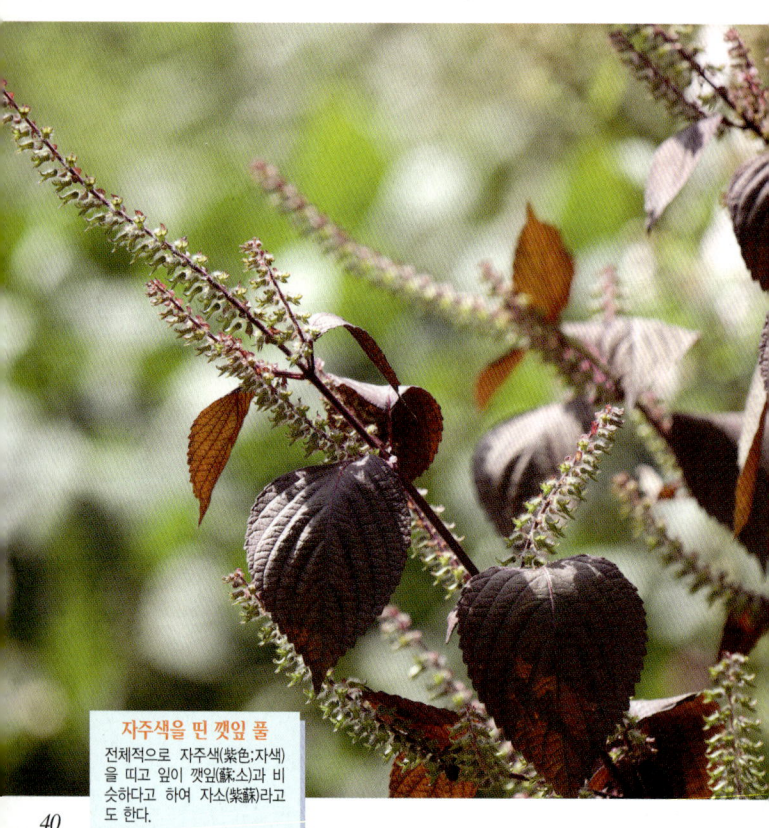

자주색을 띤 깻잎 풀
전체적으로 자주색(紫色;자색)을 띠고 잎이 깻잎(蘇소)과 비슷하다고 하여 자소(紫蘇)라고도 한다.

땀을 내어 감기를 예방하는
인삼 소엽차

효능

각종 감기, 비장과 위의 기가 막혀 배가 붓고 더부룩할 때, 토하고 설사할 때, 냉담(冷淡)이 있어 기침이 나고 숨이 찬 데, 임산부의 구토, 기체(氣滯)로 인한 태동불안, 물고기 중독 등에 효능이 있습니다.

재료

인삼 12g, 귤피 3g, 소엽(차즈기) 6g, 물 600㎖.

제조법

탕기에 물 400㎖을 붓고 인삼 3g을 넣어서 물이 절반으로 줄어들 때까지 천천히 달인 후 체로 거릅니다. 또 인삼 12g, 진피 3g, 소엽 6g을 물 600㎖로 달여 약즙을 짜냅니다. 이 약즙을 걸러서 설탕을 넣어 여러 차례 나누어 마셔도 됩니다.

가을에 씨가 여물 때 전초을 베어 햇볕에 말리고 두드려 씨를 턴 후 잡질을 없앱니다.

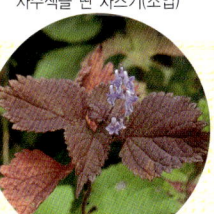

자주색을 띤 차즈기(소엽)

약성 맛은 맵고 성질은 따뜻하며 폐·비장·위 경에 작용한다.
처방 인삼 8g, 소엽 8g, 전호 8g, 반하 8g, 갈근 8g, 복신 8g, 진피 6g, 길경 6g, 지실 6g, 감초 6g, 생강 6g, 대추 4g을 섞은 삼소음(蔘蘇飮)은 몸이 허약한 사람이 감기에 걸려 열이 나고 머리가 아프며 가래가 있고 기침이 나며 가슴이 답답한 데 쓴다. 하루 3번 나누어 먹는다.

허약체질과 폐 기능에 좋은

인동덩굴
[인동과]

금은화 · 겨우살이덩굴 ·
인동초 · 통령초
생약명 : 금은화(金銀花)

갈잎 덩굴나무. 산과 들에서 길이 5m 정도 자란다. 줄기는 길게 벋어 오른쪽으로 다른 물체를 감으면서 올라간다. 잎은 마주나고 긴 타원형이다. 꽃은 5~6월에 흰색으로 피었다가 나중에 노란색으로 변하며, 잎겨드랑이에 2송이씩 달린다. 열매는 장과이고 둥글며 10~11월에 검게 익는다.

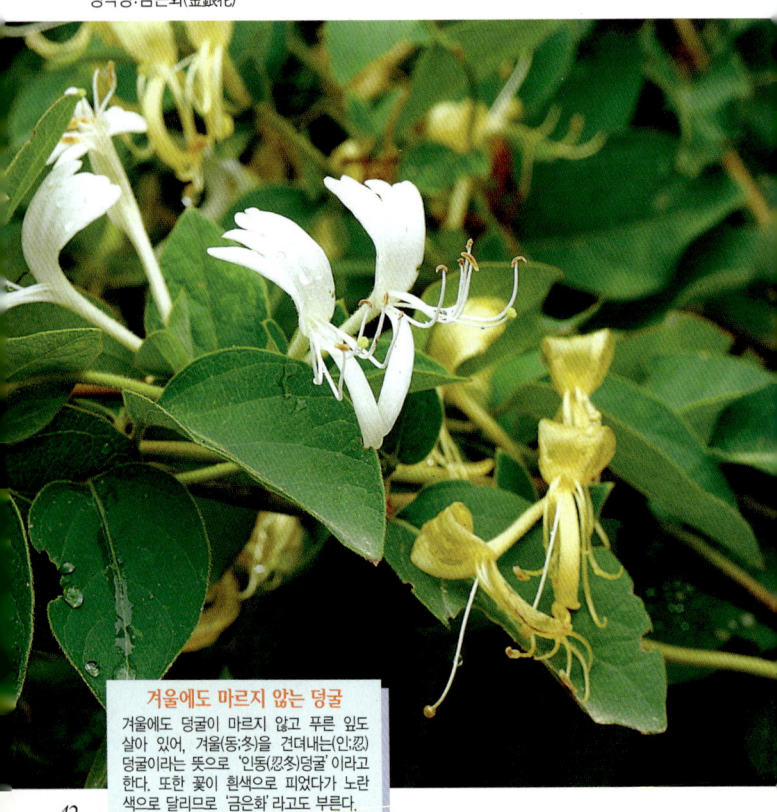

겨울에도 마르지 않는 덩굴

겨울에도 덩굴이 마르지 않고 푸른 잎도 살아 있어, 겨울(동;冬)을 견뎌내는 (인;忍) 덩굴이라는 뜻으로 '인동(忍冬)덩굴'이라고 한다. 또한 꽃이 흰색으로 피었다가 노란색으로 달리므로 '금은화'라고도 부른다.

인후염과 편도염에 좋은
금은화차

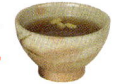

효능

소염과 살균작용이 뛰어나 인후염과 편도염 등에 차식으로 복용해 볼 수도 있고, 방광염이나 종기 질환에도 사용할 수가 있습니다. 여름철에 고열이 계속되고 정신이 혼미하며, 헛소리를 하고 손발에 경련을 일으키는 증상에도 이용합니다.

또, 혼절했을 경우에 코에 흡입시키면 정신이 돌아옵니다.

재료

금은화 15g, 얼음설탕 약간.

제조법

금은화를 달인 물에 얼음설탕을 녹이면 완성됩니다.

이른 여름에 꽃을 따서 바람이 잘 통하는 그늘에서 말립니다.

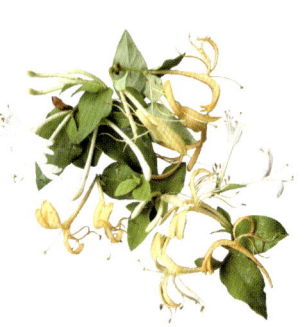

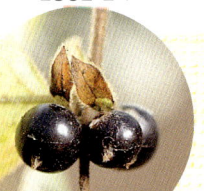

인동덩굴 열매

(약성) 맛은 달고 성질은 차며 폐·비장·심장 경에 작용한다.
(처방) 금은화 12g, 황련 10g, 백두옹 6g, 물푸레나무껍질(진피(秦皮)) 8g, 당귀 8g을 섞어 열리·세균성 이질·대장염 등에 달여서 하루 3번에 나누어 먹는다. 세균성 이질에 금은화 한 가지를 약 30g 달여하루 3번에 나누어 먹어도 좋다.

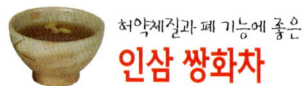

허약체질과 폐 기능에 좋은
인삼 쌍화차

효능

폐의 열과 음액의 부족으로 일어나는 기침 증상에 이용됩니다. 즉, 폐의 열기로 발생하는 기침을 치료하는 데 효과가 있습니다.

인삼은 가을(9~10월경)에 뿌리를 캐어 가공합니다. 인삼은 가공 방법에 따라 수삼, 백삼, 홍삼, 당삼 등으로 나눕니다.

특히 금산과 개성에서 생산되는 인삼이 유명하며, 6년 이상을 키워야 효과가 좋습니다. 인삼의 종류로는 수삼, 백삼, 홍삼, 미삼 등이 있습니다. 뿌리에 사포닌 성분이 들어 있어 중추신경의 흥분과 피로를 해소하며, 정력과 체력을 증진시킵니다.

재료

인삼, 금은화, 오미자 각 10g.

제조법

인삼과 금은화를 물 500㎖에 넣고 달이면 됩니다.

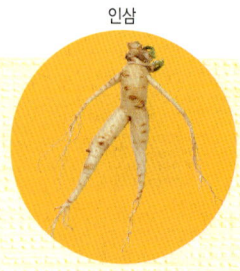

인삼

〔처방〕 인삼, 백출, 복신, 감초, 숙지황, 작약, 천궁, 당귀, 황기, 육계 각각 같은 양으로 만든 십전대보탕은 기혈이 부족한 허약자의 보약으로 쓴다. 한 번에 2.5~5g씩 하루 3번 먹는다.

인삼 9, 생지황 95, 복신 18, 꿀 60을 섞어 만든 경옥고는 몸이 허약한 사람에게 보약으로 쓰는데 특히 폐결핵 환자에게 쓰면 좋다. 한 번에 10~20g씩 하루 3번 먹는다.

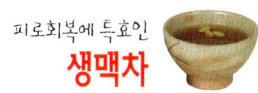

피로회복에 특효인
생맥차

※ 생맥차는 동의보감에 나오는데 '생맥산'이라 하여 많이 쓰이는 유명한 처방 중의 하나입니다.

효능

피로가 자주 오며 이유 없이 기운이 떨어질 때, 입맛이 없고 갈증이 생길 때, 더위를 먹었을 때에 생맥차를 마시게 되면 씻은 듯이 치료가 될 뿐만 아니라 몸이 몹시 허약한 사람이 이 차를 계속 마시게 되면 노화를 방지하고 평생 피로함을 모르고 살게 되는 좋은 차입니다.

재료

인삼 10g, 맥문동 15g, 오미자 6g.

제조법

물 2ℓ를 끓인 다음 오미자 20g을 담아서 10시간 정도 우려냅니다. 그 다음 오미자를 건져내고 그 물에 위의 재료를 넣고 15분 정도 끓이면 됩니다.

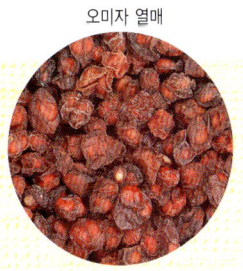

오미자 열매

생맥차란 글자 그대로 맥이 약한 것을 맥을 생산하여 살려낸다는 뜻입니다. 여름철 보약으로 많이 애용되고 있습니다.

당뇨병 예방과 치료에 좋은
닭의장풀
〔닭의장풀과〕

달개비 · 압각초
생약명:압척초(鴨跖草)

한해살이풀. 길가나 풀밭, 냇가의 습지에서 키 15~50cm 자란다. 잎은 어긋나고 피침형이며 밑부분은 잎집이 되어 줄기를 감싼다. 꽃은 7~8월에 하늘색으로 피고 꽃잎은 3장이며 잎겨드랑이에서 나온 꽃줄기 끝에 달린다. 열매는 삭과이고 타원형이며 9~10월에 익는다. 어린 잎을 식용한다.

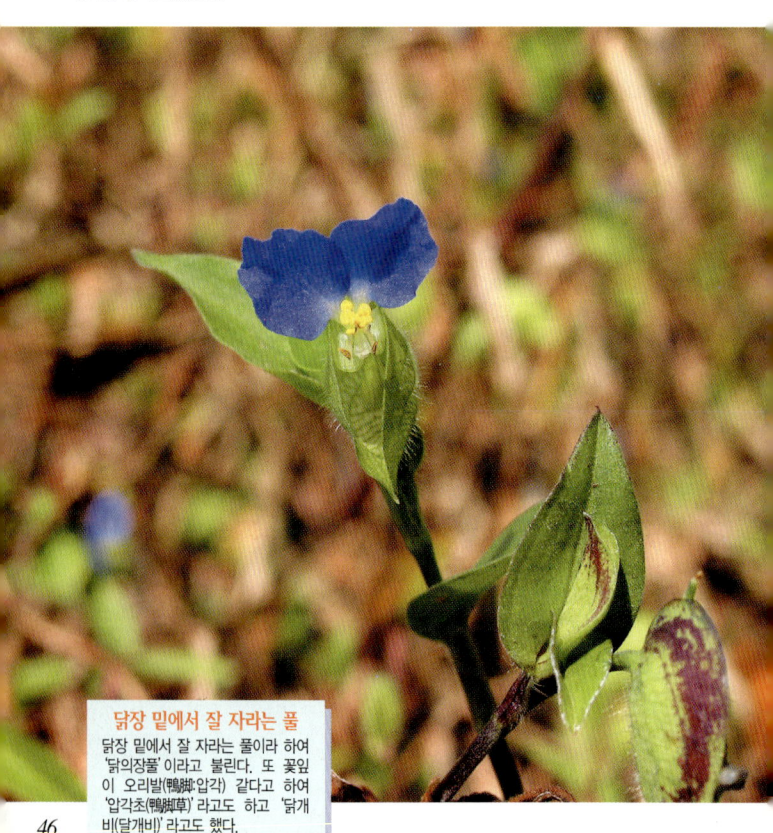

닭장 밑에서 잘 자라는 풀
닭장 밑에서 잘 자라는 풀이라 하여 '닭의장풀'이라고 불린다. 또 꽃잎이 오리발(鴨脚:압각) 같다고 하여 '압각초(鴨脚草)'라고도 하고 '닭개비(달개비)'라고도 했다.

당뇨병 예방과 치료에 좋은
달개비차

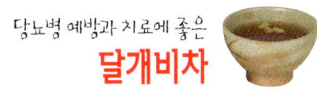

효능
열을 내리는 효과가 크고 이뇨작용을 하여 예로부터 한방에서는 당뇨병의 예방과 치료에 널리 이용되어 왔습니다.

재료
닭의장풀 20g, 물 600㎖.

제조법
용기에 닭의장풀을 물과 함께 넣고 끓여 우려낸 물을 마십니다. 여러 번 재탕을 해도 좋습니다.

장기간 복용할 때는 냉장고에 넣고 갈증이 날 때마다 복용합니다. 2개월 정도 식이요법을 병행하면서 장기간 복용하면 효과가 있습니다.

여름부터 가을 사이에 전초를 채취하여 햇볕에 말립니다.

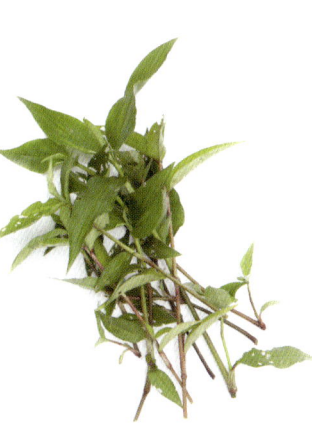

뿌리

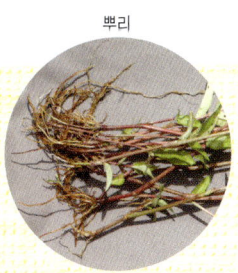

- (**약성**) 맛은 달고 쓰며 성질은 차고 폐·위·소장경에 작용한다.
- (**처방**) 외감병으로 열이 날 때는 닭의장풀 30g을 달여 하루 3번에 나누어 먹는다. 또는 형개, 담죽엽, 금은화 각각 10g을 섞어 달여서 하루 3번에 나누어 먹는다.

부스럼, 헌데, 파상풍에는 신선한 닭의장풀 60g을 달여먹고 신선한 닭의장풀을 짓찧어 붙이면 좋다.

눈다래끼에는 신선한 닭의장풀 즙을 내어 바른다.

가래, 기침 해소에 좋은
도라지
[초롱꽃과(도라지과)]
생약명 : 길경(桔梗)

여러해살이풀. 산과 들에서 키 40~100cm 자란다. 잎은 어긋나고 긴 달걀 모양이며 가장자리에 톱니가 있다. 꽃은 끝이 벌어진 종 모양이며 7~8월에 하늘색 또는 흰색으로 피고, 줄기와 가지 끝에 1송이씩 위를 향해 달린다. 열매는 삭과이고 달걀 모양이며 9~10월에 꽃받침조각이 달린 채로 익는다. 뿌리를 먹고 약재로도 쓴다.

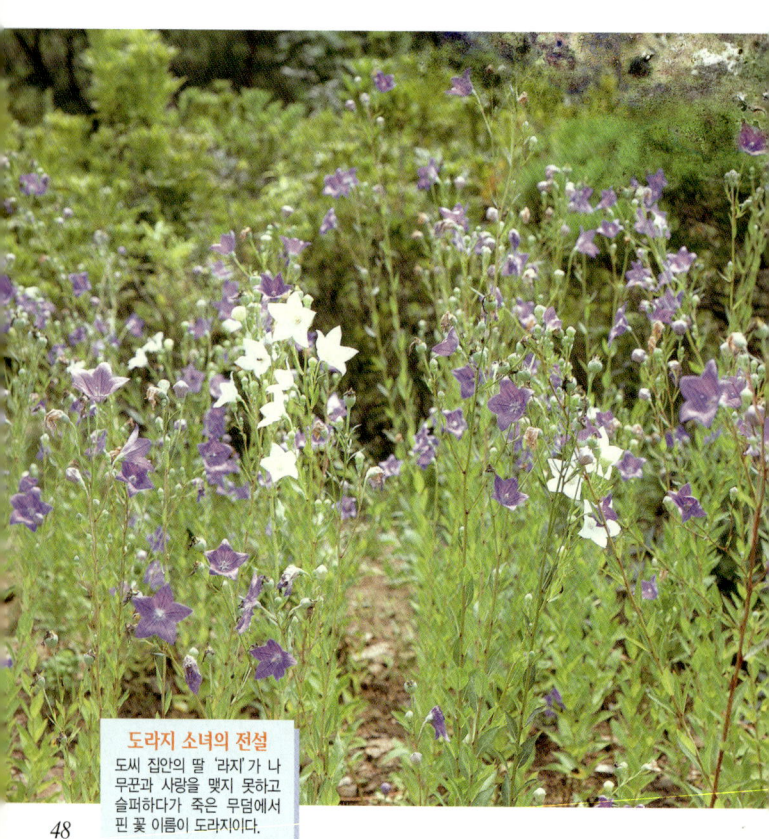

도라지 소녀의 전설
도씨 집안의 딸 '라지'가 나무꾼과 사랑을 맺지 못하고 슬퍼하다가 죽은 무덤에서 핀 꽃 이름이 도라지이다.

가래, 기침 해소에 좋은
길경차

※ 길경은 도라지입니다.

효능

해수와 가래가 많고 기침이 심하여 호흡이 불편한 증상을 치료하며, 폐를 맑게 하고 답답한 가슴을 풀어 주며 뱃속의 찬 기운을 풀어 주어 기침을 멈추고 담을 없앱니다. 소변을 잘 보지 못하여 전신부종이 있고 소변양이 적을 때도 효과가 있습니다.

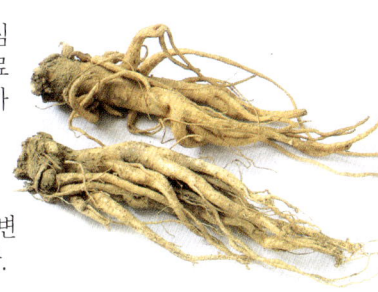

재료

말린 도라지(길경) 10g, 감초 10g, 꿀 약간, 물.

제조법

탕기에 재료를 넣고 물을 부어 끓이는데, 끓기 시작하면 불을 줄여 뭉근하게 달이면 됩니다. 달인 다음 체로 밭쳐 꿀을 타서 마시면 좋습니다.

가을 또는 봄에 뿌리를 캐어 물에 씻고 겉껍질을 벗겨 버린 다음 햇볕에 말립니다.

(**약성**) 맛은 맵고 쓰며 성질은 평하고 폐경에 작용한다.
(**처방**) 상엽 7.5g, 길경 6g, 국화 3g, 행인 6g, 연교 5g, 박하 2.5g, 감초 2.5g, 노근 6g을 배합한 삼국음은 풍온의 사기가 폐경에 침입하여 일어나는 병증을 치료하는 방제이다.

가래가 있고 기침하는 데 길경 한 가지를 달여먹어도 효과가 있다. 6~12g을 달여서 하루 3번에 나누어 먹는다.

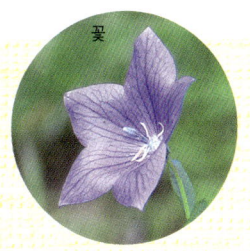

꽃

신경을 안정시키는
감초
(콩과)
생약명:감초(甘草)

여러해살이풀. 중국과 몽골에서 키 1m 정도 자란다. 우리나라에서는 온실 등에서 재배되기도 한다. 뿌리가 길게 땅 속으로 뻗고, 줄기와 잎자루에 털이 밀생한다. 꽃은 연한 자주색으로 피고 잎겨드랑이에 총상화서로 달린다. 씨는 6~8개이다.

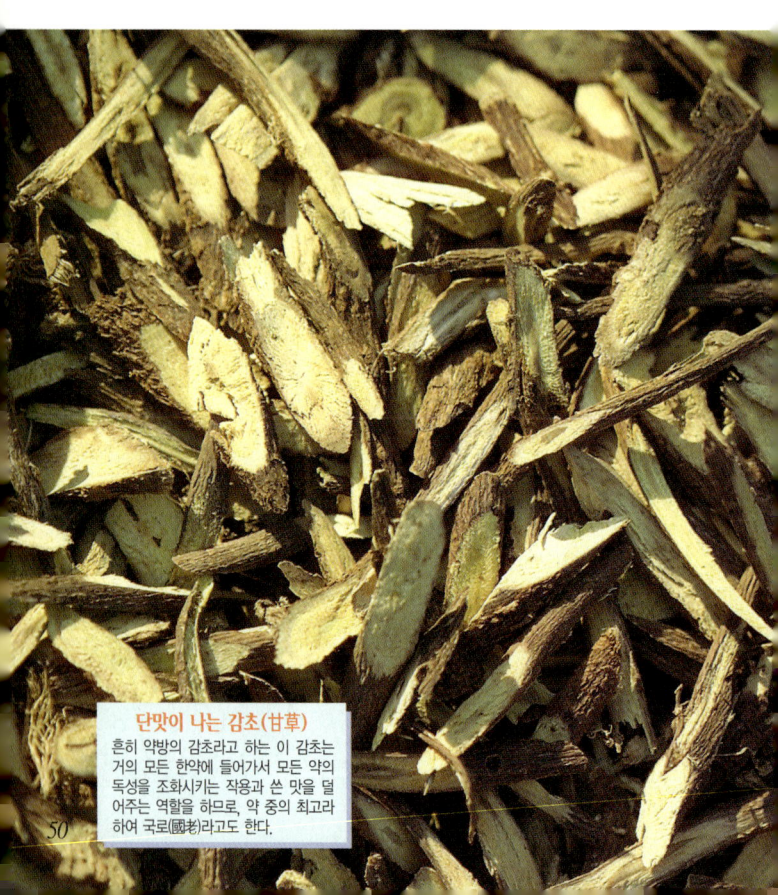

단맛이 나는 감초(甘草)
흔히 약방의 감초라고 하는 이 감초는 거의 모든 한약에 들어가서 모든 약의 독성을 조화시키는 작용과 쓴 맛을 덜어주는 역할을 하므로, 약 중의 최고라 하여 국로(國老)라고도 한다.

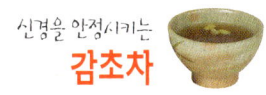

신경을 안정시키는
감초차

효능

감초에는 부신피질 호르몬과 비슷한 그리틸리틴 배당체인 구루크론산이 들어 있으며 장을 조절하여 대사를 원활하게 하고 신경을 안정시키는 작용이 있습니다. 따라서 위궤양, 노이로제에 효과적이고 통증과 경련을 완화하는 효능도 있습니다.

재료

감초 10g, 물 600㎖.

제조법

탕기에 감초를 넣고 물을 부어 끓이는데, 물이 끓으면 불을 줄여 약한 불로 은근히 오랫동안 달이면 됩니다. 건더기는 체로 걸러내고 물만 따라서 기호에 따라 설탕이나 꿀을 타서 마십니다.

가을 또는 봄에 뿌리를 캐서 줄기와 잔뿌리를 다듬어 버리고 물에 씻어 햇볕에 말립니다. 껍질을 벗겨 버리고 말리기도 합니다.

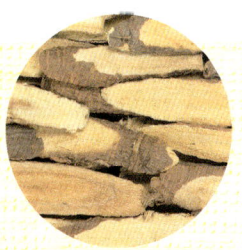

- **약성** 맛은 달고 성질은 평하다(구운 것은 약간 따뜻하다).
- **처방** 감초 한 가지로 된 감초탕은 위경련, 약물중독, 인후두의 급성염증, 편도염, 기침 등에 쓰며 감초 8g, 길경 12g을 섞은 감길탕은 인후두의 염증에 쓴다. 물에 달여 하루 3번에 나누어 먹는다.

약물중독, 식중독, 독버섯중독 등에 독풀이 약으로 감초 20g을 달여 먹을 수 있으나 검은콩 20g을 섞어 달여먹는 것이 더 좋다. 1~2번에 먹는다.

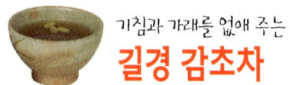

기침과 가래를 없애 주는
길경 감초차

효능

도라지(길경)에는 사포닌이 들어 있어 목을 윤택하게 하여 기침과 가래를 없애 주고 편도선의 부종에도 효과가 있습니다. 또한 감초에는 해독작용이 있어 기침 감기를 매우 효과적으로 치료합니다.

재료

길경 10g, 감초 10g, 물 600㎖.

제조법

탕기에 길경과 감초를 넣고 물을 부어 끓이는데, 끓기 시작하면 불을 줄인 후 10분 정도 더 끓이면 완성됩니다. 건더기는 체로 걸러내고 국물만 찻잔에 따라 꿀을 넣어 마시면 됩니다.

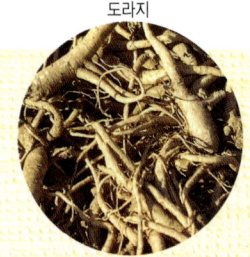

도라지

길경(도라지)은 인후통, 감기로 인한 기침·가래·코막힘, 천식·기관지염증·흉막염·두통·오한·편도선염 등에 사용한다.
약리작용으로 거담 작용·혈당강하 작용·콜레스테롤 강하 작용·옴균 억제 작용이 보고되었다.

요통과 무릎의 통증에 탁월한
두충 감초차

효능

정기를 도와 몸을 튼튼하게 하며 특히 요통과 무릎의 통증에 탁월한 효과가 있습니다.

두충은 두충나무의 껍질을 말린 것으로 강장제로 많이 쓰이며, 감초는 약의 효과를 촉진시키므로 모든 약재에 두루 쓰이는 생약입니다.

재료

두충 5g, 감초 5g, 물 500㎖, 꿀이나 설탕 약간.

제조법

탕기에 두충과 감초를 넣고 물을 부어 끓이는데 끓기 시작하면 불을 줄인 후 은근히 1시간 이상 달입니다. 그 다음, 건더기는 체로 걸러내고 국물만 찻잔에 따라 낸 다음 꿀이나 설탕을 타서 마시면 좋습니다.

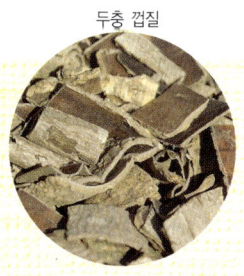

두충 껍질

두충은 간과 신장을 보하고 힘줄과 뼈를 튼튼하게 하며 태아를 안정시킨다.

동물실험에서 두충나무 껍질과 잎의 탕제 및 알코올 추출물은 지구적이며 뚜렷한 혈압 강하작용을 하는 것이 밝혀졌다.

이 약의 탕제가 추출물보다 혈압강하작용이 더 세다는 보고도 있다. 중추신경 계통에 대해서는 적은 양에서 흥분시키고 많은 양에서 억제한다.

혈압강하와 신경통에 좋은
두충
[두충과]
생약명:두충(杜冲)

갈잎 큰키나무. 중국원산으로 산지에서 키 10m 정도 자란다. 잎은 어긋나고 끝이 뾰족한 타원형이며 가장자리에 날카로운 톱니가 있다. 잎을 찢어 보면 가는 실이 보인다. 꽃은 암수딴그루로 암꽃은 햇가지 밑에 처져 달리며 꽃잎은 없다. 열매는 긴 타원형이고 날개가 있다.

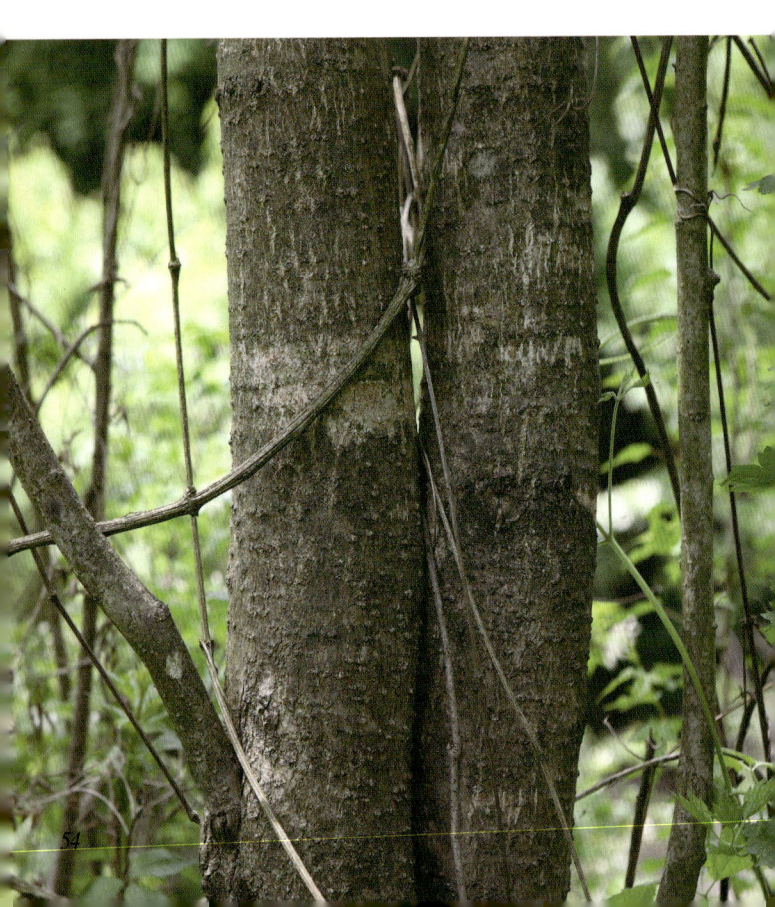

혈압강하와 신경통에 좋은
두충차

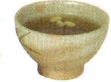

효능

두충은 간과 신장의 경락에 작용하여 허리와 무릎의 근골을 강화시키는 작용을 하기 때문에 요통, 좌골신경통, 무릎관절 환자가 장기간 복용하면 효과를 볼 수 있습니다. 또 자양강장제로 남자들의 생식기능 증진, 냉습증과 산후에 골반이 벌어진 상태를 빨리 회복시켜 주는 작용도 합니다. 혈압강하작용도 있어 고혈압 환자들도 장기간 복용해 볼 만한 차입니다.

재료

두충 20g(두충 잎은 50g), 물 500㎖.

제조법

탕기에 재료를 넣고 약한 불로 은근히 달인 다음 체로 건더기를 건져내고 국물은 식힌 후 냉장고에 보관합니다. 하루에 3~5회 나누어 마시는데 이 때 꿀을 약간 타서 마시면 더욱 좋습니다.

봄부터 여름사이 줄기껍질을 벗겨내어 겉껍질을 긁어 버리고 햇볕에 말립니다.

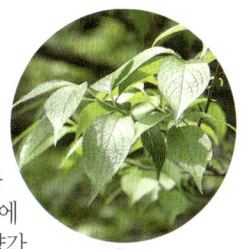

두충 잎

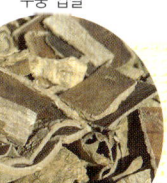

두충 껍질

(**약성**) 맛은 맵고 달며 성질은 따뜻하고 간·신장경에 작용한다.
(**처방**) 두충 15, 파고지(破古紙) 15, 호두 3을 섞어 만든 청아환은 신허로 오는 요통, 임산부의 요통, 또는 복통에 쓴다. 한 번에 8~10g씩 하루 3번 먹는다.
두충, 속단, 구기자, 토사자 같은 양을 섞어 환을 만들어 신허(腎虛)로 인한 요통, 다리에 맥이 없는 데 등에 쓴다. 한 번에 5~6씩 하루 3번 나누어 먹는다.

머리와 눈을 맑게 해주는
박하
(꿀풀과)

생약명 : 박하(薄荷)

여러해살이풀. 개울가와 저지대의 습한 곳에서 키 60~100cm 자라며 전체에 짧은 털이 있고 향내가 난다. 잎은 마주나고 긴 타원형이며 가장자리에 날카로운 톱니가 있다. 꽃은 7~10월에 흰색으로 피고 잎겨드랑이에 모여 이삭처럼 달린다. 열매는 소견과이고 달걀 모양이며 9~11월에 익는다.

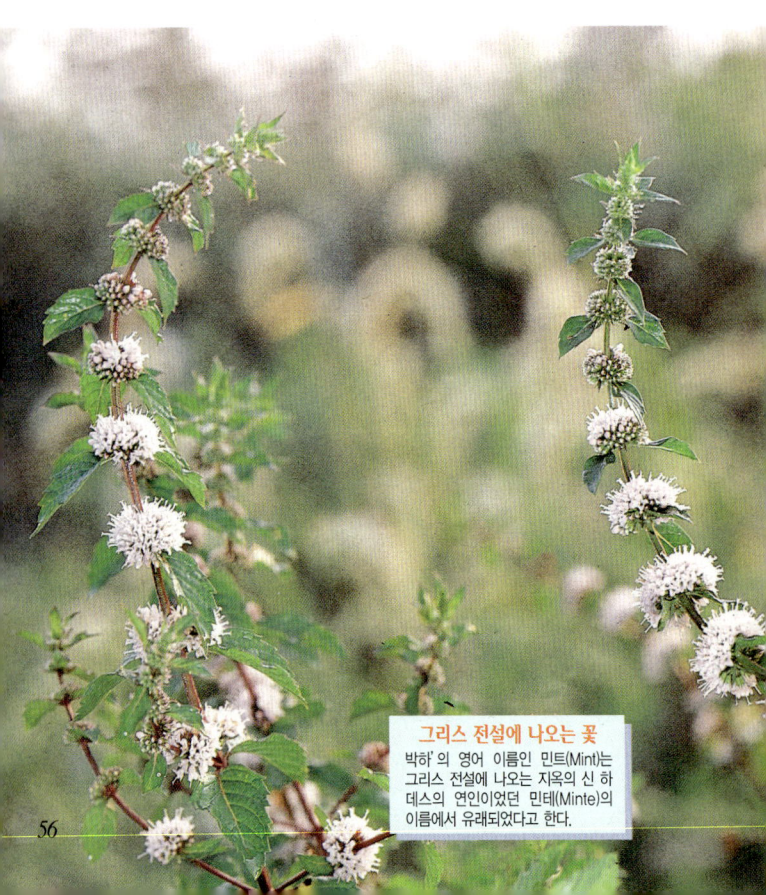

그리스 전설에 나오는 꽃
박하의 영어 이름인 민트(Mint)는 그리스 전설에 나오는 지옥의 신 하데스의 연인이었던 민테(Minte)의 이름에서 유래되었다고 한다.

머리와 눈을 맑게 해주는
박하차

효능

머리와 눈을 맑게 해 주고 목구멍을 시원하게 하여 폐의 기운이 잘 소통되게 해 줍니다. 향기가 강하여 뭉친 기운을 잘 풀어 주지만 허약하여 식은땀이 많이 나는 경우는 좋지 않습니다. 멘톨(박하뇌)을 국부적으로 사용하면 두통이나 신경통 등이 치료되고, 피부에 사용하면 말초신경을 자극하여 청량감을 줍니다.

박하는 방향이 많아 약재 · 향료 · 음료 · 사탕용으로 쓰이고 있으며, 일반적으로 박하차는 스트레스를 풀어 줄 뿐만 아니라 피로회복 및 위장 치료에 사용되고 있습니다.

재료

박하잎 2g, 꿀 약간, 물.

제조법

커피잔에 박하잎 2g을 준비하고 끓는 물을 부어 5분 정도 우려낸 다음 찌꺼기를 없애고 꿀을 조금 타서 마시면 되는데, 수시로 마셔도 좋습니다.

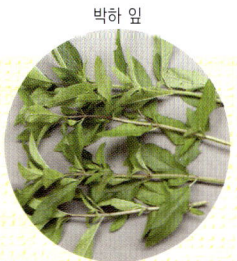

박하 잎

(**약성**) 맛은 맵고 성질은 서늘하며 폐 · 심포락 · 간 경에 작용한다.
(**처방**) 박하 10g, 우방자 10g, 부평 8g을 섞어 두드러기 치료에 쓴다. 달여서 하루 3번으로 나누어 먹는다.

박하 2g, 선태 1g, 전갈 0.5g을 섞어 어린이 경풍에 쓴다. 달여서 하루 3번에 나누어 먹는다.

손발 저림의 증상에 좋은

모과나무
[장미과]

생약명 : 모과(木瓜)

갈잎 중키나무. 과수로 재배하며 높이 10m 정도 자라고 나무껍질이 벗겨져서 흰 얼룩무늬가 된다. 잎은 어긋나고 달걀 모양이며, 가장자리에 뾰족한 잔톱니가 있다. 꽃은 5월에 연한 홍색으로 피고 가지 끝에 1송이씩 달린다. 열매는 이과이고 타원형이며, 9월에 노란색으로 익으며 목질이 발달해 있다. 열매를 약재로 쓴다.

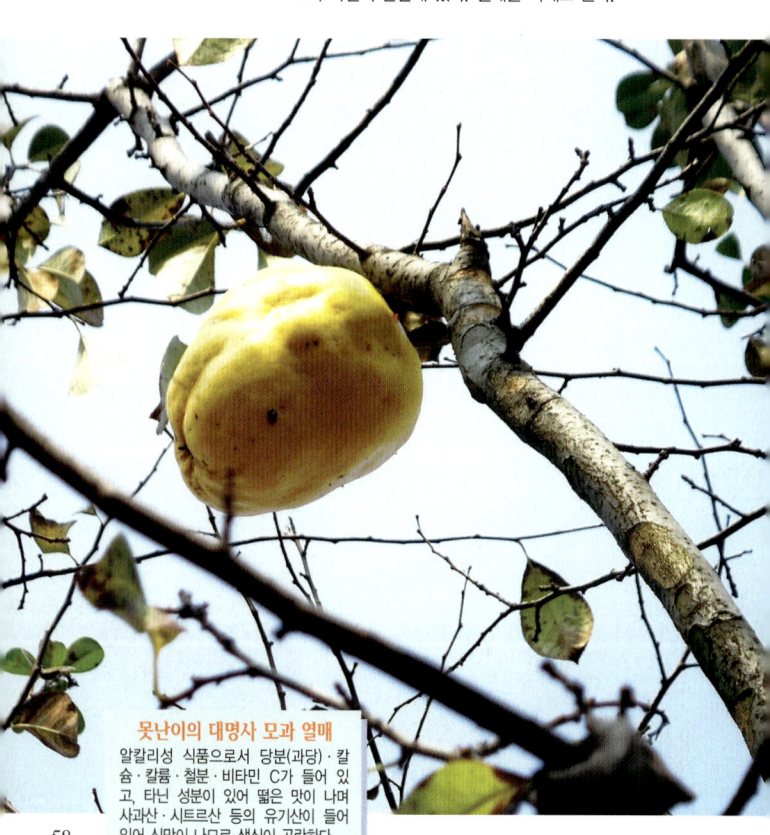

못난이의 대명사 모과 열매
알칼리성 식품으로서 당분(과당)·칼슘·칼륨·철분·비타민 C가 들어 있고, 타닌 성분이 있어 떫은 맛이 나며 사과산·시트르산 등의 유기산이 들어 있어 신맛이 나므로 생식이 곤란하다.

손발 저림의 증상에 좋은
모과차

효능

여름에 더위를 먹어 식욕이 부진할 때, 소화가 잘 안 되거나 팔과 다리의 근육이 나른해져 피로감을 느낄 때, 또한 혈압이 낮고 몸이 항상 차면서 손발이 저린 증상에 좋으며, 특히 혈당을 막아주기 때문에 당뇨병 환자에게도 좋습니다. 그 밖에 감기·기관지염 등을 앓아 기침을 심하게 하는 경우와 신경통·요통·근육 경련·변비 등에도 뛰어난 효과가 있습니다.

꽃

재료

모과 3개, 설탕 500g.

제조법

모과의 씨를 뺀 다음 6토막 나게 잘라 약 2mm 두께로 썰어서 용기에 모과를 한 겹 깔고 설탕을 깔아 덮고 다시 모과를 한 겹 깔고 설탕을 깔아 덮는 식으로 재웁니다. 이것을 10일간 냉장고에 보관해 두면 맛있는 모과청이 됩니다. 이처럼 숙성시킨 모과청 1~2작은 숟갈을 찻잔에 담아 끓인 물을 부어 마시면 됩니다.

(**약성**) 맛은 시고 성질은 따뜻하며 간·비장·폐 경에 작용한다.
(**처방**) 모과 30g, 오수유 15g, 소회향 8g, 감초 3g, 생강 6g, 차즈기 8g, 소금 8g, 매실 4g을 섞어 만든 모과탕은 곽란(霍亂)으로 토하고 설사하며 복통이 일어나는 데 쓴다. 달여서 하루 3번에 나누어 먹는다.

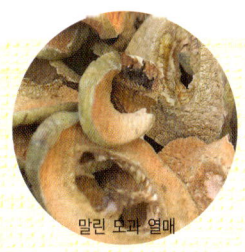

말린 모과 열매

비만에 좋은

맥문동

(백합과)

생약명:맥문동(麥門冬)

여러해살이풀. 산지의 그늘진 곳에서 키 20~50cm 자란다. 굵은 뿌리줄기에서 잎이 모여 나와서 포기를 형성한다. 잎은 짙은 녹색을 띠고 선형이며 밑부분이 잎집처럼 된다. 꽃은 5~6월에 연분홍색으로 피고 꽃줄기 1마디에 3~5송이씩 달린다. 열매는 삭과이고 둥글며 10~11월에 검은색으로 익는다. 뿌리를 약재로 쓴다.

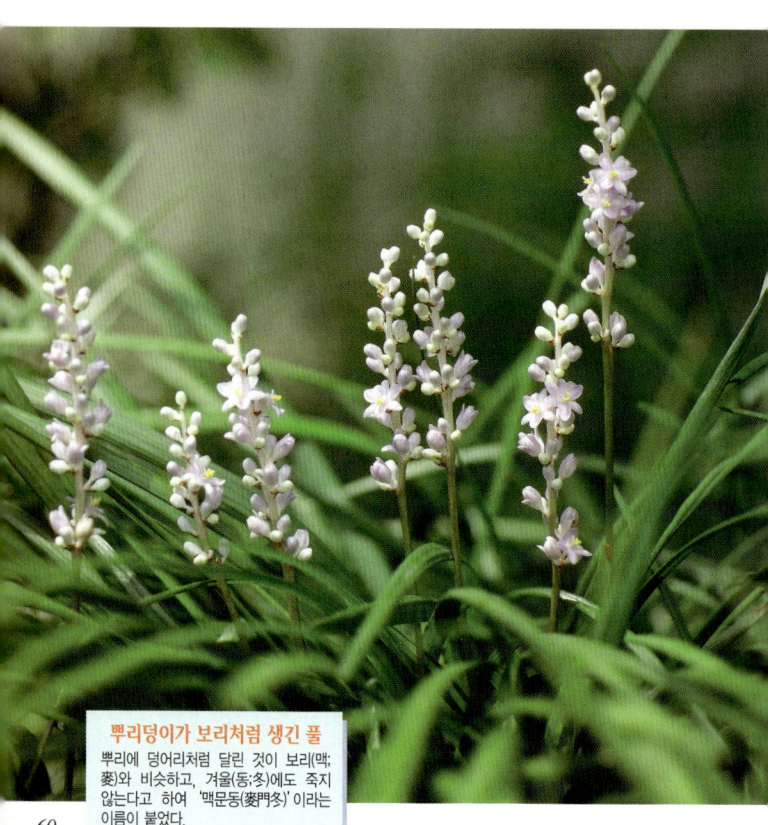

뿌리덩이가 보리처럼 생긴 풀

뿌리에 덩어리처럼 달린 것이 보리(맥;麥)와 비슷하고, 겨울(동;冬)에도 죽지 않는다고 하여 '맥문동(麥門冬)'이라는 이름이 붙었다.

비만에 좋은
맥문동차

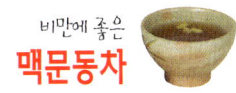

효능

수분대사를 원활하게 하는 효과가 있어 비만으로 고생하는 사람에게 좋습니다.

맥문동은 청량감이 있는 자양제이기 때문에 입과 목이 마를 때 차를 만들어 마시면 좋습니다.

재료

맥문동 6g, 물 500cc, 감초 2쪽.

제조법

물 500cc에 맥문동 뿌리 6g과 감초 2쪽을 넣고 끓이면 됩니다.

가을 또는 봄에 뿌리를 캐어 덩이뿌리만을 다듬어내어 물에 씻고 햇볕에 말립니다.

덩이뿌리

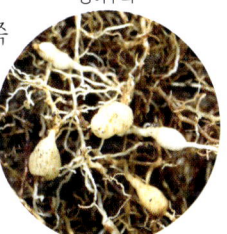

열매

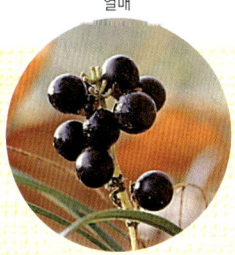

(약성) 맛은 달고 약간 쓰며 성질은 차갑고 폐·심·위 경에 작용한다.

(처방) 맥문동 15g, 인삼 8g, 오미자 8g으로 만든 생맥산(生脈散)은 기와 음이 부족하여 기운이 없고 숨이 차며 입 안이 마르고 맥이 약한 데, 폐음(肺陰)이 부족하여 마른기침을 하는 데 쓴다. 달여서 하루 3번에 나누어 먹는다.

히스테리 치료의 특효약인
시호
(미나리과)
생약명 : 시호(柴胡)

여러해살이풀. 산과 들에서 키 40~70cm 자란다. 뿌리는 굵고 줄기는 가늘며 곧게 선다. 잎은 어긋나고 선형이다. 뿌리잎은 줄기잎보다 크고 평행맥이다. 꽃은 노란색으로 피고 겹산형 화서를 이루며, 꽃잎은 5장이고 안으로 굽는다. 열매는 타원형이고 약간 납작하다.

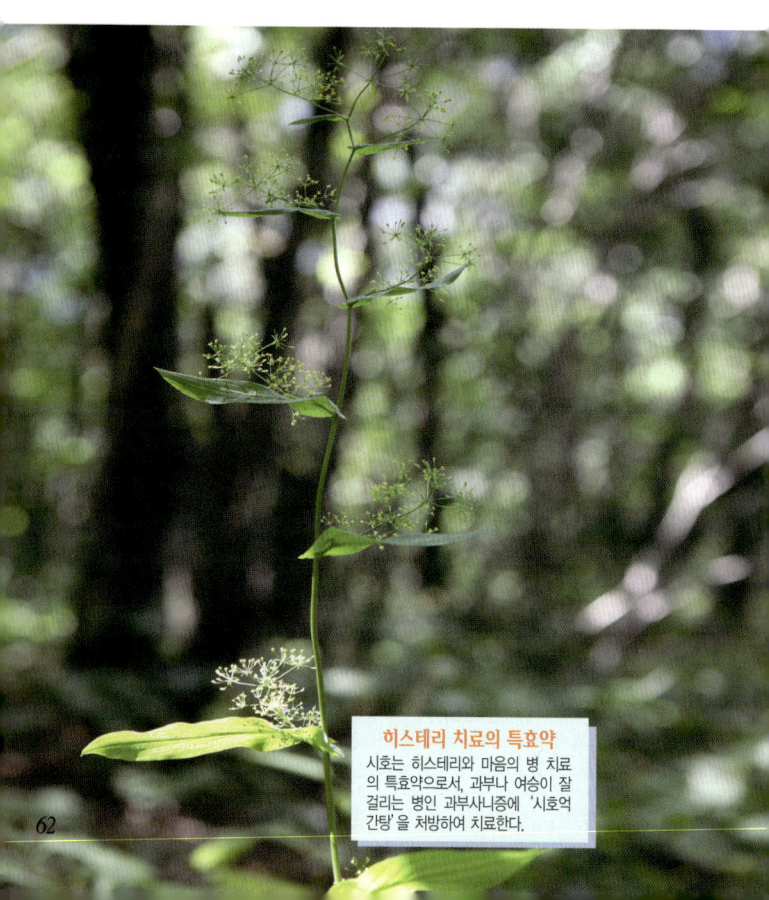

히스테리 치료의 특효약
시호는 히스테리와 마음의 병 치료의 특효약으로서, 과부나 여승이 잘 걸리는 병인 과부사니증에 '시호억간탕'을 처방하여 치료한다.

히스테리와 마음 병 치료의 특효약인
시호차

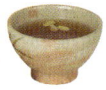

효능

시호는 간, 담, 심포락, 삼초 등에 작용해 간의 막힌 기운을 풀어주는 작용이 우세합니다. 이담작용, 지방간 억제작용 등이 있어 갈비뼈 밑부분을 따라 통증이 오는 경우와 각종 간 질환(간염, 지방간, 간경변 등)에 두루 쓸 수 있습니다.

또 해열작용이 있어 감기 및 학질 등에도 이용되며, 기력이 떨어진 경우에 기운을 끌어 올려주는 작용도 하고, 간의 울화로 인한 생리불순에도 사용할 수가 있습니다.

재료

시호 20g, 물 600㎖.

제조법

시호 20g 정도를 물 600㎖에 넣어 달인 것을 3~6번 정도 나누어 마시면 됩니다.

가을 또는 봄에 뿌리를 캐어 줄기와 잔뿌리를 다듬어 버리고 물에 씻어 햇볕에 말립니다.

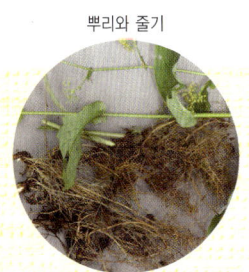

뿌리와 줄기

약성 맛은 쓰고 성질은 약간 차가우며 간·쓸개·삼초·심포락 경에 작용한다.
처방 시호 15g, 반하 9g, 인삼 6g, 황금 9g, 감초 6g, 생강 6g, 대추 12개를 섞어 만든 소시호탕(小柴胡湯)은 한열왕래(寒熱往來)로 오한(惡寒)과 발열(發熱)이 바뀌고 옆구리가 결리고 아프며 입이 쓰고 귀에서 소리가 나는 데 쓴다. 요즘에는 간염에도 쓴다. 달여서 하루 3번 나누어 먹는다.

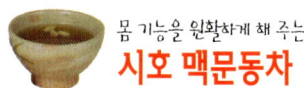

몸 기능을 원활하게 해 주는
시호 맥문동차

효능

시호는 해열 및 오장을 보호해 주기 때문에 몸 전체의 기능을 원활히 해 주는 것으로 알려져 있습니다. 맥문동은 해독작용이 있고, 오미자는 오장을 보호하여 체력을 강하게 해 줍니다.

오성대감이 즐겨 마셨다고 해서 '오성제호탕'이라고도 합니다. 여름철 무더위에 지쳐 식욕이 없고 활력이 떨어질 때 차게 식혀서 마시면 좋습니다.

재료

시호 30g, 맥문동 50g, 오미자 30g, 물 600㎖, 꿀 약간.

제조법

탕기에 잘 말린 재료들을 넣고 물을 부어 끓이는데 끓기 시작하면 불을 줄인 후 은근하게 오랫동안 달입니다. 건더기는 체로 걸러내고 국물만 따라 내어 식힌 다음 냉장고에 넣어 두고 매일 꿀을 타서 마시면 됩니다.

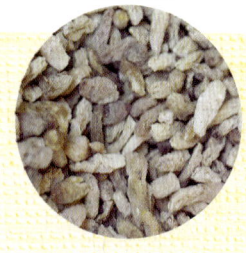

말린 맥문동

처방 시호 15g, 반하 9g, 생강 12g, 황금 9g, 작약 6g, 지실 9g, 대황 6g, 대조 12개를 섞은 대시호탕(大柴胡湯)은 소양병(少陽病)으로부터 양명병(陽明病)으로 넘어가려는 때의 증세, 즉 옆구리가 결리고 명치 밑이 답답하고 그득한 느낌과 변비에 쓴다. 이 처방은 급성간염, 담석에도 쓴다. 달여서 하루 3번에 나누어 먹는다.

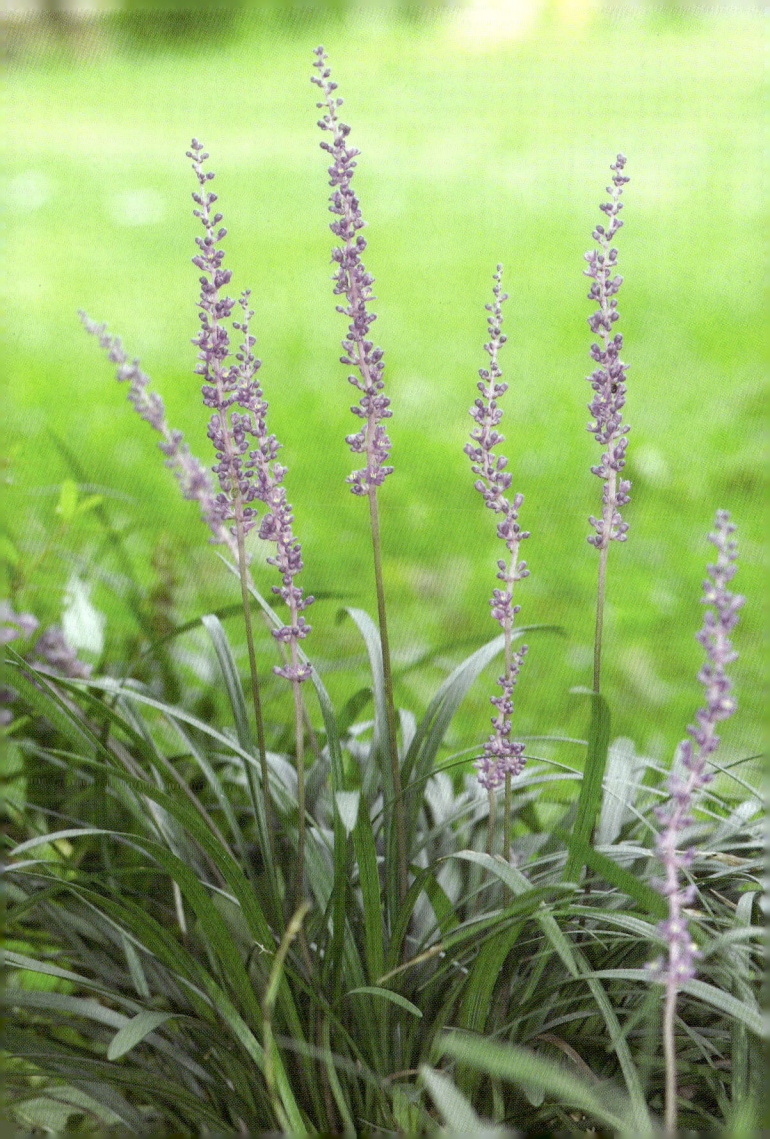

설사와 장염에 특효인
매화나무
[장미과]

매실나무
생약명 : 오매(烏梅)

갈잎 큰키나무. 마을 부근에서 재배하며 높이 4~6m 정도 자란다. 잎은 어긋나고 달걀 모양이며 가장자리에는 잔톱니가 있다. 꽃은 잎이 나기 전인 2~4월에 흰색 또는 담홍색으로 피고 잎겨드랑이에 1~3개씩 달린다. 열매는 매실이라고 부르는데 둥글고 6~7월에 노란색으로 익으며 매우 신맛이 난다. 열매를 식용하며 열매와 줄기를 약재로 쓴다.

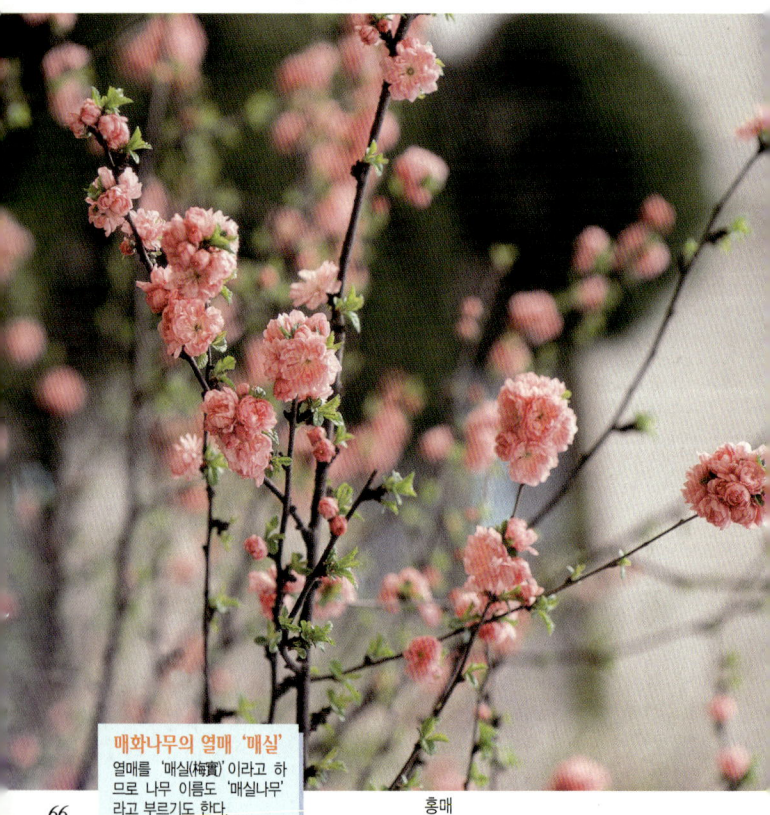

매화나무의 열매 '매실'
열매를 '매실(梅實)'이라고 하므로 나무 이름도 '매실나무'라고 부르기도 한다.

홍매

설사와 장염에 특효인
매실차

효능

장염·피로회복·설사·맹장염·늑막염·기침·거담, 불면증·피부미용·폐결핵·주독, 단독, 주근깨, 해열·구충·해독·진해·생진에 사용되며, 매실은 탄저균·디프테리아균·대장균·콜레라균 등 각종 병원균 억제에도 효능이 있습니다.

재료

매화꽃 재료 약 4~8g, 물 600cc.

조제법

위의 재료를 물에 끓여 하루 2~3잔으로 나누어 마시면 됩니다. 또는 오매를 열탕 1잔에 1~2순갈씩 타서 하루에 2~3잔 마셔도 좋습니다.

꽃은 활짝 필 무렵 채취하여 햇볕에 건조한 후, 한지 봉지 등에 넣어 보관하면서 이용하고, 청매는 상처가 없는 것으로 골라 채취하여 오매를 만들어 이용합니다. 오매는 청매를 강판 등에 갈아 물을 약간 가미한 다음 즙을 내어 햇볕에 말리면 물엿처럼 됩니다.

(약성) 맛은 시고 성질은 따뜻하며 간·비·폐·대장 경에 작용한다.
(처방) 오매 480, 당귀 120, 건강 300, 산초 120, 세신 180, 황련 480, 부자 180, 황백·육계·인삼, 각각 180을 섞어 만든 오매환(烏梅丸)은 회충구제, 궐증(厥症)으로 손발이 차고 토하며 배가 아픈 데, 오랜 이질 등에 쓴다. 달여서 한 번에 3~6g씩 하루 3번 먹는다.

입맛을 잃었을 때 특효인

익모초
(꿀풀과)

생약명:익모초(益母草)

두해살이풀. 산과 들에서 키 1m 정도 자란다. 줄기에 흰 털이 나서 흰빛을 띤 녹색으로 보인다. 잎은 마주나고 뿌리에 달린 잎은 달걀 모양이며 줄기에 달린 잎은 3개로 갈라진다. 꽃은 7~8월에 연한 홍자색으로 피고 잎겨드랑이에 여러 송이가 층층으로 달린다. 열매는 소견과이고 넓은 달걀 모양이며 9~10월에 익는다. 풀 전체를 약재로 쓴다.

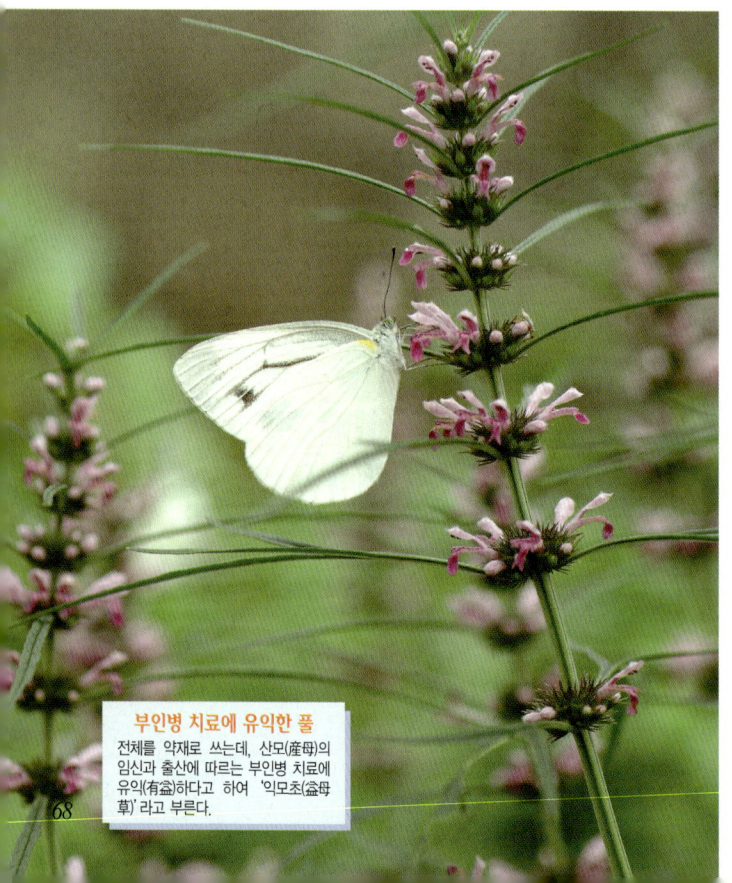

부인병 치료에 유익한 풀
전체를 약재로 쓰는데, 산모(産母)의 임신과 출산에 따르는 부인병 치료에 유익(有益)하다고 하여 '익모초(益母草)' 라고 부른다.

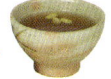

입맛을 잃었을 때 특효인
익모초차

효능

여름철 입맛을 잃었을 때, 월경량이 적거나 불규칙하고 아랫배가 아플 때 사용하면 좋습니다.

더위 먹은 데, 산모의 지혈, 강장제, 이뇨제 등에 사용됩니다. 즉 익모초는 이름 그대로 여성들을 위한 약초입니다. 맛이 매우 쓰기 때문에 차로 즐기기는 조금 어렵지만 참고 먹으면 몸에는 매우 좋습니다.

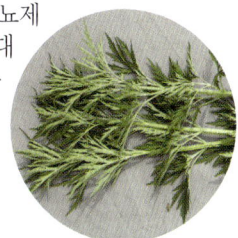

익모초 잎과 줄기

재료

익모초 60g, 물 300㎖, 흑설탕 50g.

제조법

익모초를 탕기에 넣고 물을 부어 약한 불로 은근히 끓여 국물만 따라냅니다. 국물에 흑설탕을 타서 마시면 됩니다.

이른 여름 꽃이 피기 전에 지상부의 윗부분을 베어 바람이 잘 통하는 그늘에서 말립니다. 또는 꽃 필 때에 익모초의 전초를 말린 것을 사용합니다.

말린 익모초

- **약성** 맛은 맵고 달고 약간 차가우며 간경(刊經)·심포락경(心包絡經)에 작용한다.
- **처방** 익모초 9g, 택사 9g, 구기자 9g, 청상자 9g, 지실 8g, 생지황 8g, 맥문동 8g, 세신 2g, 석결명 9g, 질경이씨 9g, 황련 8g을 섞어 가루를 내어 앞이 보이지 않거나 예막(翳膜) 등에 쓴다. 한 번에 6~8g씩 하루 3번 먹는다.

익모초 한 가지를 5~10g씩 달여 하루 3번에 나누어 먹기도 한다.

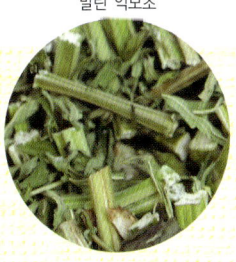

동의보감 한방 약차

심한 설사에 특효인
이질풀
(쥐손이풀과)
생약명 : 현초(玄草)

여러해살이풀. 산과 들에서 키 50~100cm 자라며 전체에 긴 털이 퍼져 난다. 잎은 마주나고 손바닥 모양으로 갈라지며 가장자리 윗부분에 톱니가 있다. 꽃은 8~9월에 분홍색으로 피며 잎겨드랑이에서 나온 꽃줄기 끝에 1송이씩 달린다. 열매는 삭과이고 곧게 서며, 9~10월에 익으면 5개로 갈라진다. 전초를 약재로 쓴다.

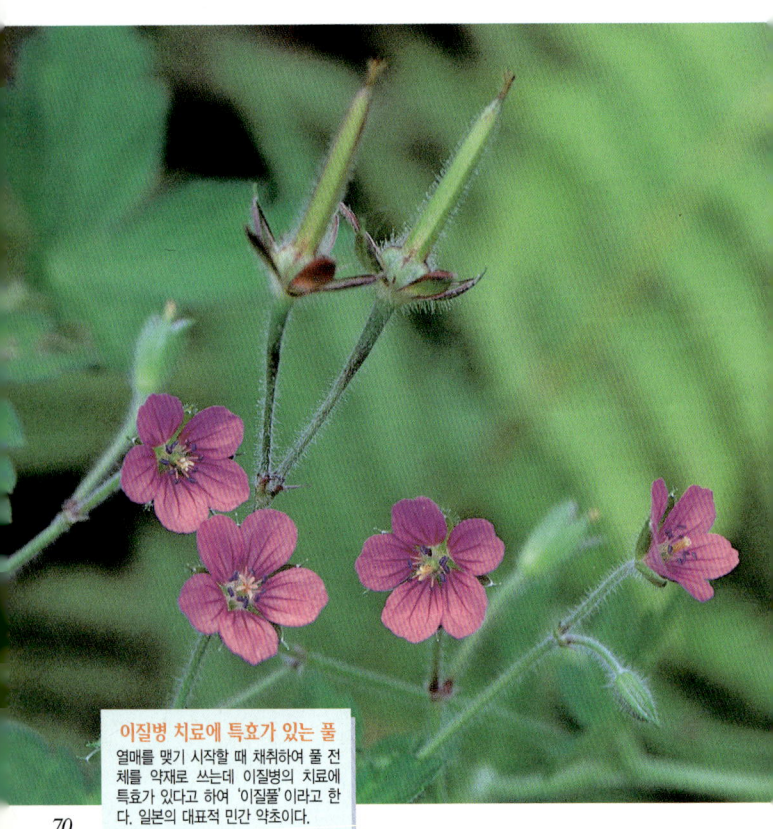

이질병 치료에 특효가 있는 풀
열매를 맺기 시작할 때 채취하여 풀 전체를 약재로 쓰는데 이질병의 치료에 특효가 있다고 하여 '이질풀'이라고 한다. 일본의 대표적 민간 약초이다.

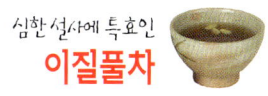

심한 설사에 특효인
이질풀차

효능

설사와 이질을 멈추게 하며 계속 마시면 변비에 잘 걸리지 않고 낫게 됩니다.

타닌을 많이 함유하고 있어 수렴작용, 살균작용이 매우 강하기 때문에 대장염과 같은 심한 설사에 특효약입니다. 그 밖에 건위, 정장, 위궤양, 십이지장궤양에도 효과가 있습니다.

재료

설사일 때 재료는 이질풀 10~15g, 물 600㎖.
변비일 때 재료는 이질풀 5~7g, 물 600㎖.

제조법

탕기에 이질풀을 넣고 물을 부어 약한 불로 진하게 달인 후 체로 걸러냅니다. 1일 3~4회 뜨거울 때 마시면 됩니다.

한여름에 꽃이 피어 있을 때 지상부(뿌리를 뺀 전체)를 베어 깨끗이 씻은 다음 물기를 뺀 후 그늘에서 말려 잘게 썰어 통 속에 넣어서 보관합니다.

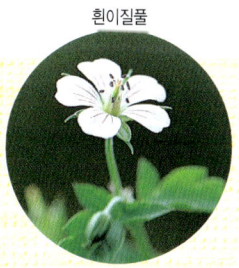

흰이질풀

약성 맛은 쓰고 성질은 서늘하며 대장경에 작용한다.
처방 설사에 다른 설사맞이 약을 섞어 쓸 수 있으나 이 약 한 가지를 달여 먹어도 좋다. 10g을 달여 하루 3번에 나누어 먹는다.
※쥐손이풀도 이질풀과 똑같은 효능이 있다.

소화기질환 · 코 질환에 좋은
느릅나무
(느릅나무과)

뚝나무 · 춘유
생약명:유근피(榆根皮)

갈잎 큰키나무. 산골짜기에서 높이 30m 정도 자라며 작은 가지에 털이 있다. 잎은 어긋나고 긴 타원형이며, 양면에 털이 있고 가장자리에 예리한 겹톱니가 있다. 꽃은 3~5월에 녹갈색으로 핀다. 꽃잎은 4~5개로 갈라진다. 열매는 시과이고 타원형이며 4~6월에 익는다. 어린잎은 나물로 먹고 속껍질을 우려내어 전병을 만드는 데 이용하고 열매와 줄기 · 뿌리의 껍질을 약재로 쓴다.

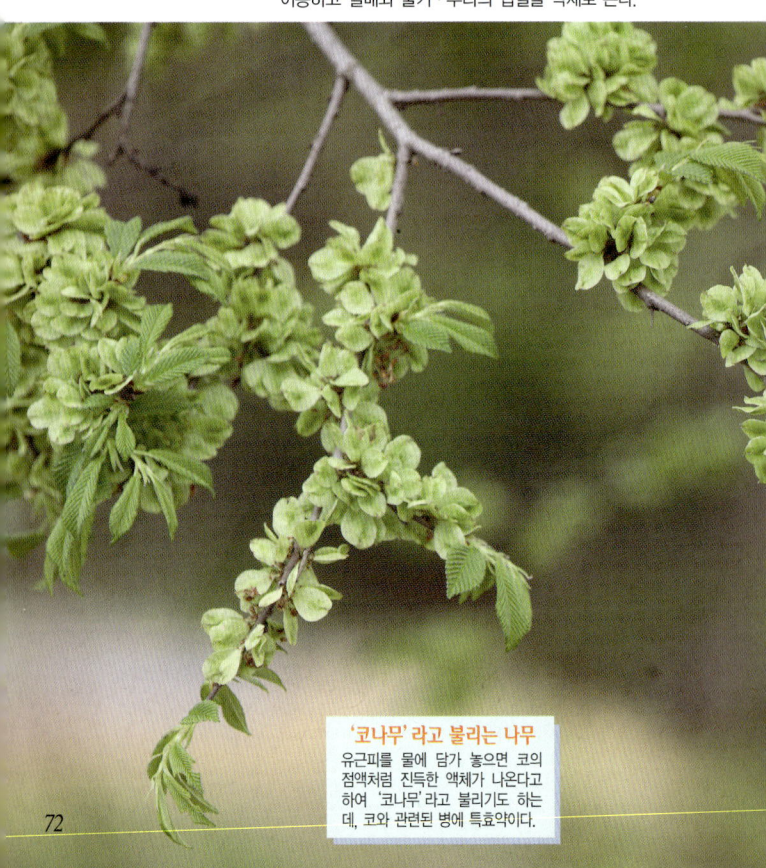

'코나무' 라고 불리는 나무
유근피를 물에 담가 놓으면 코의 점액처럼 진득한 액체가 나온다고 하여 '코나무' 라고 불리기도 하는데, 코와 관련된 병에 특효약이다.

소화기질환·코 질환에 좋은
유근피차

※ 유근피는 느릅나무 뿌리 껍질을 말합니다.

효능

코와 관련된 각종 질환에 사용할 수 있으며 종기나 고름을 제거하는 데도 우수합니다. 그 밖에 위궤양, 십이지장궤양 등의 소화기 질환에도 사용됩니다.

재료

참느릅나무 뿌리껍질(유근피) 20g, 물 600㎖.

제조법

물 600㎖에 참느릅나무 뿌리껍질(유근피) 20g 정도를 넣어서 30분 정도 끈적끈적해질 때까지 달인 후 3번 정도에 나누어 마시면 됩니다.

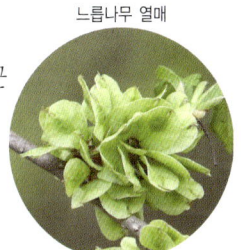

느릅나무 열매

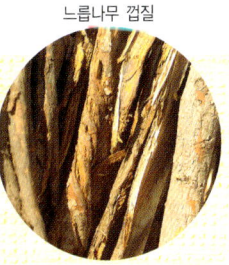

느릅나무 껍질

약성 맛은 달고 성질은 평하다.

처방 다른 약을 섞어 쓸 수도 있으나 이 약 한 가지만을 쓸 수 있다. 가루내어 한 번에 3~4g씩 하루 3번 먹는다.

혈액 순환에 좋은
원추리
(백합과)

생약명:훤초근(萱草根)

여러해살이풀. 산지 초원에서 키 1m 정도 자란다. 잎은 2줄로 마주나고 길며 밑이 서로 감싸고 있다. 꽃은 7~8월에 노란색으로 피고 잎 사이에서 나온 꽃줄기 끝에 6~8송이가 달린다. 열매는 삭과이고 10월에 익는다. 어린 잎은 나물로 먹고 뿌리를 약재로 쓴다.

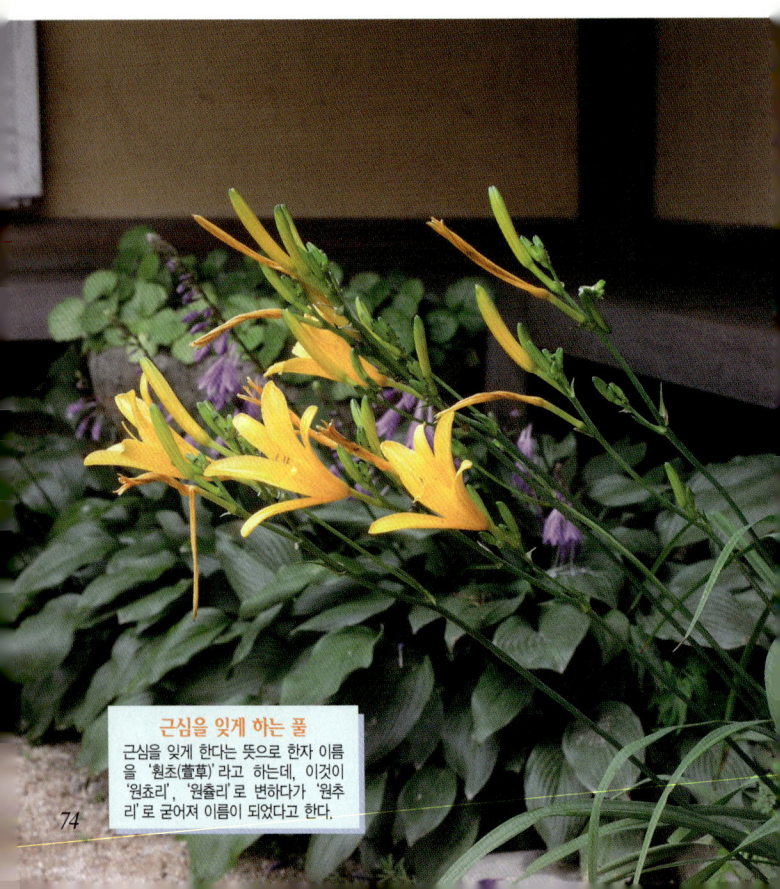

근심을 잊게 하는 풀
근심을 잊게 한다는 뜻으로 한자 이름을 '훤초(萱草)'라고 하는데, 이것이 '원츄리', '원츌리'로 변하다가 '원추리'로 굳어져 이름이 되었다고 한다.

혈액 순환에 좋은
원추리차

효능
이뇨, 신진대사 촉진, 혈액순환, 소화 및 눈을 밝게 해 줍니다.

재료
원추리의 어린 잎 한줌, 물.

제조법
말린 원추리를 끓는 물에 넣고 불을 줄여 뭉근하게 달여서 마시면 됩니다. 또 말린 원추리를 꿀에 발라 보관해 두었다가 달여 마시기도 하며, 원추리 꽃을 따서 깨끗이 씻어 말린 다음에 꿀과 함께 재워 두었다가 끓는 물에 타서 마시기도 합니다.

봄에 원추리의 어린 잎을 따서 깨끗이 씻은 다음 말립니다.

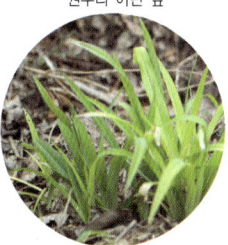
원추리 어린 잎

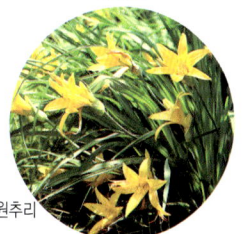
애기원추리

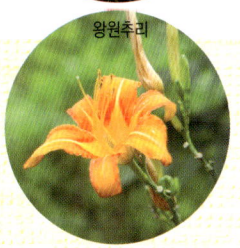
왕원추리

(**약성**) 맛은 달고 성질은 차가우며 비장·폐 경에 작용한다. 뿌리에는 약간 독이 있다.

(**처방**) 원추리는 봄철에 돋아나는 어린 싹을 나물로 먹는데, 어린 싹뿐만 아니라 꽃도 식용한다. 봄에는 원추리의 어린 싹을 따서 나물로 먹고, 여름이면 꽃봉오리로 찜·무침·조림·전 등을 하여 먹거나 말린 꽃을 따서 차로 마셨다.

뿌리도 약제로 쓰는데, 월경불순, 대하증, 월경과다 등 여성의 병에 효능이 있다.

오랜 변비에 좋은
산앵두나무
[장미과]

산앵도나무 · 이스라지나무
생약명:욱리인(郁李仁)

갈잎 떨기나무. 한국특산식물. 산지의 높은 곳에서 높이 1m 정도 자란다. 잎은 어긋나고 타원형이며 가장자리에 구부러진 가는 톱니가 있고 뒷면 맥에 털이 있다. 꽃은 5~6월에 연분홍색으로 피고 종 모양이며 전년도 줄기 끝에 총상화서로 밑으로 처져 달린다. 꽃받침이 5개로 갈라진다. 열매는 절구 모양인 타원형 장과이고 9월에 붉은색으로 익는다. 열매를 식용 · 약용한다.

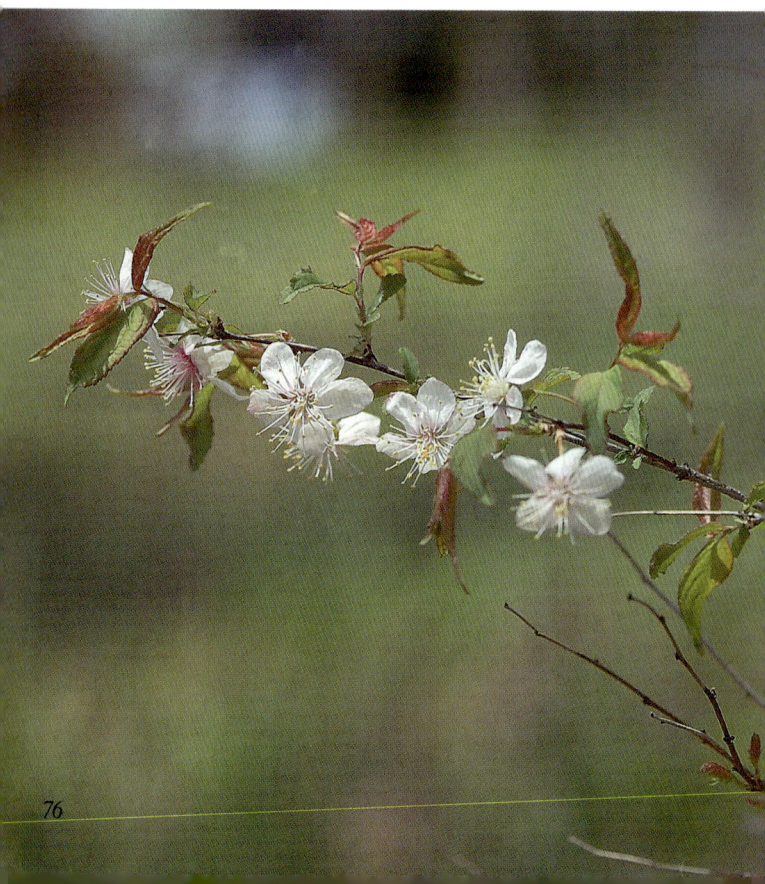

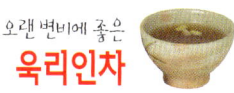

오랜 변비에 좋은
욱리인차

※ 욱리인(郁李仁)은 산앵도나무의 씨를 말합니다.

효능

대장과 소장을 윤택하고 매끄럽게 하여 굳은 변비를 소통케 하고, 체내의 과잉수분의 적체를 해소하는 데 좋은 효과를 볼 수가 있습니다. 오래된 변비와 소변이 시원치 않고, 또 몸이 자주 붓는 경우에 사용하면 좋습니다.

재료

욱리인 4~8g, 물 500cc.

제조법

욱리인 4~8g에 물 500cc 정도를 붓고 끓기 시작하면, 5분 후에 찌꺼기를 제거한 다음 1일 3회에 나누어 공복에 복용합니다. 이 때 도인(복숭아나무 씨) 4g, 행인(살구나무 씨) 4g, 백자인(측백나무 씨) 4g을 넣으면 더더욱 좋습니다.

여름에 익은 열매를 따서 씨를 받아 딱딱한 열매의 안속껍질을 까 버리고 씨알만 모아 햇볕에 말립니다.

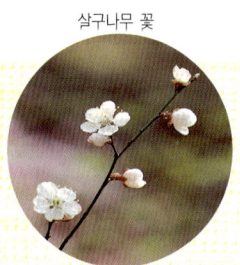

살구나무 꽃

(**약성**) 맛은 쓰고 매우며 성질은 평하며 비장·대장·소장 경에 작용한다.
(**처방**) 도인 2g, 행인 4g, 해송자 4g, 백자인 2g, 욱리인 4g, 진피 4g을 섞어 만든 오인환은 허약한 사람의 지사제로 쓴다. 하루 1번, 10g씩 먹는다.
임산부에게는 쓰지 않는다.

피를 잘 통하게 하는
화살나무
(노박덩굴과)

참빗나무
생약명 : 귀전우(鬼箭羽)

갈잎 떨기나무. 산기슭과 암석지에서 높이 3m 정도 자라며, 잔가지에 화살깃 같은 날개가 있다. 잎은 마주나고 타원형 또는 달걀 모양이며 가장자리에 잔톱니가 있다. 꽃은 5월에 황록색으로 피고 잎겨드랑이에 3송이씩 달린다. 열매는 삭과이고 10월에 붉게 익으며 씨는 흰색이다. 어린 잎을 나물로 먹는다.

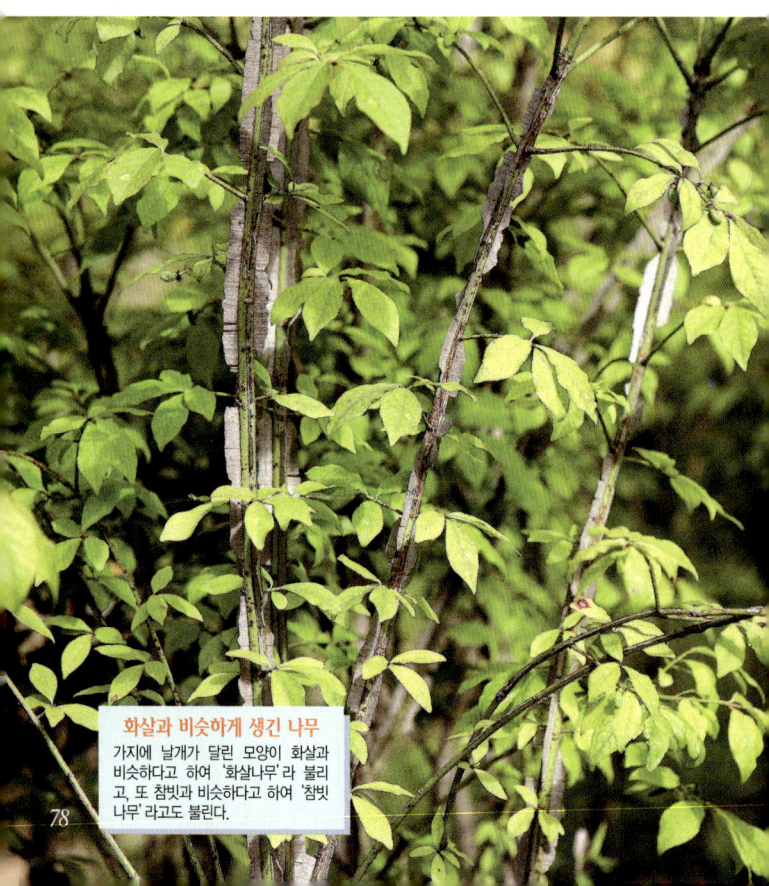

화살과 비슷하게 생긴 나무
가지에 날개가 달린 모양이 화살과 비슷하다고 하여 '화살나무'라 불리고, 또 참빗과 비슷하다고 하여 '참빗나무'라고도 불린다.

피를 잘 통하게 하는
화살나무차

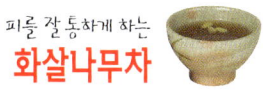

효능

피를 잘 통하게 하고 어혈을 없애며 월경이 나오게 할 뿐만 아니라 해충을 구제합니다. 따라서 무월경, 징가, 산후어혈로 배가 아픈 데, 충적복통 등에 효과가 있습니다.

재료

화살나무 껍질 6~9g, 물 500㎖.

제조법

화살나무 껍질을 탕기에 넣고 물을 부어 약한 불로 은근히 끓여 국물만 따라 냅니다. 그냥 마시면 쓰므로 꿀을 넣어서 마시면 먹기 좋습니다. 하루 3번에 나누어 먹습니다.

아무 때나 어린 가지에 붙은 날개 모양의 코르크만을 따서 햇볕에 말립니다.

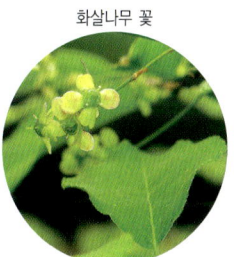

화살나무 꽃

(**약성**) 맛은 쓰고 성질은 차가우며 간경에 작용한다.
(**처방**) 귀전우, 홍화, 당귀 각각 9g을 달여 산후 어혈로 배가 아픈 데에 하루 3번에 나누어 먹는다.

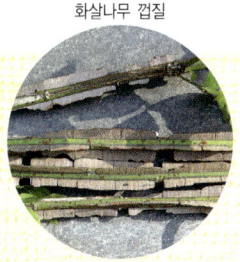

화살나무 껍질

피로로 인한 감기 증상에 좋은
밤나무
(참나무과(너도밤나무과))
생약명 : 율피(栗皮)

갈잎 큰키나무. 산기슭이나 밭둑에서 높이 10~15m 자란다. 잎은 어긋나고 곁가지에 2줄로 늘어서며 긴 타원형이다. 꽃은 암수한그루이며 6월에 잎겨드랑이에서 흰색으로 피고, 수꽃은 이삭처럼 달리고 암꽃은 그 밑에 2~3송이가 달린다. 열매는 견과이고 9~10월에 익으며, 가시가 많은 밤송이에 1~3개씩 들어 있다. 열매는 먹으며 꽃과 열매를 약재로 쓴다.

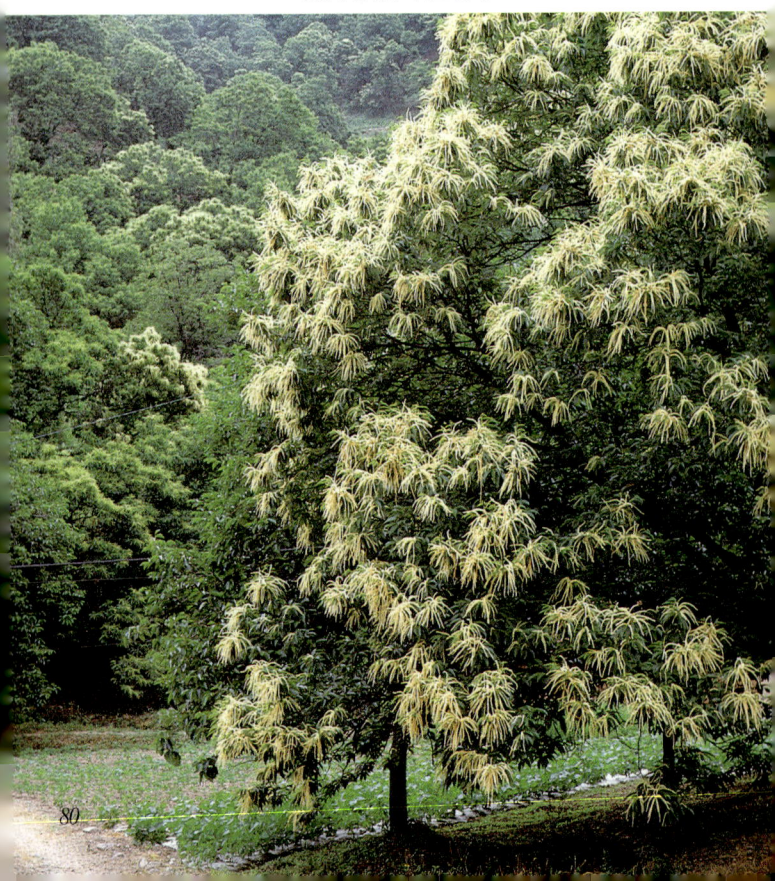

피로로 인한 감기 증상에 좋은
오과차

효능

자양강장, 피로회복, 영양보충에 효과적이며 감기로 일어난 기침 증상과 노인성 양기부족으로 인한 감기 증상에 이용됩니다.

재료 문헌에 따라 다소 차이가 있습니다.

 (1) 황밤 10개, 대추 10개, 건삼 1뿌리, 진피(귤껍질) 5g, 호두 5g, 꿀 600㎖.
 (2) 황밤 8개, 대추 8개, 진피 8g, 말린 모과 20g, 은행 8개, 물 10컵, 잣, 꿀 약간.
 (3) 호도 10개, 은행 15개, 대추 7개, 생밤(속 껍질째) 7개, 채 썬 생강 5g.

제조법

깨끗이 씻어 물기를 제거한 황밤과 건삼은 부드럽게 빻고, 호두는 껍데기를 벗겨 알맹이만 꺼냅니다. 탕기에 모든 재료를 넣고 물을 부어 끓으면 불을 약하게 줄여 은근하게 오랫동안 달입니다. 건더기는 체로 걸러내고 국물만 찻잔에 따른 후 꿀과 대추를 띄워 마십니다. 그 외에 생강, 인삼, 계피 등을 넣고 달여도 관계없습니다.

(약성) 맛은 짜고 성질은 따뜻하며 비장·신장 경에 작용한다.
(처방) 밤가루와 쌀가루를 섞어 죽을 쑨 밤죽은 입맛이 없고 기운이 없으며 가슴이 쓰린 데 쓴다. 그리고 몸 절반이 마비된 데도 쓴다.

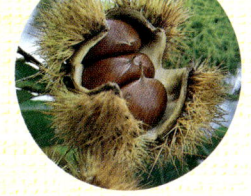

양기를 올려 주는
오갈피나무
(두릅나무과)

나무인삼
생약명 : 오가피(五加皮)

갈잎 떨기나무. 산과 들에서 키 3~4m 자라며 가지가 많아 사방으로 퍼진다. 잎은 어긋나고 손바닥 모양의 겹잎이며, 작은잎은 달걀 모양이고 가장자리에 겹톱니가 있다. 꽃은 8~9월에 자주색으로 피고 가지 끝에 모여 달린다. 열매는 장과이고 타원형이며 10월에 검은색으로 익는다. 어린 잎을 식용하고 뿌리와 나무껍질을 약재로 쓴다.

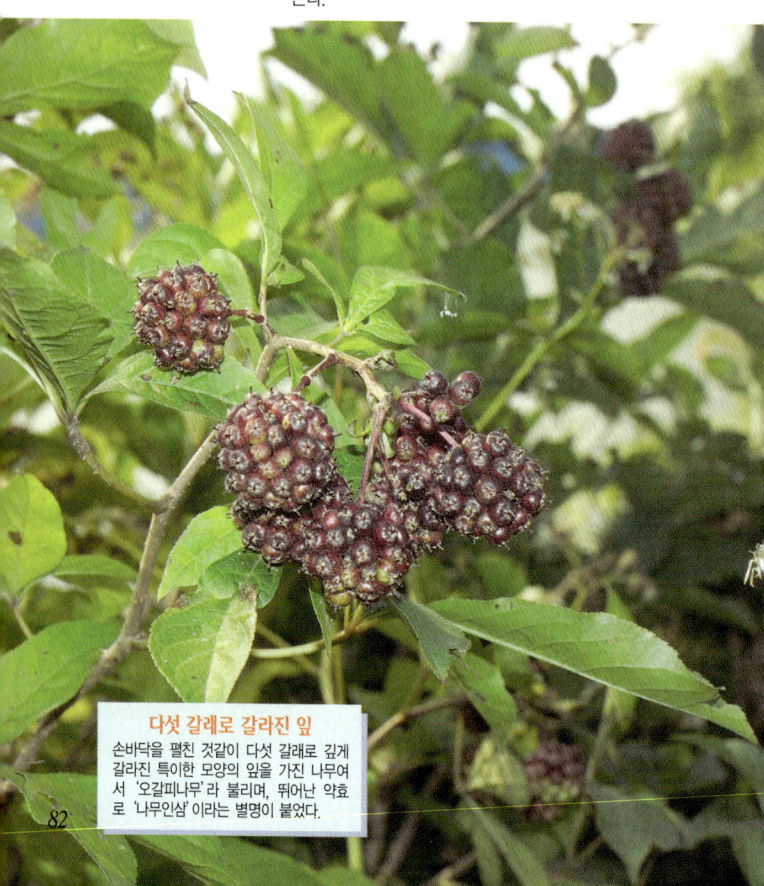

다섯 갈래로 갈라진 잎
손바닥을 펼친 것같이 다섯 갈래로 깊게 갈라진 특이한 모양의 잎을 가진 나무여서 '오갈피나무'라 불리며, 뛰어난 약효로 '나무인삼'이라는 별명이 붙었다.

오가피차

양기가 약해질 때 마시는

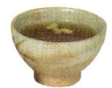

※ 오가피(五加皮)는 오갈피나무의 한방 이름입니다.

효능

요통, 슬관절통, 요각통(좌골신경통) 등에 차처럼 복용하며, 강장작용이 있어 소변을 본 후 방울방울 떨어지거나 양기가 약해져 있을 경우, 낭습증·여자 음부소양증 등에 복용해도 좋습니다. 함유된 알라킨산과 팔미틴산은 나쁜 콜레스테롤을 제거하여 동맥경화를 예방시켜 주기도 합니다.

오갈피나무 열매

재료

오가피와 영지 각각 30g, 물 500㎖.

제조법

탕기에 오가피와 영지 각 30g과 물 500㎖ 정도를 넣고 달인 다음 3~5번 정도로 나누어 마시면 됩니다.

여름에 뿌리 또는 줄기의 껍질을 벗긴 다음 겉껍질을 벗겨 버리고 햇볕에 말립니다.

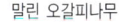
말린 오갈피나무

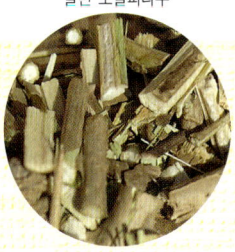

(약성) 맛은 맵고 쓰며 성질은 따뜻하고 간·신장경에 작용한다.
(처방) 오가피 12g에 원지 10g을 섞어 각기병으로 다리가 붓고 아픈 데 쓴다. 달여서 하루 3번에 나누어 먹는다.
오가피 한 가지를 6~12g씩 달여 하루 3번에 나누어 먹어도 된다.

불면증에 좋은

연꽃
[수련과]

생약명 : 연자육(蓮子肉)

　여러해살이 물풀. 연못에 자란다. 잎은 뿌리줄기에서 나와 물 위에 높이 솟고 둥글며 백록색. 꽃은 7~8월에 분홍색이나 흰색으로 피고 꽃자루 끝에 1송이씩 달린다. 열매는 견과이고 타원형이며 9월에 검은색으로 익는다. 잎과 땅속줄기와 열매는 식용하고 약재로도 사용한다.

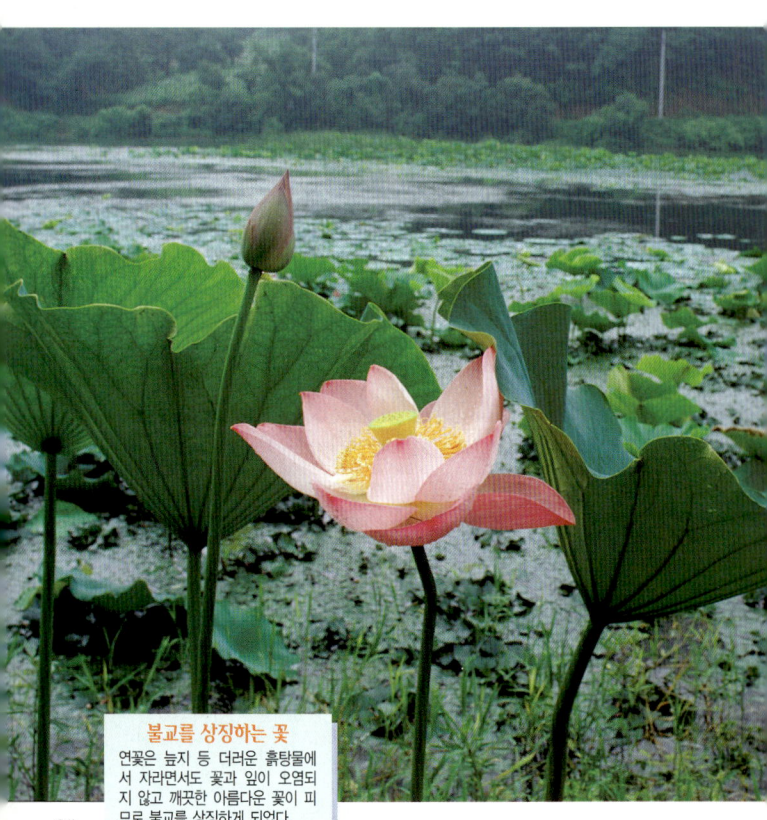

불교를 상징하는 꽃
연꽃은 늪지 등 더러운 흙탕물에서 자라면서도 꽃과 잎이 오염되지 않고 깨끗한 아름다운 꽃이 피므로 불교를 상징하게 되었다.

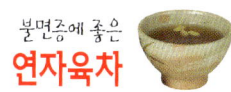

불면증에 좋은 연자육차

※ 연꽃의 익은 열매를 한방에서 연자육이라고 합니다.

효능

강장·자양작용이 뛰어나 산후의 여성에게 권할 만하며, 특히 심장을 맑게 하는 작용이 있어 불면증이나 심계항진 등의 증세가 있을 때 사용하면 좋습니다. 대하와 설사를 멈추게 하고 정기를 보충해 주며 심신을 안정하는 데 효과가 있습니다.

참고로, 연꽃의 잎인 하엽은 여름 설사, 두통, 어지럼증에 사용합니다. 토혈·코피·대변 출혈·자궁 출혈을 그치게 하고, 산후에 어혈로 인한 어지럼증을 치료합니다.

재료

연자육 20g과 물 600㎖.

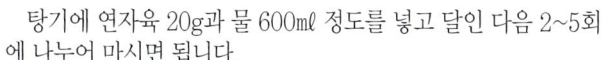

연근

제조법

탕기에 연자육 20g과 물 600㎖ 정도를 넣고 달인 다음 2~5회에 나누어 마시면 됩니다.

가을에 여문 열매를 따서 햇볕에 말립니다.

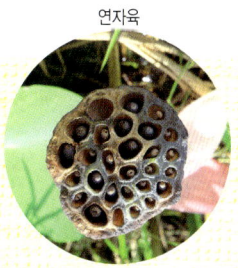

연자육

(약성) 맛은 달고 성질은 평하며 심장·비장·신장경에 작용한다.
(처방) 연자육 12g, 산조인, 백자인, 복신, 원지 각각 10g을 달여 심계항진에 하루 3번 나누어 먹는다.
연자육, 검실 각각 12g, 용골, 모려 각각 20g을 달여 유정에 하루 3번 나누어 먹는다.
연자육 16g, 복신, 정향 각각 10g을 달여 산후구토에 하루 3번에 나누어 먹는다.

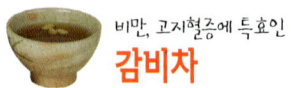

비만, 고지혈증에 특효인
감비차

효능

단순 비만, 고지혈증의 해소에 사용됩니다.

감비차는 중국 고대부터 전해져 내려오는 살을 빼는 약차이기 때문에 날씬한 몸매를 원하는 여성에게 특히 적합합니다. 특히 살이 빠지면서 피부도 함께 고와집니다.

재료(이틀분)

연잎 60g, 산사자 10g, 율무 10g, 진피 5g, 끓는 물 600㎖.

제조법

탕기에 재료를 넣고 끓는 물을 부어 진하게 우려내어 마십니다. 몇 번 재탕해서 마셔도 됩니다. 이런 방법으로 100일간 계속 복용하면 효험이 나타납니다.

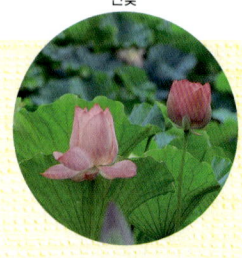

연꽃

약성 연꽃 잎의 맛은 쓰고 성질은 평하며 비장·위·간 경에 작용한다.
처방 연꽃잎, 백출, 질경이 씨, 후박 각각 10g을 섞어 더위먹어서 설사하는 데 쓴다. 달여 하루 3번에 나누어 먹는다.
월경출혈에는 연꽃잎, 포황, 황금 각각 10g을 섞어 달여서 하루 3번에 나누어 먹는다.

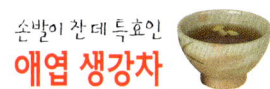
손발이 찬 데 특효인 애엽 생강차

효능

월경주기가 길거나 생리통·수족냉증에 효과가 탁월합니다.
애엽 생강차는 여성들의 고민을 해결해 주는 약차인데, 평소 자주 마시면 고질적인 생리통을 없앨 수 있으며 손발이 찬 사람에게도 무척 좋습니다.

재료

쑥 6g, 생강 6g, 물 300㎖, 흑설탕 15g.

생강 과자

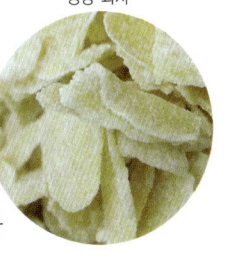

제조법

탕기에 쑥과 생강을 함께 넣고는 물을 부어 끓이는데, 끓기 시작하면 불을 줄인 후 10분 정도 더 끓이면 됩니다. 건더기는 체로 걸러내고 국물만 찻잔에 따른 다음 꿀을 타서 마시면 됩니다.

※ 쑥의 종류 : 사철쑥과 더위지기의 생약명은 인진호(茵蔯蒿), 참쑥·황해쑥의 생약명은 애엽(艾葉), 개똥쑥의 생약명은 황화호(黃花蒿)이다.

생강

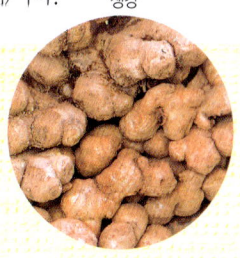

생강의 뿌리줄기는 말려 갈아서 빵·과자·카레·소스·피클 등에 향신료로 사용하고, 껍질을 벗겨서 끓인 후 시럽에 넣고 절여 생강차와 생강주 등을 만들기도 한다.
생강을 한방에서는 뿌리줄기 말린 것을 건강(乾薑)이라는 약재로 쓰는데, 소화불량·구토·설사에 효과가 있고, 혈액 순환을 촉진하며, 항염증과 진통 효과가 있다.

여성 월경 · 대하 치료의 명약인

쑥
(국화과)

생약명:애엽(艾葉)

여러해살이풀. 들의 양지바른 풀밭에서 키 60~120cm 자라며 전체에 거미줄 같은 털이 빽빽하게 난다. 잎은 어긋나고 타원형이며 깃털 모양으로 갈라진다. 꽃은 7~9월에 연한 홍자색으로 피고 줄기 끝에 작은 꽃이 모여 달린다. 열매는 수과이고 10월에 익는다. 어린 잎을 식용하고 잎과 줄기는 약재로 쓴다.

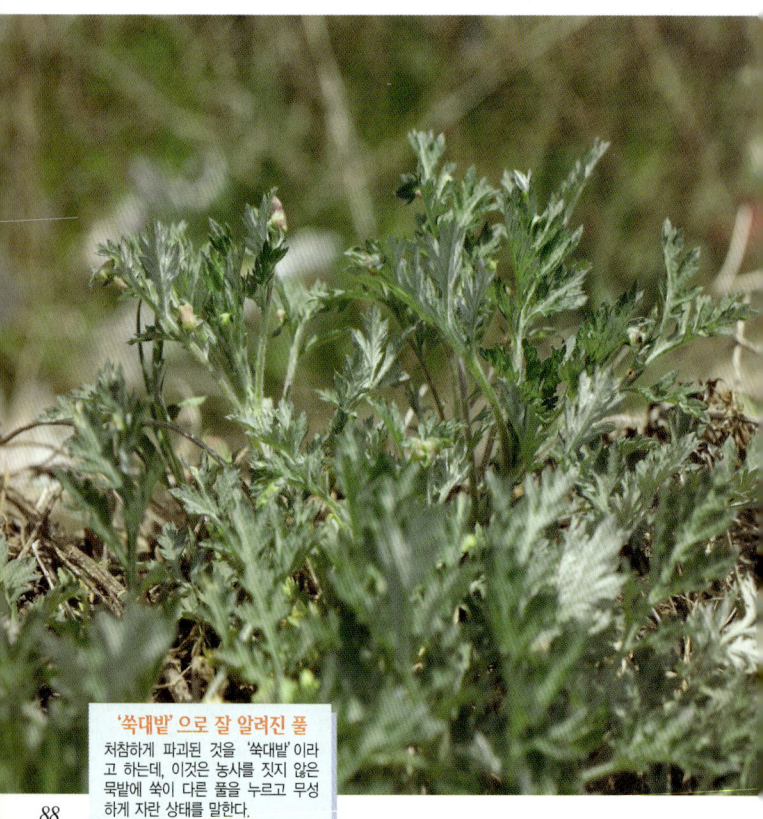

'쑥대밭'으로 잘 알려진 풀
처참하게 파괴된 것을 '쑥대밭'이라고 하는데, 이것은 농사를 짓지 않은 묵밭에 쑥이 다른 풀을 누르고 무성하게 자란 상태를 말한다.

여성 월경·대하 치료의 명약인
애엽차
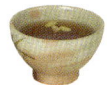

효능

쑥의 생즙은 혈압강하와 신경통에 좋습니다. 기혈을 바로잡고 몸을 데워주는 작용을 합니다. 식은땀이 날 때, 각기병·지혈·하혈·빈혈·냉증·류머티즘·노이로제·심장병에 좋으며, 특히 노인의 자양강장·피로회복에도 효과가 뛰어납니다.

약쑥잎을 방 안에서 태우면 방 안의 공기에 대한 소독작용을 합니다.

재료

쑥 10g, 물 600㎖.

제조법

그릇에 쑥을 한줌 넣고 끓는 물을 부어 5~10분 정도 지나 엑기스를 우려낸 다음에 마시면 됩니다. 하루 1~2회 마시면 적당합니다.

또 복통·건위·감기·설사·냉증에는 매일 쑥 10g씩을 달여 마시며, 허리통증에는 쑥 4~5g에 끓는 물을 부어 식힌 후 곧바로 마시면 됩니다.

말린 약쑥

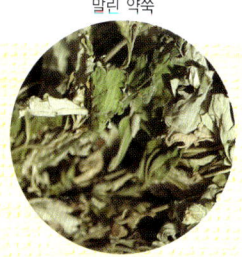

● **약성** 맛은 쓰고 성질은 따뜻하며 비장·간·신장경에 작용한다.
● **처방** 아교 15g, 애엽 15g, 천궁 15g, 당귀 15g, 감초 8g을 섞어만든 교애궁귀탕은 임산부의 월경출혈 또는 유산 후의 월경출혈에 쓴다. 달여서 하루 3번에 나누어 먹는다.

애엽 8g, 당귀 9g, 향부자 8g을 섞어 월경이 고르지 않은 데(허한증), 임산부의 월경출혈, 복통에 쓴다. 달여서 하루 3번에 나누어 먹는다.

숙취 제거에 좋은
생강
(생강과)

생약명:생강(生薑)

여러해살이풀. 열대 아시아 원산이며 농가에서 재배하고 키 30~50cm 자란다. 뿌리줄기는 노란색 덩어리 모양이고 매운 맛과 향긋한 냄새가 있다. 잎은 어긋나고 긴 피침형이며, 양끝이 좁고 밑부분이 잎집이 된다. 꽃은 8~9월에 담황색으로 핀다. 뿌리줄기를 식용하고 약재로도 쓴다.

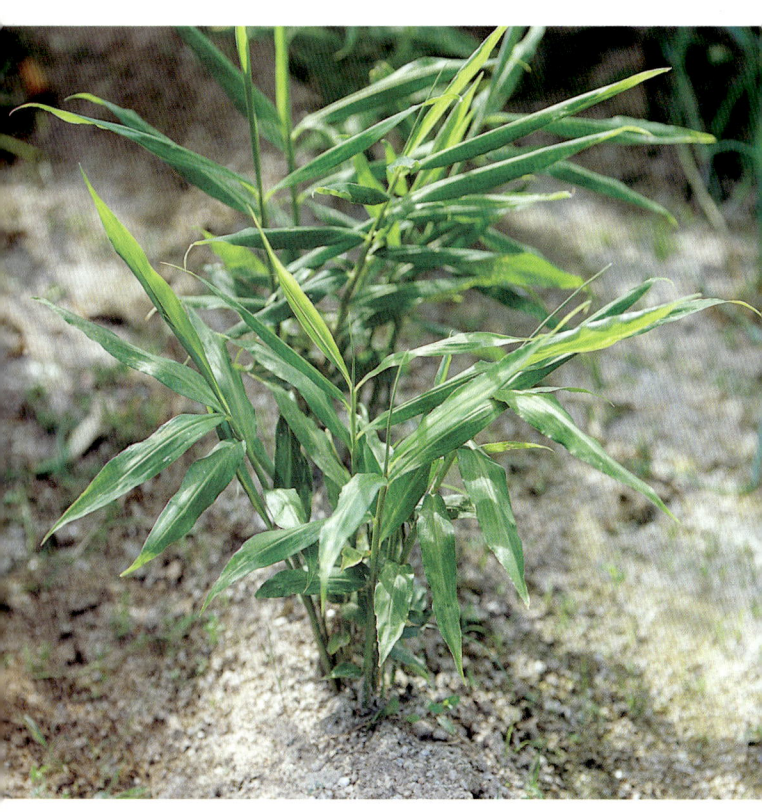

숙취 제거에 좋은
생강차

효능

생강에는 간장의 기능을 활발하게 해 주고 수분의 대사를 원활하게 하는 이뇨작용 성분이 있어 발한을 촉진하고 부종을 제거합니다. 특히 감기에 걸렸을 때에는 생강 한 톨에 마늘 한쪽을 함께 넣어 진하게 끓여 마시면 빨리 낫습니다.

또 소화가 되지 않아 위와 가슴이 불편할 때, 숙취제거에 도움을 줍니다. 신진대사 기능촉진, 식욕항진, 건위, 감기, 해열·살균작용 등 약리작용이 뛰어납니다.

재료

생강 3톨, 물 300㎖.

제조법

강판에 곱게 간 생강을 찻잔에 1큰 술 넣고 끓는 물을 부어 1~2분 동안 우려낸 다음 꿀을 넣어 마시면 됩니다.

또 생강은 크고 속이 흰 것이 좋습니다. 껍질을 벗기고 얇게 썰어서 끓인 다음 꿀을 가미하여 음차로 마시기도 합니다.

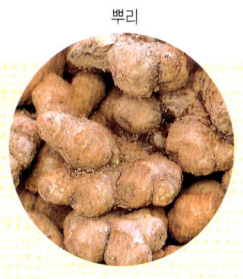

뿌리

(**약성**) 맛은 맵고 성질은 약간 따뜻하며 폐·비장·위 경에 작용한다.

(**처방**) 생강 한 가지를 구토에 쓸 수 있다. 10g의 즙을 내어 하루 3번에 나누어 먹는다.
감기에 걸렸을 때 생강을 술에 담가 우려서 먹으면 좋다.

생강 8g, 진피 4g을 섞어 만든 생강진피탕은 헛구역하며 손발이 찬 데 쓴다. 달여서 1~2번에 나누어 먹는다.

동의보감 한방 약차

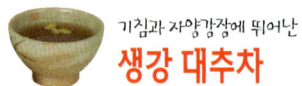
기침과 자양강장에 뛰어난
생강 대추차

효능

생강보다 대추의 효과가 더 크게 작용하는데 자양강장, 이뇨 작용과 함께 기침을 멈추게 하는 효과가 뛰어납니다.

겨울철에 목이 칼칼하고 감기 기운이 있을 때 마시면 매우 효과적입니다. 몸이 차갑고 떨릴 때는 뜨겁게 끓여 마시면 됩니다.

재료

대추 16개, 대추채 약간, 생강 20g, 물 800㎖, 황설탕 4큰 술.

제조법

대추는 그대로, 생강은 껍질을 벗겨 얇게 썰어서 함께 물에 넣어 끓이는데 끓기 시작하면 불을 줄인 후 은근하게 오랫동안 달이면 됩니다. 건더기는 체로 걸러내고 물만 찻잔에 부어 황설탕을 넣어 녹인 후 대추채를 띄웁니다.

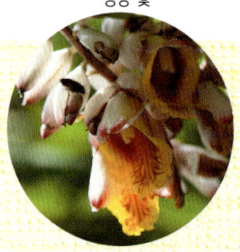

생강 꽃

생강은 한국에서는 꽃이 피지 않으나 열대 지방에서는 8월에 잎집에 싸인 길이 20~25cm의 꽃줄기가 나오고 그 끝에 꽃이삭이 달리며 꽃이 핀다.

한국에서는 《고려사》에 있는 생강에 대한 기록으로 보아 고려시대 이전부터 재배했으리라 추정하고, 고려시대 문헌인 《향약구급방》에는 약용 식물로 기록되어 있다.

높은 콜레스테롤에 특효인
생강 녹차

효능

감기나 차가운 비를 맞아 나타나는 오한과 발열 증상과 복부의 냉통을 다스립니다. 또 혈관의 경화를 예방·치료하는 효능이 있기 때문에 콜레스테롤 수치가 높은 환자에게 좋은 건강차입니다.

녹차는 푸른빛이 그대로 나도록 말린 부드러운 찻잎을 말하는데 혈관 질환에 좋은 차입니다.

재료

생강, 녹차 잎 각 3g.

제조법

생강을 얇게 썰어 차 잎과 고루 섞어 매회 6g씩 수시로 달여서 마시면 됩니다.

생강

녹차

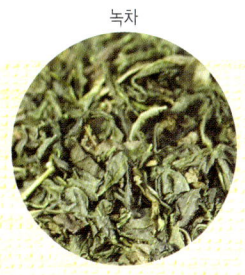

차는 제조과정에서의 발효 여부에 따라 녹차·홍차·우롱차로 나뉜다. 어떤 차를 제조하든 차나무의 잎을 원료로 사용한다.

녹차 잎은 새로 돋은 가지에서 딴 어린잎을 차 제조용으로 사용하며, 대개 5·7·8월의 3차례에 걸쳐 잎을 따는데, 5월에 딴 것이 가장 좋다.

기운이 없고 몸이 피곤할 때 좋은
백작약
(미나리아재비과)

생약명 : 작약(雀躍)

여러해살이풀. 깊은 산에서 키 40~50cm 자란다. 뿌리는 굵고 육질이며 밑부분이 비늘 같은 잎으로 싸여 있다. 잎은 어긋나고 깃털 모양이며 작은잎은 긴 타원형이다. 꽃은 6월에 흰색으로 피고 원줄기 끝에서 1송이씩 달린다. 열매는 골돌과이고 다 익어 벌어지면 검은 씨가 나타난다. 뿌리를 약재로 쓴다.

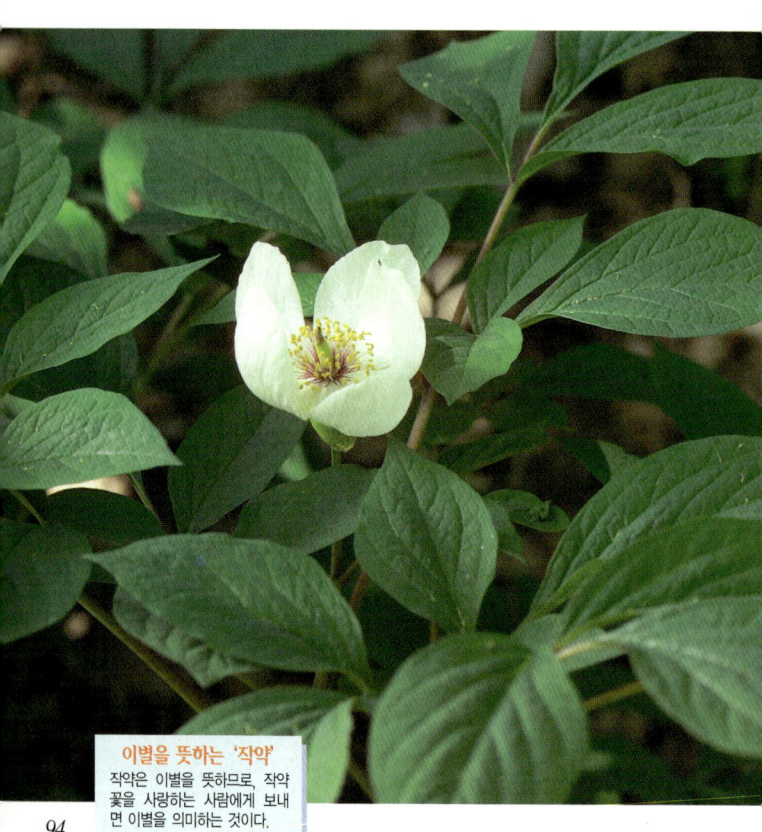

이별을 뜻하는 '작약'
작약은 이별을 뜻하므로, 작약 꽃을 사랑하는 사람에게 보내면 이별을 의미하는 것이다.

기운이 없고 몸이 피곤할 때 좋은
쌍화차

효능

몸이 피로하고 권태감이 생길 때, 빈혈, 기운이 없고 감기에 자주 걸리며 감기에 한번 걸리면 잘 낫지 않고 오래 갈 때, 잠을 잘 때 땀을 많이 흘리거나 배가 살살 아플 때에 사용합니다.

쌍화차는, 또 병후의 원기 회복에 좋으며, 과도한 성교 후에 몸도 상하지 않고 정력이 떨어지는 것을 예방할 수가 있습니다. 그 밖에 속이 냉할 때, 유정·정력이 약한 사람, 음주 후에 피로를 풀어주는 데 긴요한 차입니다.

재료

백작약 10g, 숙지황·황기·당귀·천궁 각 4g, 계피·감초 각 2g, 대추 3개, 생강 3쪽.

제조법

위 재료는 한약으로 복용할 때 1회분이지만 차로 복용할 때는 4~5잔이 됩니다. 혈압이 높지 않으면 인삼을 조금 넣어서 만들어 먹으면 더더욱 좋은 차가 될 수 있습니다.

가을에 뿌리를 캐어 줄기와 잔뿌리를 다듬고 물로 씻어 햇볕에 말립니다.

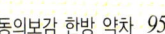
말린 배자약 뿌리

(약성) 맛은 쓰고 시며 성질은 약간 차갑고 간·비장·폐 경에 작용한다.

(처방) 백작약, 감초 각각 15g을 섞은 작약감초탕을 근육의 경련으로 인한 통증, 신경통, 또는 담석으로 배가 아픈 데 등에 쓴다. 하루 두 첩을 달여 3번에 나누어 먹는다.

백작약 15g, 당귀 8g, 황련 8g, 황금 8g, 빈랑 4g, 감초 2g, 대황 5g, 육계 4g을 섞은 작약탕은 세균성이질로 배가 아프고 뒤가 무직한 데 쓴다.

고혈압, 고지혈증을 치료하는
국화
[국화과]

생약명:감국(甘菊)

여러해살이풀. 주로 화단에서 관상용으로 재배하며 키 1m 정도 자란다. 잎은 어긋나고 깃털 모양으로 갈라지며 가장자리에 불규칙한 톱니가 있다. 꽃은 가을에 노란색이나 흰색으로 피고, 줄기나 가지 끝에 1송이씩 달린다. 꽃빛깔은 품종에 따라 다양하고 크기나 모양도 다르다. 우리 나라에는 390여 품종이 알려져 있다.

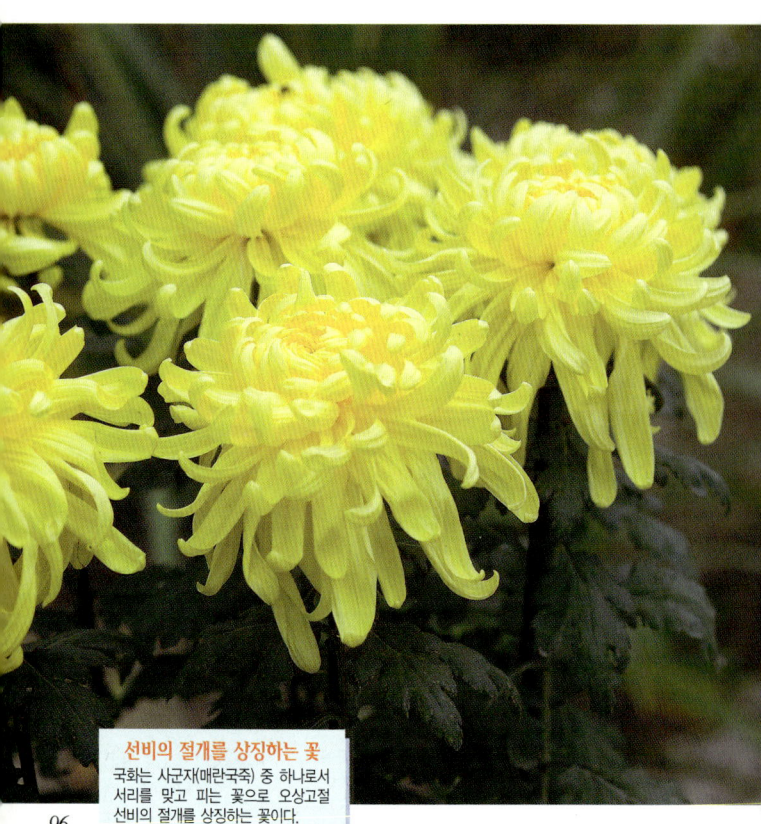

선비의 절개를 상징하는 꽃
국화는 사군자(매란국죽) 중 하나로서 서리를 맞고 피는 꽃으로 오상고절 선비의 절개를 상징하는 꽃이다.

고혈압, 고지혈증을 치료하는
쌍화 산사차

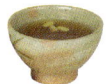

※ 원래 이름이 쌍화차이지만 보약제인 쌍화차와 구별하기 위하여 '쌍화 산사차' 라고 부릅니다.

효능

갈증 · 현기증 · 고혈압 · 동맥경화 · 심장병 · 고지혈증 등을 치료합니다.

재료

금은화 15g, 국화 15g, 산사 꽃 15g, 꿀 150g.

제조법

각 재료를 탕기에 넣어 푹 잠기도록 물을 붓고 약한 불로 은근하게 달입니다. 건더기는 건져내고 꿀을 타서 매일 한 잔씩 마시면 좋습니다.

가을에 꽃을 따서 바람이 잘 통하는 그늘 또는 건조실에서 말립니다.

금은화(인동덩굴)

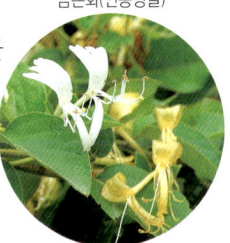

해국

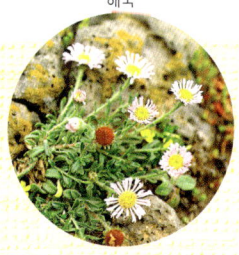

(**약성**) 맛은 달고 성질은 평하며 폐 · 간 경에 작용한다.
(**처방**) 감국 10g, 석고 15g, 천궁 8g을 섞어 풍열로 머리가 아픈 데 쓴다. 달여서 하루 3번에 나누어 먹는다.

비염이나 축농증에 좋은
목련
[목련과]
생약명 : 신이(辛夷)

갈잎 큰키나무. 숲 속에서 높이 10m 정도 자란다. 잎은 넓은 달걀 모양이고 끝이 급히 뾰족해진다. 꽃은 3~4월에 잎이 나기 전에 흰색으로 피고 가지 끝에 1송이씩 달린다. 열매는 골돌과이고 9~10월에 익으며, 씨는 타원형이고 붉은색이다. 꽃봉오리를 약재로 쓴다.

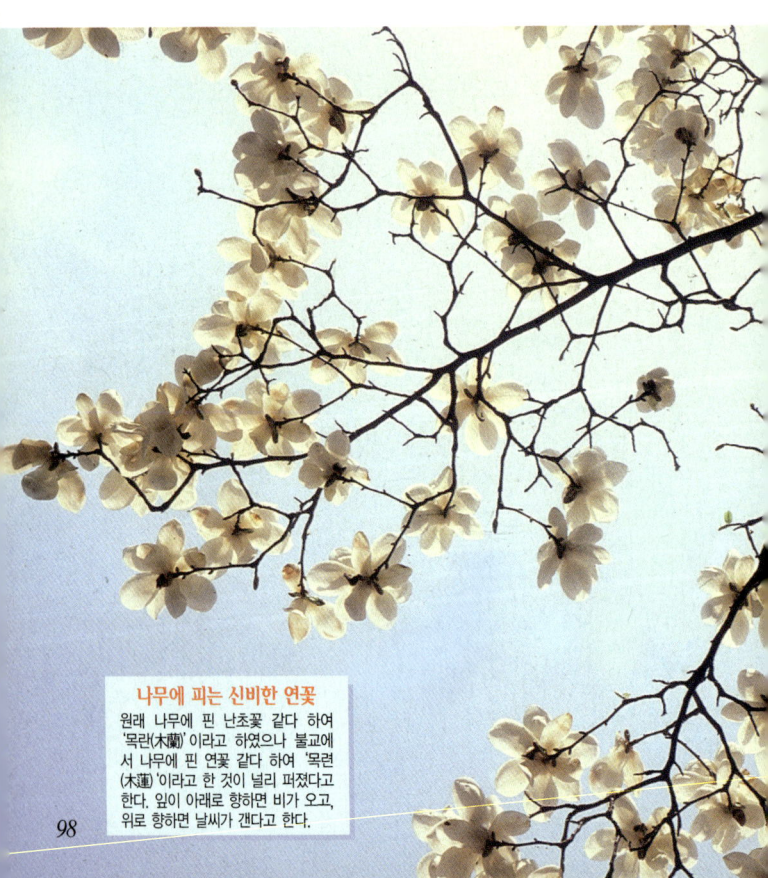

나무에 피는 신비한 연꽃
원래 나무에 핀 난초꽃 같다 하여 '목란(木蘭)'이라고 하였으나 불교에서 나무에 핀 연꽃 같다 하여 '목련(木蓮)'이라고 한 것이 널리 퍼졌다고 한다. 잎이 아래로 향하면 비가 오고, 위로 향하면 날씨가 갠다고 한다.

비염이나 축농증에 마시는
신이 꽃차

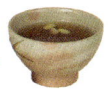

※ 신이(辛夷)는 목련꽃 꽃봉오리의 한방 이름인데, 콧병에 중요한 약으로 사용됩니다.

효능

목련꽃 봉오리는 폐와 기관지 등에 작용하여 코 막힘을 뚫어 주고 찬 기운을 발산시키는 작용이 있기 때문에 비염이나 축농증 등에 차 형식으로 장기간 복용하면 효과를 볼 수가 있습니다.

재료

신이 20g, 물 600㎖.

제조법

탕기에 신이 20g과 물 600㎖ 정도를 붓고 달여서 3~5회에 나누어 복용합니다.

목련 씨

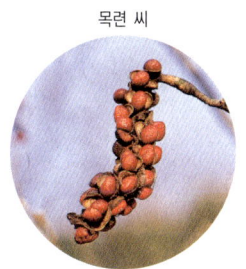

자목련

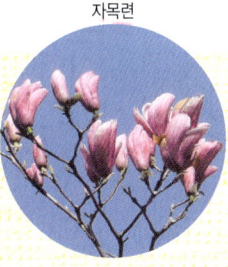

(**약성**) 맛은 맵고 성질은 따뜻하며 폐·위 경에 작용한다.
(**처방**) 신이는 풍한을 흩어지게 하고 코가 막힌 것을 뚫리게 한다.
신이는 비염의 치료에 주로 쓴다. 즉, 만성비염·비후성비염·알레르기성비염 치료 등에 쓴다.

당뇨병에 좋은
뽕나무
(뽕나무과)

오디나무
생약명:상엽(霜葉)
　　　상심자(桑椹子)
　　　상백피(桑白皮)

갈잎 큰키나무. 주로 누에를 치기 위해 심으며 높이 5m 정도 자란다. 잎은 달걀 모양이고 3~5갈래로 갈라지며, 가장자리에 둔한 톱니가 있고 끝이 뾰족하다. 꽃은 암수딴그루이고 6월에 피며, 열매는 둥글고 6월에 검은색으로 익는다. 열매를 오디라고 한다. 열매를 식용하고 잎을 누에의 사료로 쓴다.

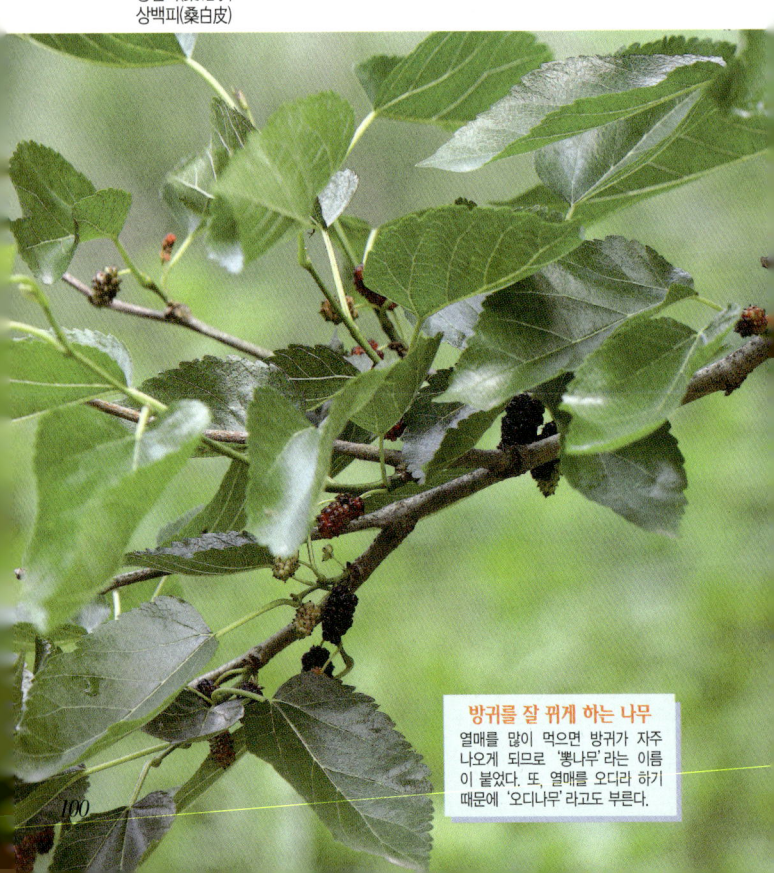

방귀를 잘 뀌게 하는 나무
열매를 많이 먹으면 방귀가 자주 나오게 되므로 '뽕나무'라는 이름이 붙었다. 또, 열매를 오디라 하기 때문에 '오디나무'라고도 부른다.

※상엽은 뽕나무 잎을 말합니다.

정신적 스트레스를 해소하는
상엽차

효능

폐와 간에 특히 좋습니다. 당뇨병에 좋으며 육체적인 과로와 정신적 스트레스가 간의 기능적인 부조화를 유발하고 이로 인한 발열로 폐의 기능을 손상시켜 나타나는 기침과 눈이 붉게 충혈되고 붓고 아픈 경우에 효과가 있습니다.

재료

상엽 6~12g, 상심자 10~16g, 상백피 5~12g.

제조법

탕기에 뽕잎과 꿀을 충분히 넣은 다음 차차 스며들어 적셔지면 15g 정도를 꺼내어 물 600㎖를 붓고 달입니다. 절반으로 줄면 찌꺼기를 없애고 하루 3회에 나누어 마시면 됩니다.

남은 용액은 꿀과 함께 용기에 저장하여 두었다가 필요시에 끓는 물에 우려내어 마시기도 합니다. 이 때 국화 2g, 결명차 4g을 더하면 더더욱 맛이 있습니다.

또한 뽕나무 잎과 열매를 반반씩 섞어 끓여 마셔도 좋은데, 이 때도 꿀 1~2순갈씩 타서 마셔도 좋습니다.

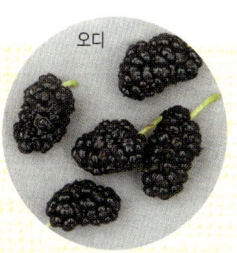

오디

●**약성** 상엽의 맛은 쓰고 달며 성질은 서늘하며 폐·간 경에 작용한다.
●**처방** 상엽 10g, 감국 4g, 연교 16g, 박하 3g, 감초 3g, 행인 8g, 길경 8g, 갈대 뿌리(노근) 8g으로 만든 **상국음**은 풍열표증으로 열이 나고 머리가 아프며 코가 메고 갈증이 약간 나며 기침하는 데 쓴다. 달여서 하루에 2~3번에 나누어 먹는다.
※잎은 가을에 서리가 내린 후 따서 잘게 썰어 햇볕에 말린 다음 한지 봉지 등에 넣어 보관한다.

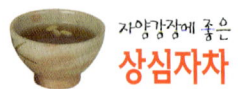

자양강장에 좋은
상심자차

※ 상심자는 뽕나무의 익은 열매를 말린 것입니다.

효능

자양강장 작용이 있어 피를 보하고 음을 보하며 진액을 생기게 하고 머리칼을 검게 합니다. 오줌을 잘 나가게 하고 대변을 무르게 하는 작용도 합니다. 따라서 신경쇠약, 불면증, 빈혈, 고혈압, 습관성 변비 등에 효과가 있습니다.

※ 설사하는 환자에게는 쓰지 않습니다.

뽕나무 꽃

재료

상심자 30g, 물 500㎖.

제조법

탕기에 상심자와 물을 넣고 달인 다음 2~5번에 나누어 복용하면 좋습니다.
뽕나무 열매인 오디를 늦은 봄부터 이른 여름 사이에 익기 시작하는 열매를 따서 햇볕 또는 건조실에서 말립니다. 쪄서 말리기도 합니다.

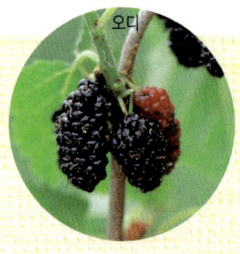

오디

약성 상심자의 맛은 달고 성질은 차가우며 심장·간·신장 경에 작용한다.
처방 오디 10에 꿀 30을 섞어 만든 상심고는 혈허증, 연주창 등에 쓴다. 한 번에 10~15g씩 하루 3번 먹는다.

혈압을 내려주고 가래에 좋은
상백피차

※ 상백피는 뽕나무 뿌리 껍질의 한방 이름입니다.

효능

폐의 화를 제거하면서 소염·진해거담 작용을 합니다. 따라서 몸이 뚱뚱하고 평소에 가래와 담이 많으며, 혈압이 지나치게 높고 소변량이 적거나 자주 몸이 붓는 사람에게 효과가 있습니다.

※ 몸이 찬 사람이나 찬 것만 먹으면 설사를 자주 하는 사람은 복용하지 않는 것이 좋습니다.

재료

상백피 30g, 물 600㎖.

제조

탕기에 물을 끓여 얇게 썬 상백피를 넣어 3~5차례 끓으면 불을 끄고 뚜껑을 덮어서 몇 분간 뜸을 들인 후 찻잔에 따라서 자유롭게 마시면 됩니다. 3~4번에 나누어 복용하면 적당합니다.

봄부터 여름 사이에 뿌리를 캐어 겉껍질을 긁어 버리고 속껍질을 벗겨 햇볕에 말립니다.

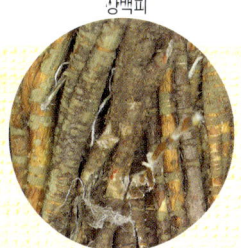

상백피

약성 상백피의 맛은 달고 성질은 차가우며 폐경에 작용한다.
처방 상백피 15g, 지골피 15g, 식초 8g을 섞어 만든 사백산(瀉白散)은 폐열로 기침이 나고 숨이 찬 데 쓴다. 달여서 하루 3번에 나누어 먹는다.

폐를 보호해 주는

소나무
〔소나무과〕

솔나무 · 적송
생약명:생송지(生松脂)

늘푸른 큰키나무. 산에서 높이 35m 정도 자라며 나무 껍질은 적갈색이다. 잎은 바늘잎이며 짧은 가지에 2개씩 뭉쳐난다. 꽃은 암수한그루이고 5월에 피며, 수꽃은 노란색 타원형이고 새 가지의 밑부분에 달리며, 암꽃은 자주색 달걀 모양이고 새 가지 끝에 달린다. 열매는 달걀 모양이고 다음해 9~10월에 황갈색으로 익는다. 씨는 타원형이고 날개가 있다.

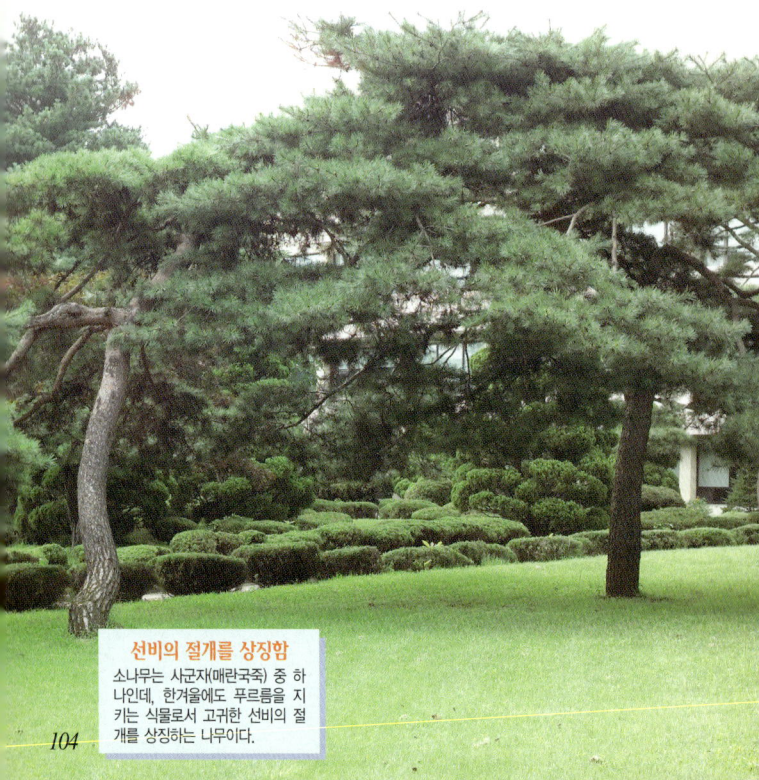

선비의 절개를 상징함

소나무는 사군자(매란국죽) 중 하나인데, 한겨울에도 푸르름을 지키는 식물로서 고귀한 선비의 절개를 상징하는 나무이다.

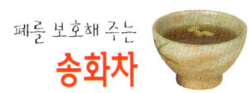

폐를 보호해 주는 송화차

※ 송화는 소나무 꽃을 말합니다.

효능

중풍·고혈압·심장병·신경통·두통, 폐를 보호해 주는 역할을 합니다. 송홧가루는 또 비기허증, 어지럼증, 오랜 설사, 만성대장염, 위통, 위 및 십이지장궤양, 습진, 창성출혈 등에도 씁니다.

재료

송홧가루 약간.

제조법

송홧가루를 끓는 물에 타면 됩니다. 복용할 때는 꿀물이나 설탕을 첨가하기도 합니다.

늦은 봄 꽃이 필 때 완전히 피지 않은 꽃이삭을 따서 꽃가루를 모아 햇볕에 말립니다.

혹은 완전히 핀 꽃의 송홧가루를 채취하기도 하는데 살짝 건드리기만 해도 날아가 버리기 때문에 조심스럽게 해야 합니다.

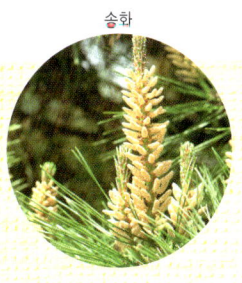

송화

- **약성** 맛은 달고 성질은 따뜻하며 간·비장 경에 작용한다.
- **처방** 비기허증, 위십이지장궤양에 송홧가루를 한 번에 3g씩 하루 3번 물에 타서 먹는다.

갓난아이 습진에는 송홧가루 3g, 노감석가루 3g, 달걀 노른자위 3개에서 얻은 기름(달걀 3개를 삶아 노른자위만을 꺼내어 가마에 넣고 덥히면 기름이 나오는데 이 기름을 받는 것임)을 개어서 하루 1~3번 발라준다.(이미 곪은 데는 효과가 없다.)

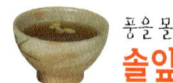

풍을 몰아내고 몸을 튼튼하게 하는
솔잎차

효능

고혈압, 중풍, 심장병, 위장병, 강장, 건치, 시력증진, 청력증진, 동맥경화, 소화촉진, 각기병, 종기, 신경통, 류머티스, 뇌질환, 불면증, 불로장생, 자한, 도한, 안색, 제습, 울혈을 풀어주기도 하고 풍을 몰아내며 근육과 뼈를 튼튼하게 하는 효능이 있습니다.

무릎이 쥐어뜯는 것처럼 아픈 것을 가라앉히고 전신 관절의 통증이 치료되며 발의 마비를 풀어주는 역할을 하기도 합니다. 꾸준히 복용하게 되면 치아가 튼튼해지며 위를 도와주기 때문에 소화가 잘 되고 몸이 가벼워지며, 피부를 부드럽게 하여 주고 윤기가 나게 해서 여자들로부터 인기가 좋은 차가 될 것입니다.

제조법

(1) **분말법** : 솔잎 600g에 땅콩 50g, 밤 50g, 현미 50g, 호도 70g, 검정콩 2홉을 곱게 가루로 만들면 좋은 차가 됩니다.

솔잎을 가루로 낸 것만을 차로 마실 때는 변비 등의 부작용이 있습니다.

솔잎

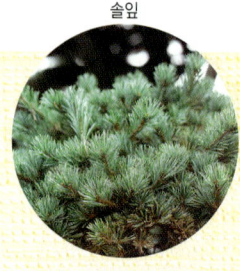

잎은 생것 또는 그늘에서 말린 것을 사용하는데, 4~5월 새순이 나올 때 솔잎을 채취하여 그늘에서 색이 변하지 않도록 잘 말려야 한다. 솔잎차는 산뜻한 솔향이 좋아 '솔바람차'라고도 한다.

솔잎의 성분은 여러 가지 정유성분, 비타민 A·C, 카로틴, 수지, 당류, 타닌, 고미성 물질, 플라보노이드, 항균성 물질 등이 들어 있어 약리작용을 나타내는 것으로 알려져 있다.

(2) **전탕법** : 갓 따낸 솔잎을 솔 머리에 붙은 잡물을 떼어내고 잘게 자릅니다. 물 2000㎖에 솔잎 100g과 감초 7g을 넣어 끓이는데 분량은 구미에 따라 가감하면 됩니다. 하루에 1잔씩 기호에 따라 꿀이나 설탕을 넣어 마시면 됩니다.

(3) **침당법** : 솔잎을 3~4cm 정도 되게 잘라서 물에 설탕을 타서 끓인 후, 솔잎이 물에 잠기게 하여 3개월 정도 보관했다가 찻잔에 솔잎 10~15개를 넣어 뜨거운 물을 부어서 마시면 됩니다.

(4) **제환법** : 건조된 솔잎을 믹서로 갈아서 꿀로 환을 만들어 놓았다가 뜨거운 물에 타서 마시면 됩니다.

(5) **발효법** : 재료를 깨끗이 씻어서 용기에 물 600㎖에 설탕 100g의 비율로 솔잎을 재우고, 양지바른 곳에 둡니다. 발효가 되려면 여름에는 약 일주일 정도, 기타 계절은 며칠씩 더 걸려 발효가 됩니다. 이것을 솔잎 술이라고도 합니다. 발효가 끝나면 여과천으로 깨끗이 걸러내고, 다른 용기에 넣어 보관하면서 차로 마시면 됩니다.

이 발효차는 청량음료와 같이 마시면 되는데, 하루에 2~3잔을 적량으로 마십니다. 이 차는 옛 선인들이 즐겨한 전래 제법의 차로써 그윽한 솔 향을 느끼려면 벌꿀이나 설탕을 가능한 한 넣지 않는 것이 좋습니다.

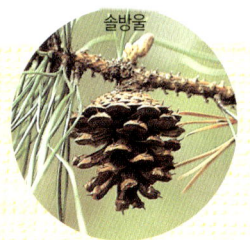

송화와 솔잎

솔방울

솔잎은 독특한 향미로 먹기 어려우나 가루로 만들어 약한 불에 끓여 짠 용액에 꿀을 적당히 섞어서 먹으면 강장효과가 뛰어난 것으로 알려져 있다. 차를 끓여 마실 때는 가늘고 짧은 우리나라 솔잎을 쓴다.

솔잎은 이른 봄 새순이 나왔을 때 채취하여 깨끗이 손질합니다. 손질한 솔잎 한 겨, 꿀 한 켜를 층층이 쌓아 자작하게 물을 붓고 밀봉해 서늘한 곳에 보관합니다. 보름 정도 지난 후 꺼내어 차로 이용할 수 있습니다.

해독작용과 설사에 좋은

삼백초
〔삼백초과〕
생약명 : 삼백초(三白草)

여러해살이풀. 개울가나 습지에서 키 50~100cm 자란다. 잎은 어긋나고 끝이 뾰족한 긴 타원형이며 위쪽 잎은 겉이 흰색이다. 꽃은 6~8월에 흰색으로 피고 줄기 끝에 작은 꽃이 모여 이삭 모양으로 달린다. 열매는 둥글고 씨는 각 실에 1개씩 들어 있다.

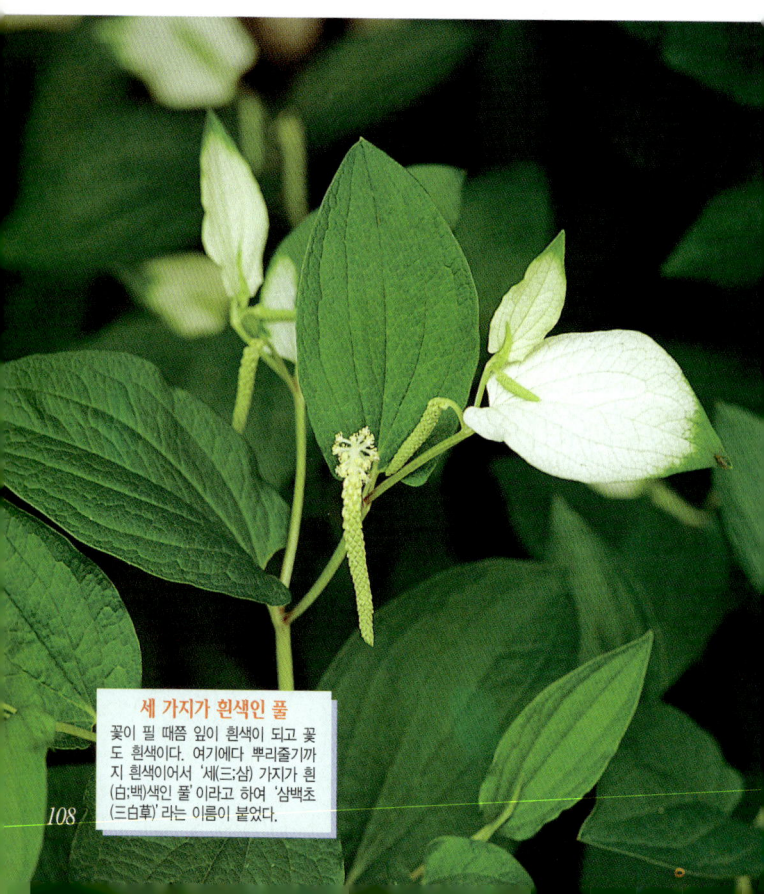

세 가지가 흰색인 풀
꽃이 필 때쯤 잎이 흰색이 되고 꽃도 흰색이다. 여기에다 뿌리줄기까지 흰색이어서 '세(三;삼) 가지가 흰(白;백)색인 풀' 이라고 하여 '삼백초(三白草)' 라는 이름이 붙었다.

해독작용과 설사에 좋은
삼백초차

효능

삼백초는 악취를 풍기는 유세포를 갖고 있어 해독작용을 합니다. 또 항균성이 있기 때문에 세균성 설사를 치료하는 데 효과가 있습니다. 완화작용, 이뇨작용도 하기 때문에 변비와 부종을 해소합니다.

생잎을 비벼서 환부에 붙이면 고름이 잘 나오고 통증까지 완화됩니다.

재료

삼백초 10~15g, 물 600㎖.

제조법

삼백초를 물을 넣고 은근한 불로 물의 양이 절반으로 졸아들 때까지 달인 후 하루에 4~5회 복용합니다. 변비가 심할 때는 삼백초의 양을 늘리면 됩니다.

여름부터 가을 사이에 전초를 채취하여 햇볕에 말립니다.

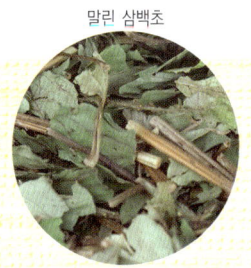

말린 삼백초

- **약성** 맛은 맵고 성질은 약간 차가우며 폐경에 작용한다.
- **처방** 말린 삼백초를 1번에 4~6g씩 200g의 물로 달이거나 생즙을 내어서 복용한다.

뱀에 물리거나 종기가 났을 때는 생풀을 짓찧어서 상처에 붙인다.

혈액을 맑게 해 주는
산사나무
[장미과]
아가위나무 · 찔광나무
생약명: 산사자(山査子)

갈잎 중키나무. 높이 6~7m 자라며 가시가 있다. 잎은 어긋나고 넓은 달걀 모양이며, 깃 모양으로 갈라지고 가장자리에 불규칙한 톱니가 있다. 꽃은 4~5월에 흰색 또는 담홍색으로 피고 가지 끝에 산방화서로 달린다. 꽃받침과 꽃잎은 각 5개씩이고 꽃밥은 홍색이다. 열매는 둥근 이과이고 흰색 반점이 있으며 9월에 붉게 익는다. 꽃을 차로 하여 복용하고 전초를 약재로 쓴다.

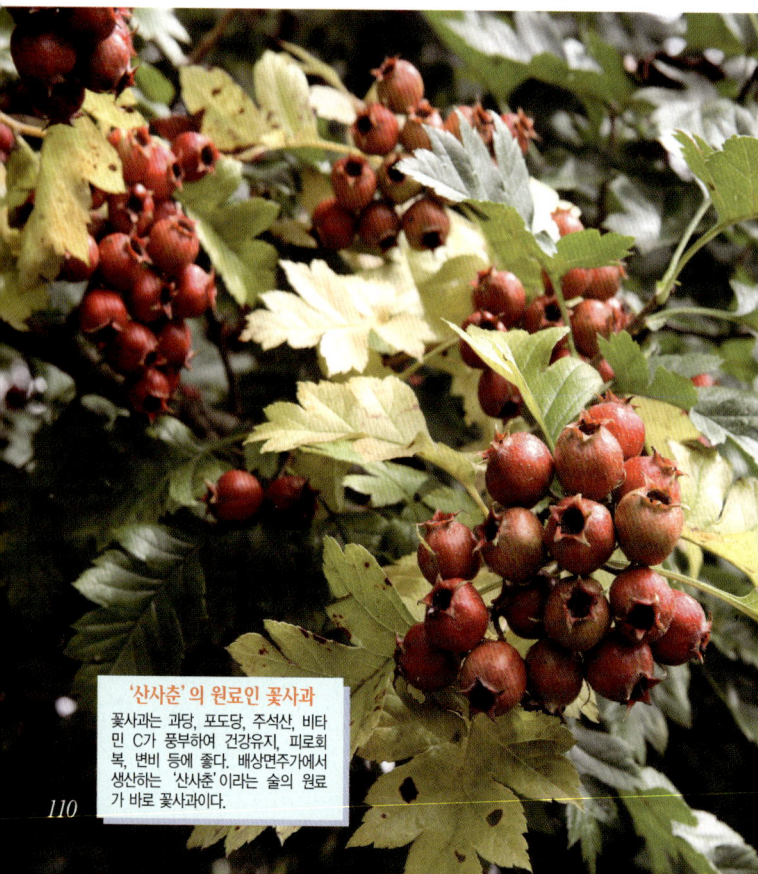

'산사춘'의 원료인 꽃사과
꽃사과는 과당, 포도당, 주석산, 비타민 C가 풍부하여 건강유지, 피로회복, 변비 등에 좋다. 배상면주가에서 생산하는 '산사춘'이라는 술의 원료가 바로 꽃사과이다.

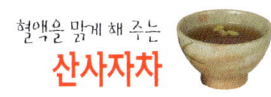

혈액을 맑게 해 주는
산사자차

효능

산사나무(산사자)는 비장과 위장을 도와 소화를 촉진시키며, 특히 기름진 음식이나 육식의 소화에 탁월합니다. 또 이질균을 억제하고 소화 장애로 인한 트림·설사·식체로 인한 요통 등에 효과가 있습니다. 그러므로 볶아서 쓰면 설사에도 좋습니다.

이 밖에 콜레스테롤과 혈중지질을 제거해 혈액을 맑게 해 줍니다.

재료

산사자 10~20g, 물 600㎖.

제조법

처음엔 센 불로 끓이다가 끓으면 불을 줄여 30~40분 정도 더 끓입니다. 체로 건더기를 걸러내고 따뜻하게 데워 마시거나 차게 해서 꿀을 타 마시면 됩니다. 1일 4~5회로 나눠 마시는 것이 적당합니다.

또 열매를 적당히 깨뜨려 찻잔에 담은 후 끓는 물을 부어 3~4분 우려낸 다음에 마시면 됩니다.

말린 산사나무 열매

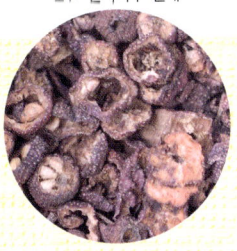

(**약성**) 맛은 달고 시며 성질은 평하고 비장·위 경에 작용한다.
(**처방**) 백출, 진피, 반하, 복신, 신곡, 산사자 각각 113, 연교, 향부자, 후박, 무우씨(내복자) 각각 75, 지실, 엿지름, 황련, 황금 각각 38로 만든 보화환은 식체(급성위염)에 쓴다. 한 번에 6~8g씩 하루 3번 먹는다.

70% 알코올로 10%의 산사자 추출물을 만들어 관상 혈관계통 질병에 쓴다. 한 번에 20~30방울씩 하루 3번 먹는다.

습한 기운을 제거해 주는
사상자
(산형과)

뱀도랏 · 진들개미나리
생약명:사상자(蛇床子)

두해살이풀. 들에서 키 30~70cm 자라며 전체에 짧은 털이 있다. 잎은 어긋나고 2회 깃꼴겹잎이며, 작은잎은 난상 피침형이고 잎자루 밑부분이 넓어져서 원줄기를 감싼다. 꽃은 6~8월에 흰색으로 피고 줄기나 가지 끝에 겹산형화서로 달린다. 열매는 분열과이고 달걀 모양이며 짧은 가시 같은 털이 있어 다른 물체에 잘 붙는다. 어린 순을 나물로 먹고 열매를 약재로 쓴다.

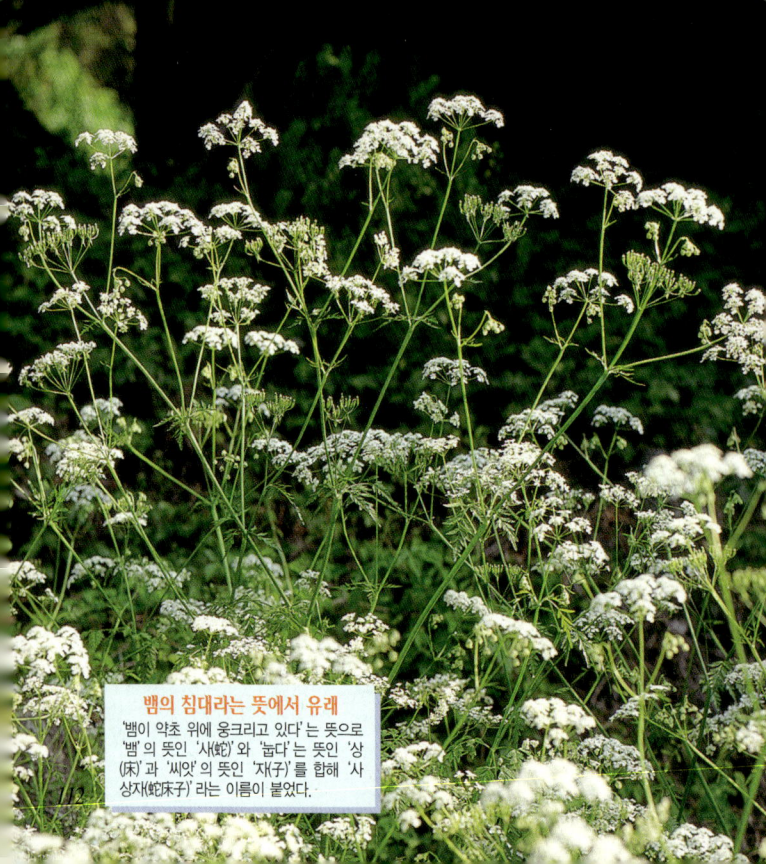

뱀의 침대라는 뜻에서 유래
'뱀이 약초 위에 웅크리고 있다'는 뜻으로 '뱀'의 뜻인 '사(蛇)'와 '눕다'는 뜻인 '상(床)'과 '씨앗'의 뜻인 '자(子)'를 합해 사상재(蛇床子)라는 이름이 붙었다.

습한 기운을 제거해 주는
사상자차

효능

명문(몸을 지탱하는 물질을 다루는 기관)의 화를 돋우면서 신의 양기를 보강시키는 작용을 합니다.

습한 기운을 제거하면서 균을 제거하는 작용이 있어 음위, 자궁이 허한 것뿐만 아니라 낭습증·냉대하·음부소양증 등에 두루 쓸 수가 있습니다.

재료

사상자 30g, 물 500㎖.

제조법

탕기에 사상자와 물을 넣고 달인 후 3~5번에 나누어 복용하면 됩니다.

늦은 여름부터 가을 사이에 누렇게 여문 열매를 따서 햇볕에 말립니다.

(약성) 맛은 맵고 쓰고 달며 성질은 따뜻하고 신장경에 작용한다.
(처방) 사상자 10g, 백반 6g, 또는 사상자 10g, 금은화 10g을 섞어 여성의 음부가려움증에 쓴다. 즉, 달인 물로 씻는다.

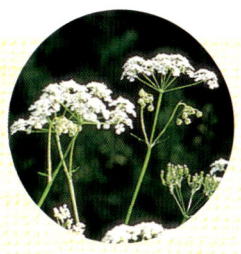

가래와 축농증에 좋은
수세미외
[박과]

수세미오이
생약명:사과락(絲瓜絡)

한해살이 덩굴풀. 열대 아시아 원산이며 길이 12m 정도 자라고 덩굴손이 잎과 마주난다. 잎은 어긋나고 손바닥 모양이다. 꽃은 암수한그루이고 8~9월에 노란색으로 피며 잎겨드랑이에 달린다. 열매는 박과이고 큰 원통형이며 밑으로 늘어지고 10월에 익는다.

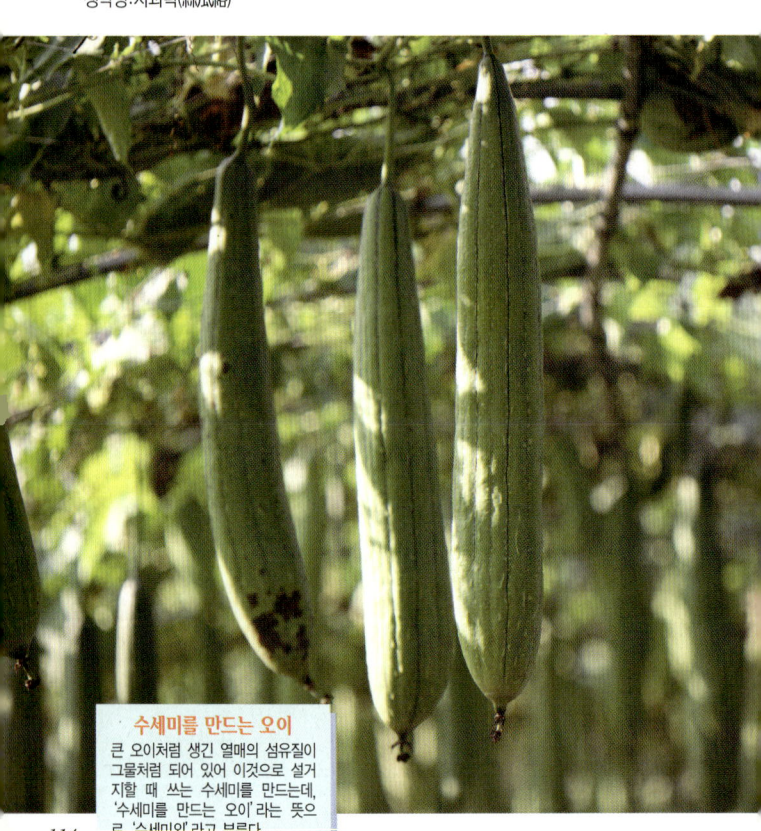

수세미를 만드는 오이
큰 오이처럼 생긴 열매의 섬유질이 그물처럼 되어 있어 이것으로 설거지할 때 쓰는 수세미를 만드는데, '수세미를 만드는 오이'라는 뜻으로 '수세미외'라고 부른다.

가래와 축농증에 좋은
사과락차

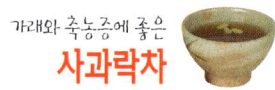

※ 사과락은 수세미외의 한방 이름입니다.

효능

옆구리 통증, 팔다리 통증, 젖앓이, 젖이 나오지 않을 때, 장출혈, 자궁출혈, 장출혈, 무월경, 소변장애, 붓기, 장염, 부스럼, 습진에 효과가 있습니다.

※ 성질이 차기 때문에 속이 찬 사람은 삼가는 것이 좋습니다.

재료

수세미외 10~20g.

건조된 수세미외 열매

제조법

수세미외의 건조된 열매를 토막내어 잘라 약간 볶아서 사용하고, 10~20g(1회 복용량) 정도를 다려 마십니다. 1~2개월 이상은 복용해야 서서히 효과를 볼 수가 있습니다.

열매 속의 섬유로는 수세미를 만들고 줄기의 액으로는 화장수를 만듭니다.

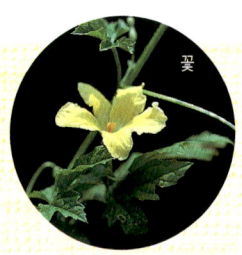

꽃

약성 맛은 달고 성질은 차가우며 위·폐·간 경에 작용한다.
설명 수세미외의 줄기를 자를 때 나오는 즙이 기침약과 화장수용 성분을 함유하고 있어 민간약으로도 이용해 왔다.

수세미외는 길이가 30~60cm 정도 되는 원통형으로 표면에 세로 줄이 나 있으며, 예전에 농가에서 설거지 도구로 사용할 목적으로 많이 재배했다.

정력회복에 특효인
복분자딸기
[장미과]
곰의딸
생약명:복분자(覆盆子)

갈잎 떨기나무. 산기슭의 양지에서 높이 3m 정도 자란다. 잎은 어긋나고 작은잎 5~7개로 된 깃꼴겹잎이다. 작은잎은 타원형이고 가장자리에 예리한 톱니가 있다. 꽃은 5~6월에 흰색이나 연홍색으로 피고 가지 끝에 산방화서로 달린다. 열매는 핵과가 모여서 반달 모양의 복과를 이루고 7~8월 검은색으로 익는다. 열매를 식용하고 열매와 뿌리와 잎을 약재로 쓴다.

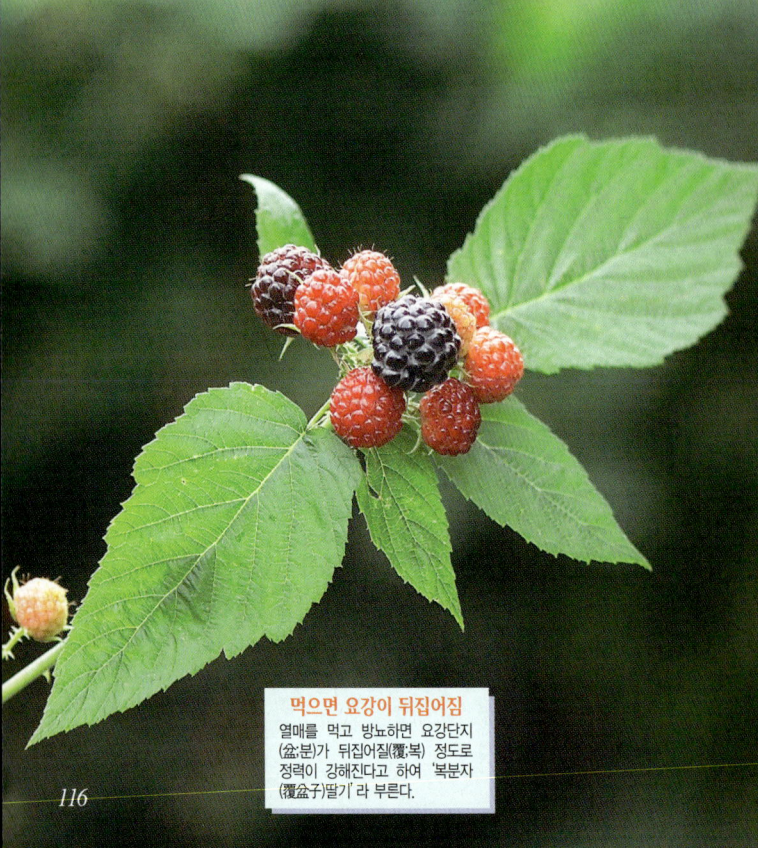

먹으면 요강이 뒤집어짐
열매를 먹고 방뇨하면 요강단지(盆:분)가 뒤집어질(覆:복) 정도로 정력이 강해진다고 하여 '복분자(覆盆子)딸기'라 부른다.

정력회복에 특효인
복분자차
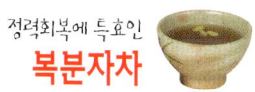

효능

간과 신장 및 정기를 보하고 눈을 밝게 하며 오줌을 줄입니다. 달임약은 동물실험에서 열내림작용, 강심이뇨작용을 한다는 것이 밝혀졌습니다.

야뇨증, 빈뇨, 간과 신장이 허하여 눈이 잘 보이지 않을 때, 허약한 남성의 유정 등에 효과가 좋습니다.

재료

복분자 6~12g.

제조법

복분자 차는 재료를 끓이지 않고 열탕에 타서 마시는데, 열탕 1잔에 2~3숟갈(6~12g)씩 타서 하루에 2~3잔을 마십니다. 취향에 따라 벌꿀이나 설탕을 조금씩 가미해도 좋습니다.

복분자를 갓 익기 시작할 때 채취하여 그대로 말리거나 또는 끓는 물에 1~2분간 담갔다가 건져내어 햇볕에 충분히 말려 이용합니다. 이 재료가 충분히 마르면 곱게 분말로 만들어 유리병에 넣어두고 필요할 때마다 차로 마시면 됩니다.

말린 복분자딸기

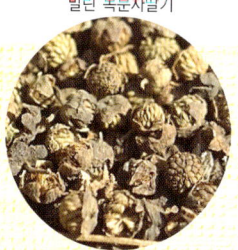

약성 맛은 달고 시며 성질은 따뜻하고 신장·간경에 작용한다.

처방 빈뇨에는 복분자에 익지인을 섞어서 쓰는 것이 좋다.

복분자, 파고지, 사마귀알집(상표초) 각각 10g을 섞어 야뇨증 및 빈뇨에 쓴다. 달여서 하루 3번에 나누어 먹는다. 양위증(陽萎症)에는 복분자에 파고지를 섞어 쓰는 것이 좋다.

음주해독과 피로회복에 좋은

꿀벌
(꿀벌과)

생약명:봉밀(蜂蜜)

꿀에는 두 가지가 있는데 토종꿀과 양봉꿀로 구분되며, 그 성분은 대부분이 당분인데 식용과 약용으로 널리 이용되고 있다. 토종꿀은 1년 중 가을에 한 번만 채취하고 꿀 종류도 한 가지밖에 없다. 양봉은 수시로 꿀을 채취하며 종류도 싸리꽃 꿀, 밤꽃 꿀, 메밀꽃 꿀, 잡꽃 꿀, 아카시아 꿀 등이 있다.

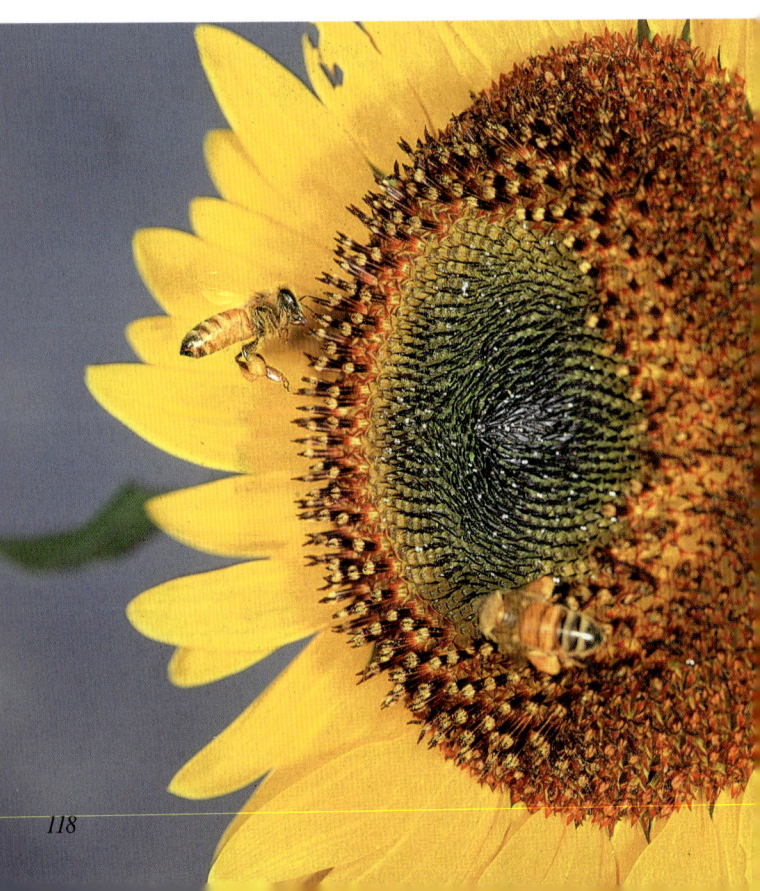

음주해독과 피로회복에 좋은
벌꿀차

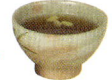

효능

〈동의보감〉에는 '꿀은 오장을 편안하게 하며 원기를 돕고 위장을 튼튼하게 해 준다'라고 하였습니다.

꿀은 오장을 편안하게 하고 기를 보하여 주며, 영양을 보충하여 주고 습관성 변비·만성천식·마른기침, 인후염·이질·구강염·입에 침이 마르는 데·산후 갈증이 생기는 데·음주 후 주취 해독에 좋으며, 몸이 피곤할 때 등을 비롯해 외용으로 입 안이 헐었을 때와 뜨거운 물에 화상을 입었을 때 환부에 발라 주면 좋은 효과를 봅니다.

재료

꿀.

제조법

따뜻한 물에 꿀을 넣고서 5분 정도 끓이는 방법과 팔팔 끓는 물에 꿀을 타고 그 위에 실백을 띄워 마시는 경우도 있습니다.

양봉종인 꿀벌

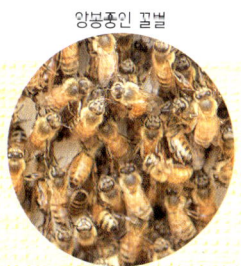

(**약성**) 맛은 달고 성질은 평하며 폐·비장·대장 경에 작용한다.
(**처방**) 꿀에 탈수백반 또는 마늘을 섞어 위궤양에 쓴다. 꿀에 생강즙을 섞어 세균성이질 초기에 쓴다. 허약자들에게 널리 쓰이는 경옥고에 꿀이 들어 있다.
경옥고는 숙지황 95, 인삼 90, 달인 꿀 600, 복신 130으로 만든 것으로서 한 번에 10~15g씩 하루 2~3번 먹는다.

만성 기침에 좋은
참나리
[백합과]

생약명 : 백합(百合)

여러해살이풀. 일본 원산이며 숲이나 수목의 그늘에서 50~100cm 자란다. 잎은 어긋나거나 돌려나고 넓은 칼 모양이며 뒤로 젖혀진다. 꽃은 큰 나팔 모양이며 5~6월에 흰색으로 피고, 줄기 끝에 2~3송이씩 옆을 향해 달린다. 열매는 삭과이고 긴 타원형이다.

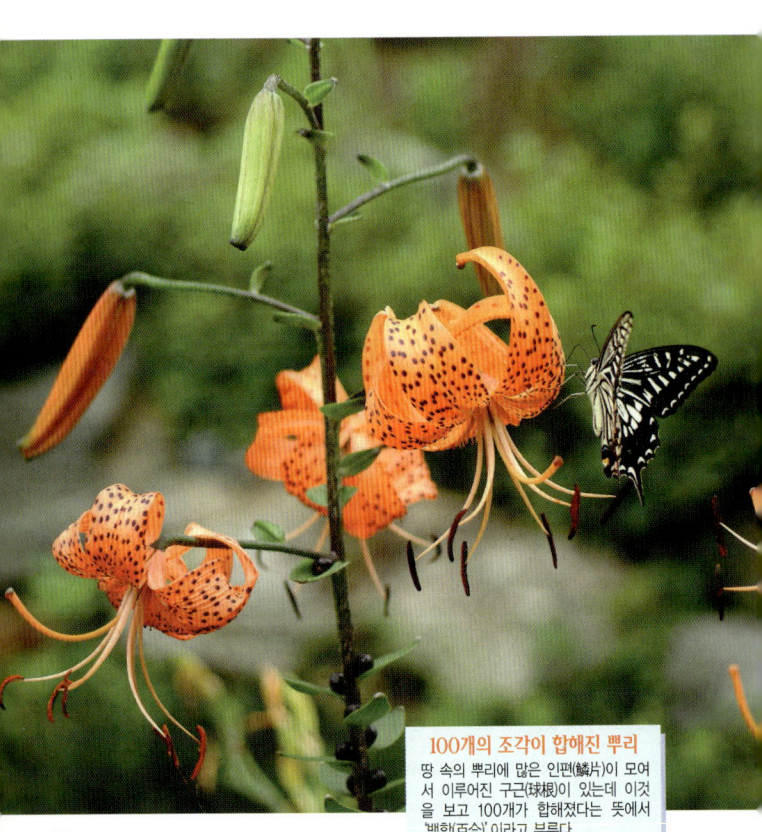

100개의 조각이 합해진 뿌리
땅 속의 뿌리에 많은 인편(鱗片)이 모여서 이루어진 구근(球根)이 있는데 이것을 보고 100개가 합해졌다는 뜻에서 '백합(百合)'이라고 부른다.

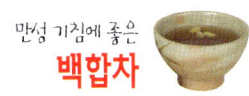

만성 기침에 좋은
백합차

※ 백합은 참나리의 인편을 건조한 것을 말합니다.

효능

심장, 폐 부위의 허열을 내리며 기침을 멈추게 하는 작용이 있고 결핵이나 만성기관지염으로 인해 장기간 기침이 나올 때 복용하면 좋습니다.

※ 찬 성질을 가지고 있으므로 설사가 잦은 사람은 삼가는 것이 좋습니다.

재료

백합 30g, 물 500㎖.

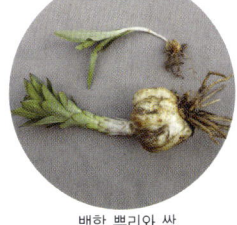

백합 뿌리와 싹

제조법

탕기에 백합과 물을 넣고 달인 다음 3~5회에 나누어 마시면 됩니다.

가을 또는 봄에 줄기를 뿌리채 캐서 인편(비늘조각)을 뜯어 물에 씻은 다음 증기에 약간 쪄서 햇볕 또는 건조실에 말립니다.

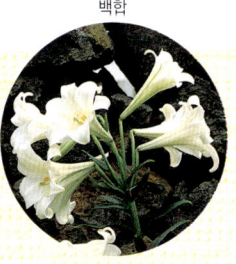

백합

(약성) 맛은 달고 성질은 평하며 심장·폐 경에 작용한다.
(처방) 숙지황 22g, 생지황 15g, 맥문동 12g, 패모 8g, 나리 8g, 당귀 8g, 작약 8g, 감초 8g, 현삼 6g, 도라지 6g을 섞어 만든 백합고금탕은 폐와 신장의 음이 허(虛)해 인후가 마르고 아프며 기침 나고 가래에 피가 섞여 나오는 데 쓴다. 백합, 지모 각각 12g을 섞은 백합지모탕은 백합병에 쓴다. 달여서 하루 3번 나누어 먹는다.

마음을 진정시키는 작용을 하는
측백나무
[측백나무과]
생약명:백자인(柏子仁)

늘푸른 큰키나무. 인가 부근에 심으며 높이 10m 정도 자란다. 잎은 비늘같이 생기고 마주나거나 3개씩 두루 달리고, 어릴 때는 바늘잎이지만 성장 후에는 비늘같이 부드럽게 되는 것도 있다. 꽃은 암수한그루이고 짧은 가지 끝이나 잎겨드랑이에 달린다. 열매는 구과이고 목질이며 씨에 날개가 있다. 잎과 가지와 씨를 약재로 쓴다.

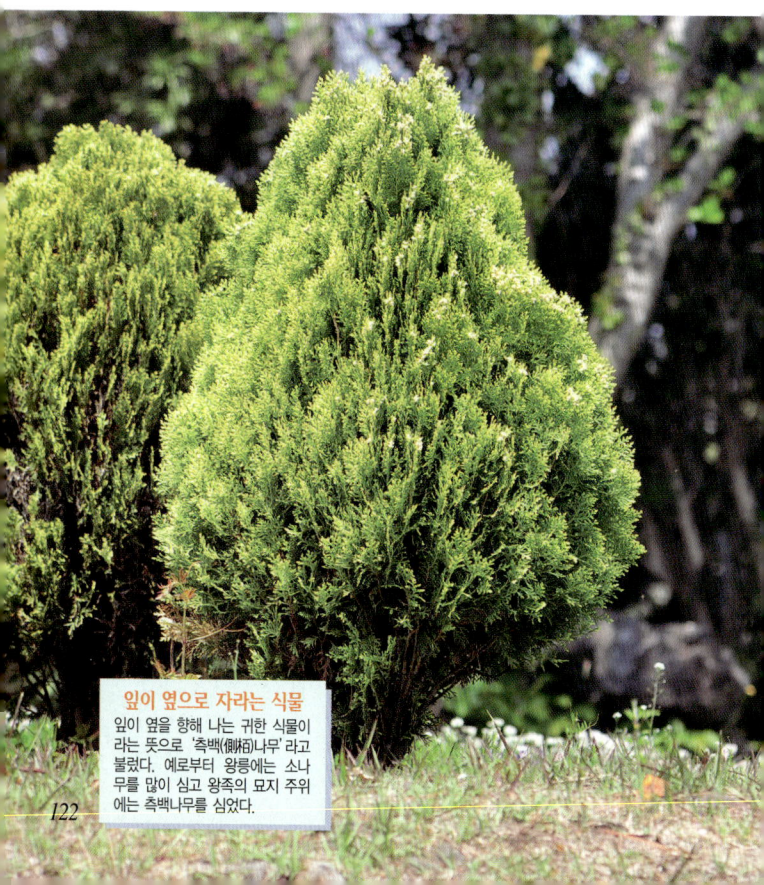

잎이 옆으로 자라는 식물
잎이 옆을 향해 나는 귀한 식물이라는 뜻으로 '측백(側柏)나무'라고 불렀다. 예로부터 왕릉에는 소나무를 많이 심고 왕족의 묘지 주위에는 측백나무를 심었다.

예민한 성격과 가슴 두근거림에 좋은
백자인차

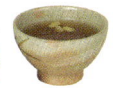

※ 백자인은 측백나무의 열매입니다.

효능

가슴 두근거림증·불면·입마름증 등에 사용하며 마음을 안정시키는 작용이 있어서 여성이나 노인 중에 예민하여 잠을 못이룰 경우에 좋습니다. 또한 변비에도 효과가 탁월합니다.

※ 장이 약해 변이 묽거나 설사를 자주하는 사람은 삼가는 것이 좋습니다.

재료

백자인 30g, 물 500㎖.

제조법

백자인을 살짝 볶아 물 500㎖에 달인 다음 3~5번에 나누어 마십니다.

가을에 익은 열매를 따서 햇볕에 말린 다음 두드려 씨를 털고 굳은 껍질을 없앱니다.

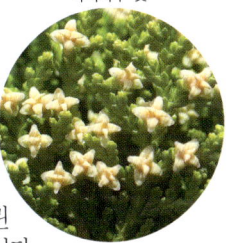

측백나무 꽃

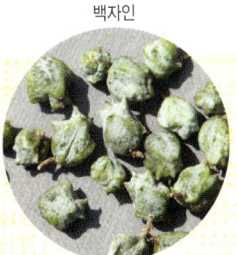

백자인

- **약성** 맛은 달고 성질은 평하며 심장·간·신장 경에 작용한다.
- **처방** 백자인, 맥문동, 구기자, 당귀, 창포, 복신, 현삼, 숙지황 각각 10g, 감초 4g을 섞어 심혈이 부족하여 잘 놀라고 가슴이 두근거리며 잠을 자지 못하고 잘 잊어버리며 정신이 몽롱한 데 쓴다. 달여서 하루 3번에 나누어 먹는다.

백자인에 산조인을 섞어 쓰면 진정작용이 더 세지므로 수면장애를 치료하는 효능이 더 좋다.

어린이 설사에 좋은
잣나무
[소나무과]

생약명:해송자(海松子)

늘푸른큰키나무. 산지에서 높이 20~30m 자라며 나무 껍질은 암갈색이다. 잎은 바늘잎이고 5개씩 뭉쳐나며 가장자리에 잔 톱니가 있다. 꽃은 암수한그루고 5월에 피며, 수꽃이삭은 새 가지 밑에 달리며 암꽃이삭은 가지 끝에 달린다. 열매는 구과이고 긴 달걀 모양이며 다음해 10월에 익는다.

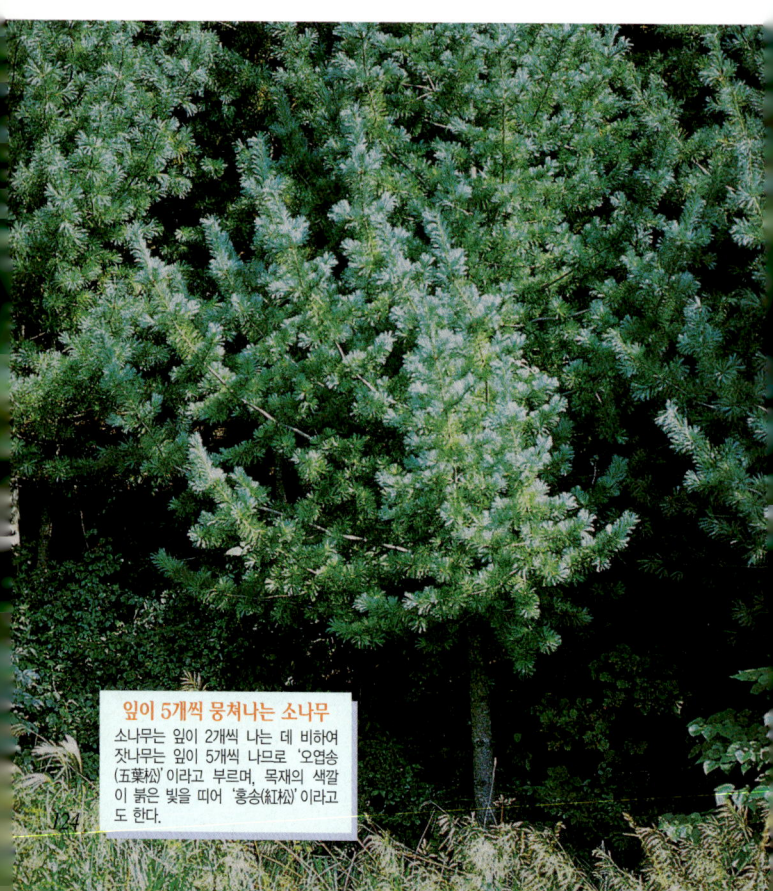

잎이 5개씩 뭉쳐나는 소나무
소나무는 잎이 2개씩 나는 데 비하여 잣나무는 잎이 5개씩 나므로 '오엽송(五葉松)'이라고 부르며, 목재의 색깔이 붉은 빛을 띠어 '홍송(紅松)'이라고도 한다.

어린이 설사에 좋은
백엽차

※ 백엽은 잣나무의 잎을 한방에서 부르는 이름입니다.

효능

어린이의 설사와 이질에 좋습니다. 또한 소화기를 튼튼하게 해 주는 효능이 있습니다.

※ 잣나무의 씨인 잣은 몸이 허약하고 여위는 데, 마른 기침, 허약한 사람들의 설사 치료에 씁니다. 하지만 잣의 일반적인 약성은 대변을 무르게 하고 소변을 잘 보게 합니다.

재료

잣잎 50g, 물 300㎖.

제조법

싱싱한 잣나무 잎을 골라 물에 깨끗이 씻어 물기를 뺍니다. 이것을 탕기에 넣고 물을 부어 은근하게 끓입니다. 물이 끓으면 불을 줄여 은근하게 달인 후 국물만 따라내어 천천히 복용합니다.

해송자

잣나무 열매

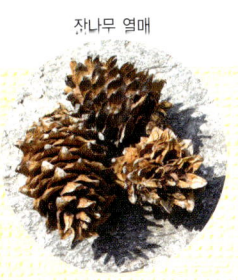

(**약성**) 맛은 달고 성질은 약간 따뜻하며 폐·위·대장 경에 작용한다.
(**처방**) 잣 10, 호도육 10 , 꿀 30을 섞어 폐가 건조하여 마른기침하는 데 쓴다. 한 번에 10~15g씩 하루 3번 먹는다.
  허약한 사람의 보약으로 잣, 백자인, 대마인을 같은 양을 섞어 환을 만들어 한 번에 10g씩 하루 3번 먹는다.

어린이 발육부진에 좋은

콩
[콩과]

풋베기콩
생약명:대두(大豆)

한해살이풀. 중국 원산이며 농가에서 재배하고 키 60~100cm 자란다. 잎은 어긋나고 3장으로 된 겹잎이며 작은잎은 달걀 모양이다. 꽃은 7~8월에 자줏빛이 도는 붉은색 또는 흰색으로 피고 잎겨드랑이에서 나온 짧은 꽃줄기에 모여 달린다. 열매는 협과이고 편평한 타원형이며 꼬투리에 씨가 1~7개 들어 있다. 씨를 먹는다.

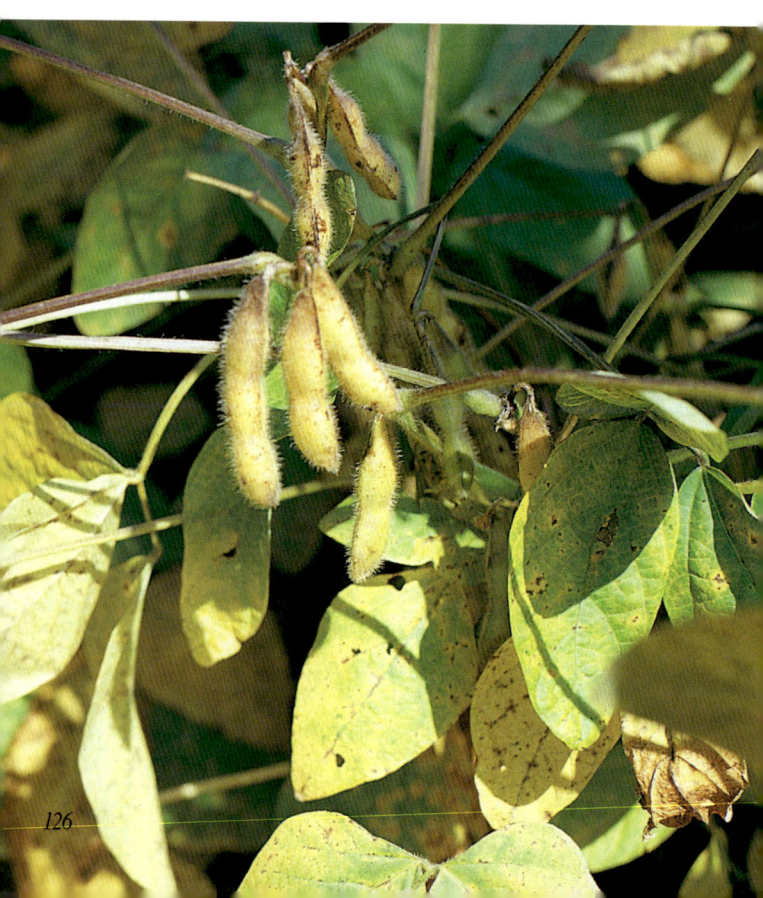

어린이 발육부진에 좋은
두향차

효능
콩은 밭에 나는 쇠고기라고 불릴 정도로 영양가가 높아 몸이 쇠약한 사람의 원기를 회복시켜주는 효능이 있습니다.
특히 단백질이 풍부하기 때문에 어린이의 발육부진에 매우 효과적이며, 여름철에 더위를 많이 타는 사람에게 적합한 약차입니다.

재료
콩 500g, 대추 20개.

제조법
콩을 하룻밤 물에 불려 껍질을 벗긴 후 물기를 빼고 찜통에서 넣어서 푹 찝니다. 찐 콩을 바싹 말려 약한 불에 볶은 다음 빻아서 가루로 만듭니다. 이것을 방습제를 넣은 통에 보관하고 대추는 잘 씻어 물기를 뺀 후 채 썰어 보관합니다. 그 다음 찻잔에 콩가루 2큰 술을 넣고 끓는 물을 붓고 꿀이나 설탕을 넣어 잘 섞은 다음 대추채를 띄워 마십니다.

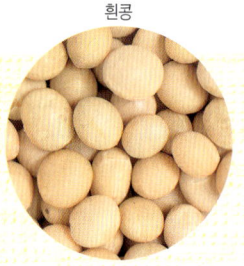
흰콩

- **약성** 맛은 쓰고 매우며 성질은 서늘하며 폐·위경에 작용한다.
- **처방** 외감풍한으로 인한 오한두통, 땀이 나지 않는 등의 증상에 총백을 배합하여 만든 총시탕을 쓰면 좋다.

울열을 흩어지게 하는 효능이 있으므로 열병이 난 후에 나타나는 가슴 답답함, 불면증의 증상에는 치자를 배합한 치자시탕을 쓴다.

소화불량과 구토를 치료하는
파
(백합과)

생약명:총백(蔥白)

여러해살이풀. 시베리아 원산이며 농가에서 재배하고 키 70cm 정도 자란다. 잎은 끝이 뾰족한 통 모양이고 밑동이 잎집이 되며 2줄로 자란다. 꽃은 원기둥 모양이며 6~7월에 흰색으로 피고 꽃줄기 끝에 많이 모여 달린다. 열매는 삭과이고 9월에 익는다. 잎을 식용하고 뿌리와 비늘줄기를 약재로 쓴다.

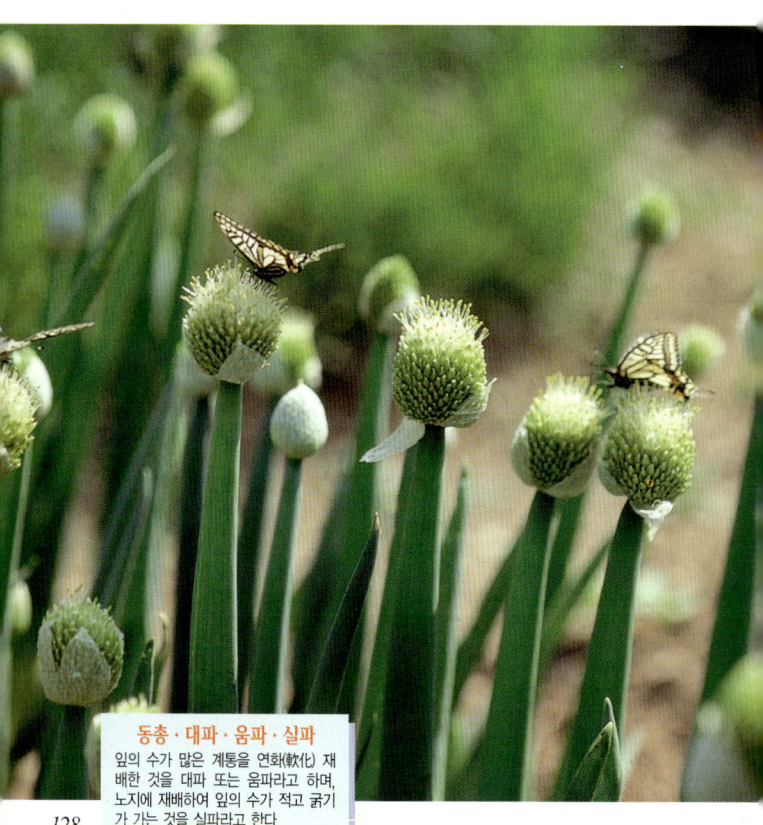

동총·대파·움파·실파
잎의 수가 많은 계통을 연화(軟化) 재배한 것을 대파 또는 움파라고 하며, 노지에 재배하여 잎의 수가 적고 굵기가 가는 것을 실파라고 한다.

소화불량과 구토를 치료하는
대파차

효능

땀이 나게 하여 풍한을 발산하고 양기를 잘 통하게 하며 독을 풀고 태아를 안정시킵니다. 따라서 속을 편안하게 하고 오래된 소화불량과 갈증, 구토를 치료합니다. 식욕을 증진시키고, 건위, 정력증진에도 효과가 있습니다.

재료

대파(뿌리와 줄기의 흰 부분) 1개 분, 생강 약간, 물 300㎖.

제조

탕기에 재료를 넣고 약한 불로 은근히 끓이면 됩니다.

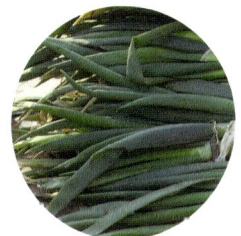
비늘줄기

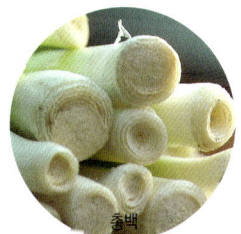
총백

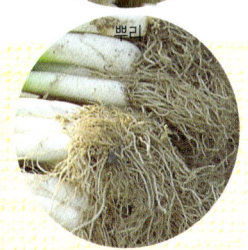
뿌리

(약성) 맛은 맵고 성질은 따뜻하며 폐경에 작용한다.
(처방) 총백과 꿀을 섞어 쓰지 않는다. 땀이 많이 나는 환자에게는 총백을 쓰지 않는다.
※ 대파는 향신료와 양념으로 일상생활에 많이 쓰이는 재료이다. 대파의 흰 부분은 총백이라고 하여 한약재로 사용되는데, 이것으로 끓인 약죽(흰 파죽)도 큰 효과를 볼 수 있다.

혈액 순환 장애에 좋은
참당귀
(산형과(미나리과))
생약명 : 당귀(當歸)

여러해살이풀. 산골짜기 냇가 근처에서 키 1~2m 자라며 전체에 자줏빛이 돈다. 뿌리에서 난 잎과 밑부분의 잎은 깃꼴겹잎이며, 작은잎은 타원형이고 가장자리에 톱니가 있으며 잎집이 넓다. 꽃은 8~9월에 자주색으로 피고 꽃잎은 5장이며 줄기 끝에 많이 모여 달린다. 열매는 분과이고 타원형이며, 10월에 익고 가장자리에 날개가 있다. 어린 잎을 나물로 먹고 뿌리를 약재로 쓴다.

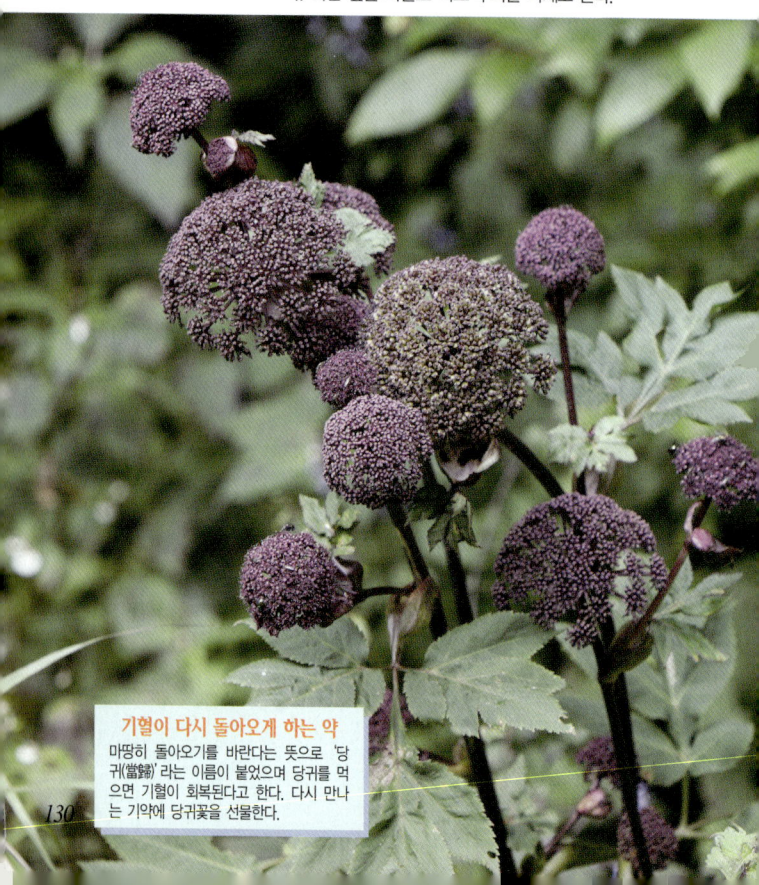

기혈이 다시 돌아오게 하는 약
마땅히 돌아오기를 바란다는 뜻으로 '당귀(當歸)'라는 이름이 붙었으며 당귀를 먹으면 기혈이 회복된다고 한다. 다시 만나는 기약에 당귀꽃을 선물한다.

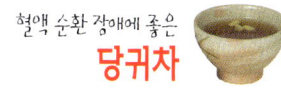

혈액 순환 장애에 좋은
당귀차

효능

보혈, 행혈, 활혈작용이 있어 모든 혈액순환장애에 두루 이용할 수 있고 자궁순환이 약한 경우에도 좋습니다. 두통·현기증을 가라앉히고, 여성의 냉증·혈색불량·산전산후의 회복·생리불순·생리통·자궁 발육부진·변비 및 멍든 피를 풀어주는 등 부인병에 특히 효과가 있습니다. 오랫동안 복용하면 손발이 찬 증상도 개선할 수가 있습니다.

재료

당귀 10g, 물 300~500㎖.

제조법

센 불에서 끓이다가, 한소끔 끓으면 약한 불로 은근하게 15분 정도 끓입니다. 국물만 따라내어 꿀이나 설탕을 가미해서 마시면 됩니다. 이 때 생강을 첨가하여 달이면 더욱 좋습니다.

가을에 줄기가 나오지 않은 당귀의 뿌리를 캐어 잎을 잘라 버리고 물에 깨끗이 씻어 햇볕에 말립니다. 줄기가 생긴 당귀의 뿌리는 나무질화되었으므로 약으로 쓰지 않습니다.

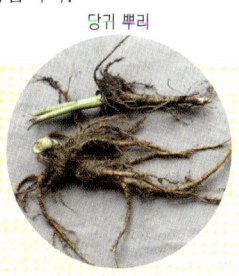

당귀 뿌리

(약성) 맛은 달고 매우며 성질은 따뜻하고 심장·간·비장 경에 작용한다.

(처방) 당귀, 천궁, 숙지황, 작약 각각 9g을 섞은 사물탕은 혈허증과 혈허 또는 어혈로 월경이 고르지 않은 데 쓴다. 달여서 하루 3번 나누어 먹는다.
황기 16g, 생지황 8g, 숙지황 8g, 당귀 8g, 황련 5g, 황백피 5g, 황금 5g을 섞어 만든 당귀육황탕은 식은땀이 나는 데 쓴다. 달여서 하루 3번에 나누어 먹는다.

여자들에게 좋은
천궁
(미나리과)
궁궁이
생약명:천궁(川芎)

여러해살이풀. 약초로 재배하며 키 30~60cm 자란다. 잎은 어긋나고 깃꼴겹잎이며, 작은잎은 난형이고 가장자리에 날카로운 톱니가 있다. 잎자루는 밑부분이 넓어 줄기를 감싼다. 꽃은 8월에 흰색으로 피고 겹산형 꽃차례로 달린다. 열매는 분과이고 강한 향기가 있는데, 우리나라에서는 잘 맺지 않는다.

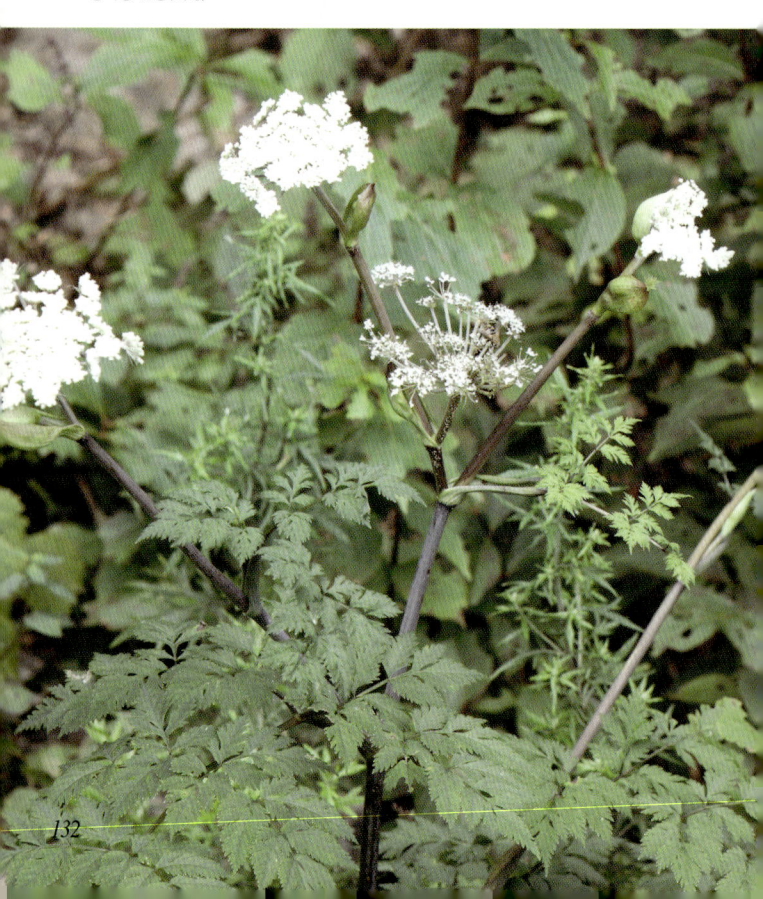

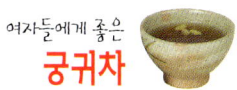

여자들에게 좋은
궁귀차

※ 궁귀차는 천궁의 궁자와 당귀의 귀자를 딴 이름입니다.

효능

궁귀탕이라고도 하는데, 산후의 빈혈에 좋으며, 지나치게 혈허하여 인사불성이 될 때, 하혈이 그치지 않을 때, 산후에 복통이 있고 나쁜 혈이 제거되지 아니할 때 등에 효과가 탁월합니다. 머리가 맑고 몸이 가벼워지며, 임산부의 생체기능을 좋게 하며 골반과 자궁을 확장시켜 주므로 아기를 쉽게 출산할 수 있습니다.

재료

천궁 40g, 당귀 40g, 물 2ℓ.

제조법

천궁 40g과 당귀 40g을 물 2ℓ에 넣고서 15분 정도 끓이면 향기가 좋은 차가 완성됩니다. 반드시 토종 천궁을 써야 제 맛이 납니다.

가을에 뿌리줄기를 캐어 물에 씻고 줄기와 잔뿌리를 다듬어 버린 다음 햇볕에 말립니다. 또는 증기에 찌거나 끓는 물에 담갔다가 건져내어 말립니다.

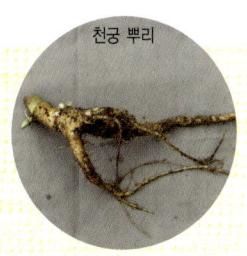

천궁 뿌리

약성 맛은 맵고 성질은 따뜻하며 심포·간·담·삼초 경에 작용한다.

처방 숙지황, 작약, 천궁, 당귀 각각 10g을 섞은 사물탕은 혈허증, 월경불순, 월경통 등에 쓴다. 달여서 하루 3번에 나누어 먹는다.

천궁 19, 박하 75, 형개수 38, 강활 19, 백지 19, 감초 19, 방풍 9, 세신 9를 섞어 만든 천궁다조산은 풍한감기로 머리가 아픈 데 쓴다. 한 번에 7~8g씩 하루 3번 먹는다.

속을 따뜻하게 해 주는
계수나무
[계수나무과]
연향나무
생약명:계피(桂皮)
　　　계지(桂枝)

갈잎 큰키나무. 높이 25~30m 자라며 굵은 가지가 많이 갈라짐. 잎은 마주나고 넓은 달걀 모양. 가장자리에 둔한 톱니가 있고 잎자루는 붉은색. 꽃은 암수딴그루이고 4~5월에 연홍색으로 피며 잎이 나기 전에 잎겨드랑이에 1송이씩 달림. 꽃잎은 없고 수꽃에 수술이 많다. 열매는 골돌과로 굽은 원기둥 모양이고 8월에 익으며 씨는 납작하다. 목재를 건축재료나 조각재료, 악기재료로 쓴다.

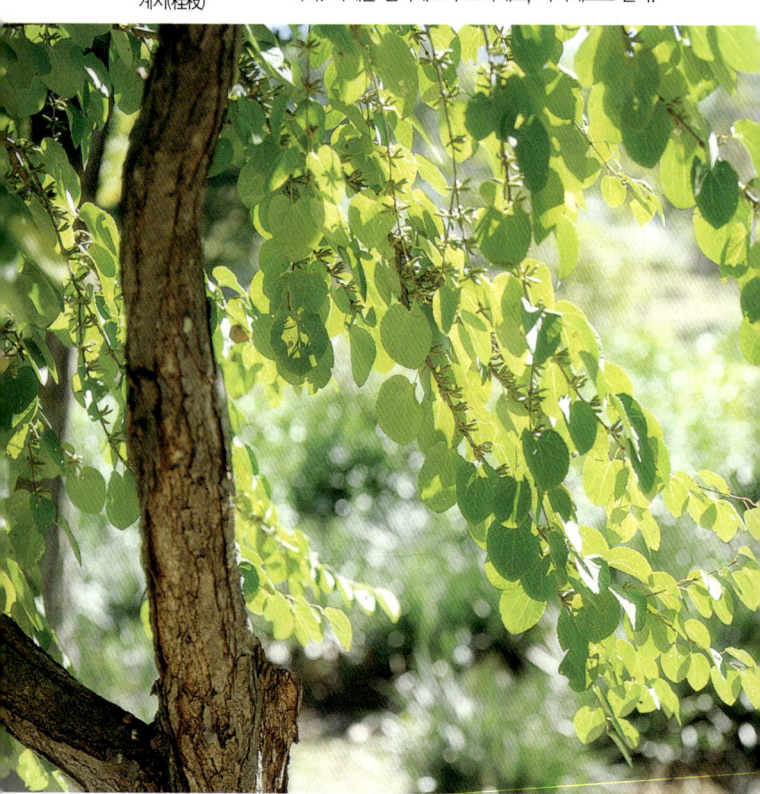

속을 따뜻하게 해 주는
계피차

※ 계피는 계수나무의 껍질을 말합니다.

효능

토하고 설사할 때, 입맛이 없고 소화가 잘 안 될 때, 배가 차고 아플 때에 효과가 있으며, 허리나 무릎의 통증·월경불순을 치료하며, 몸의 상체는 열이 있고 하체가 냉한 사람의 상체의 열을 아래로 내리게 하여 상하를 평등하게 만들어 줍니다.

재료

통계피 10g, 생강 20g, 꿀 약간, 물 800㎖, 잣, 대추채 약간.

제조법

탕기에 통계피와 생강을 넣고 물을 부어 끓이는데, 물이 끓으면 약한 불로 은근하게 오랫동안 끓이면 완성됩니다. 건더기는 체로 걸러내고 꿀과 잣, 대추채를 띄워 마시면 좋습니다.
계피차는 오래 끓이면 향이 없어지고 색이 탁해지므로 주의해야 합니다.

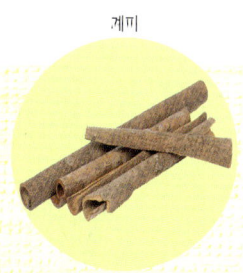
계피

(**약성**) 맛은 맵고 달며 성질은 매우 뜨겁다. 비장·위 경에 작용한다.
(**처방**) 계피는 혈액순환을 촉진시켜 흉복부의 냉증을 제거하며 식욕을 증진시키고 소화를 촉진하며 사지마비 등에 사용한다.
 위장의 경련성 통증을 억제하고 위장관의 운동을 촉진해 가스를 배출하고 흡수를 좋게 하기도 한다. 장내의 이상발효를 억제하는 방부효과도 있다.

당뇨 환자에게 좋은
감나무
(감나무과)

생약명 : 시체(柿蔕)

갈잎 큰키나무. 과수로 재배하며 높이 6~14m 자란다. 나무껍질은 비늘 모양으로 갈라지며 작은가지에 갈색 털이 있다. 잎은 어긋나고 가죽질이며 타원형이다. 꽃은 5~6월에 황백색으로 피고 잎겨드랑이에 1송이씩 달린다. 열매는 장과이고 달걀 모양이며 10월에 주황색으로 익는다. 열매를 먹고 약재로도 쓴다.

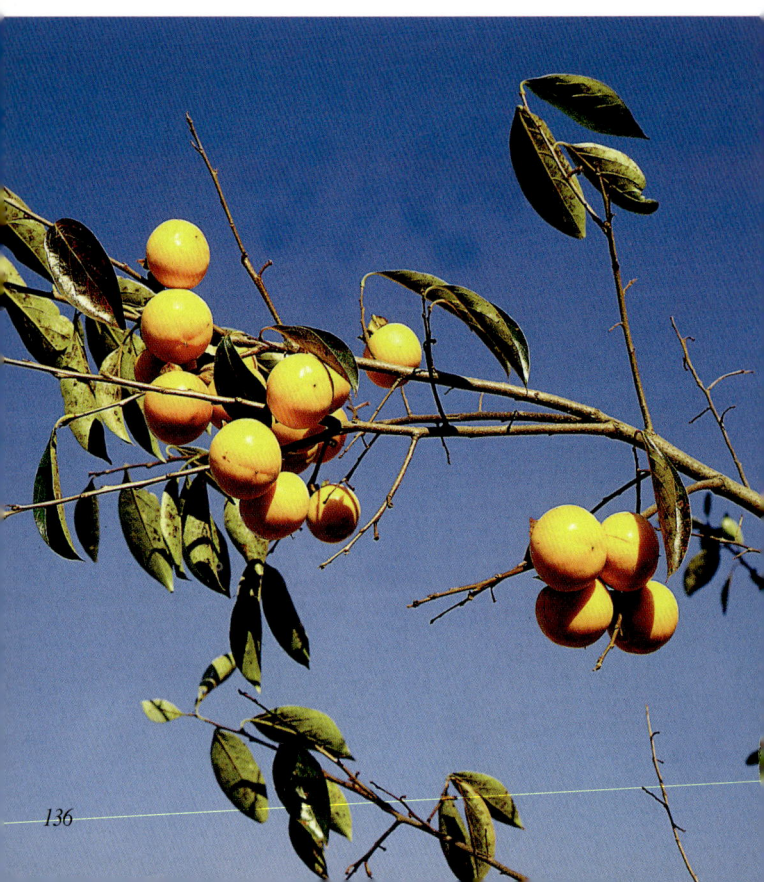

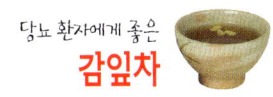

당뇨 환자에게 좋은 감잎차

효능

몸에 부종이 있을 때 부기를 빼주는 역할을 합니다. 무가당 차로 갈증해소 등에 좋아 당뇨 환자에게 좋으며, 고혈압·성인병을 예방하며 빈혈에도 좋습니다. 감잎에는 비타민 C, 비타민 A, 클로로필이 다량 함유되어 있어 옛 조상들의 기호와 영양을 겸한 건강 차로 애용되어 왔습니다.

또 말린 감꼭지를 묵은 생강과 함께 각 5g씩 20㎖의 물에 넣고 달여 마시면 딸꾹질이 멈춘다는 민간요법도 있습니다.

재료

감잎 8~12g, 물 300㎖.

제조법

(1) 탕기에 재료와 끓는 물을 붓고 5~10분 정도의 시간을 두어 엑기스를 우려내면 됩니다. 하루 1~2회 마시는데, 마시기 전에 잣을 띄워 마시면 좋습니다.

(2) 물 100㎖를 끓인 후 70℃ 정도로 식힙니다. 여기에 말린 감잎 2~3g을 넣고 15분 정도 우려낸 후 마십니다. 매실주 한 방울이나 유자청을 한쪽 넣어 마셔도 됩니다.

(약성) 맛은 떫고 성질은 평하다.

(처방) 감잎에는 비타민 C가 풍부한데, 감잎차의 비타민 C는 열에도 잘 파괴되지 않아 비타민 섭취에 좋다. 그 밖에 칼슘, 타닌 성분 등이 있다. 이뇨작용이 있으며, 혈압과 동맥경화 및 면역력 강화에 효과가 있다.

서양에서는 감 먹기를 조심하고 있는데, 감의 타닌 성분이 지방질과 작용하여 변을 굳게 하기 때문이다.

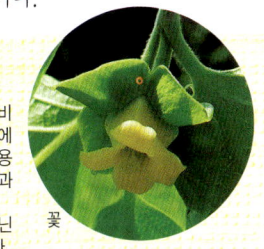

꽃

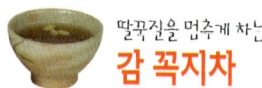

딸꾹질을 멈추게 하는
감 꼭지차

효능

천식과 만성기관지염, 딸꾹질에 효험이 있습니다.
감 꼭지를 말리면 '시체'라는 한방약이 되는데, 기침에 매우 효과적입니다.

재료

감 꼭지 말린 것 3개, 끓는 물 1잔.

제조법

찻잔에 감 꼭지를 넣고 끓는 물을 붓고 1~2분 정도 엑기스를 우려내면 됩니다. 건더기는 건져내고 꿀을 타서 마시면 좋습니다.

가을에 익은 감을 따서 꽃받침을 뜯어 햇볕에 말립니다.

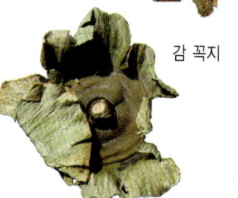

감 꼭지

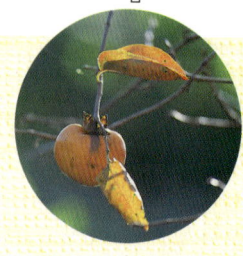

감

약성 맛은 쓰고 성질은 따뜻하며 위경에 작용한다.
처방 정향, 감 꼭지, 인삼, 복신, 진피, 고량강, 반하 각각 19g, 감초 9g, 건강 4g을 섞어 만든 정향시체산은 딸꾹질하는 데 쓴다. 한 번에 6~8g씩 하루 3번 먹는다.
딸꾹질하는 데에 감 꼭지 한 가지를 달여 먹어도 된다. 4~10g을 달여 하루 3번에 나누어 먹는다.

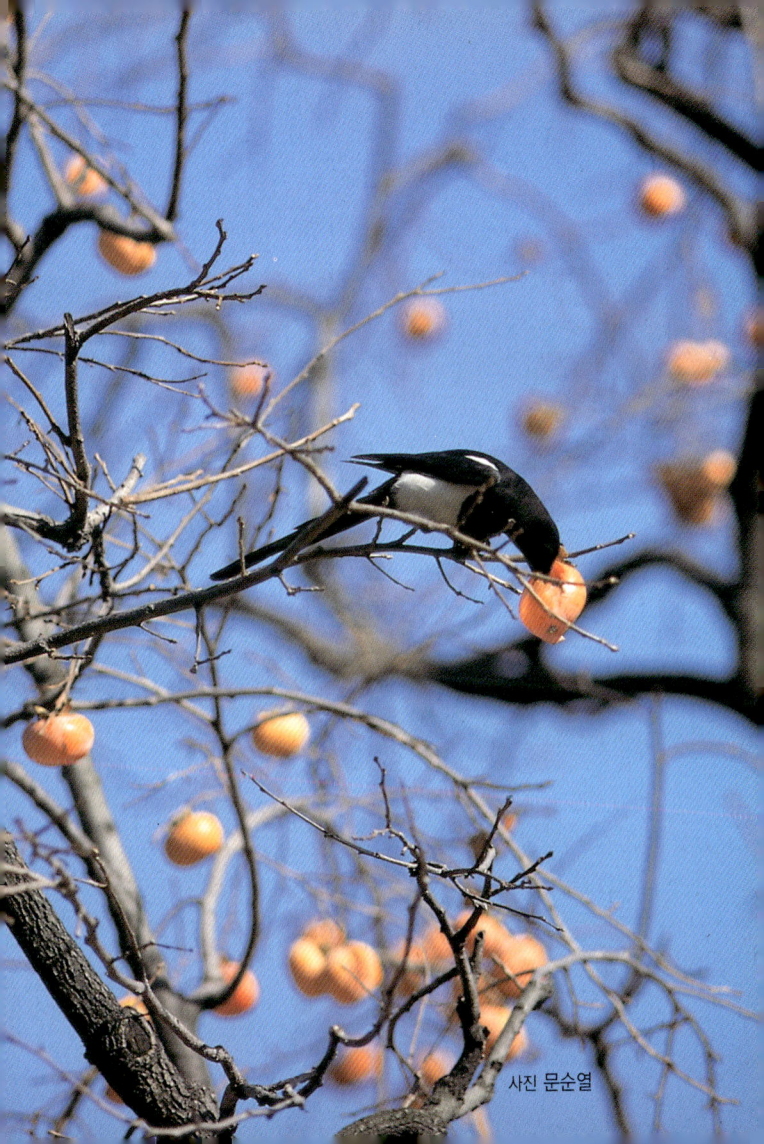

사진 문순열

신경을 안정시키는
밀
(벼과(화본과))
소맥
생약명:소맥(小麥)

한해살이풀. 농가의 밭에서 재배하며 키 60~120cm 자란다. 잎은 넓고 긴 피침형이고 끝이 점점 좁아지고 뒤로 처진다. 잎집은 위쪽 가장자리에 흰색 부속물이 있어 줄기를 감싼다. 꽃은 5월에 아침부터 피기 시작하지만 오후에 가장 많이 핀다. 열매는 영과이고 넓은 타원형이며 갈색이다. 씨는 타원형이고 깊은 골이 있다.

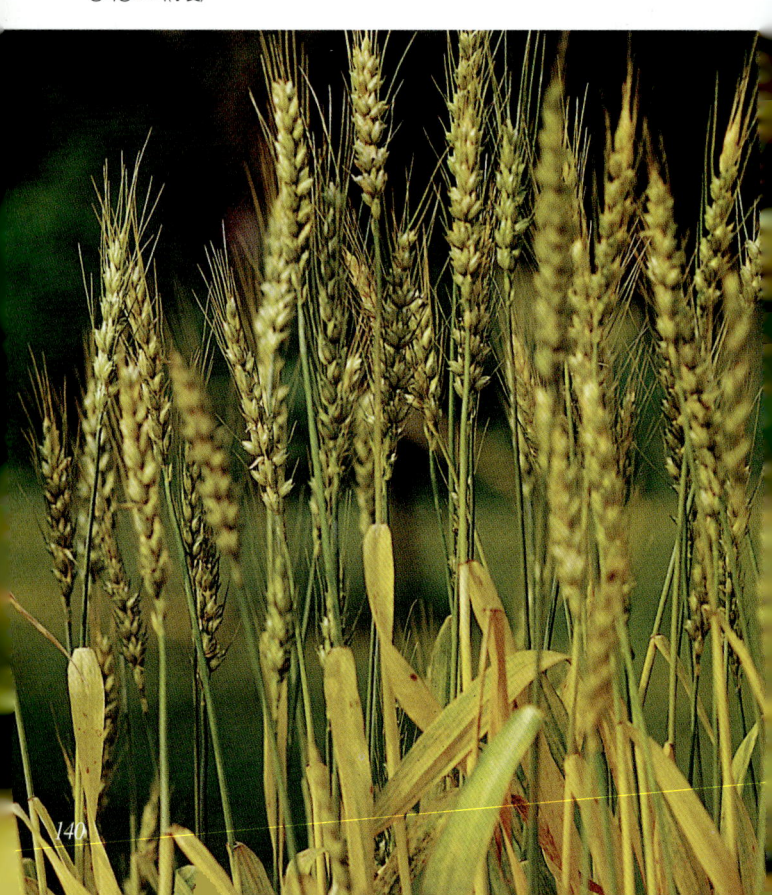

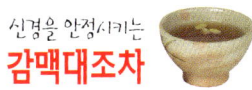

신경을 안정시키는
감맥대조차

※ 감맥대조차는 감초, 밀, 대추를 배합하여 달여 만든 것입니다.

효능

신경을 안정시키는 효능이 있는데, 불안증, 초조, 정충 등에 사용됩니다. 여성들이 공연히 슬퍼지고 비관이 되면서 불안하며, 기분이 좋지 않을 때(우울증) 복용하면 신기한 효과를 볼 수가 있습니다.

재료

감초 5g, 대추 6g, 밀 껍질 20g, 물.

제조법

재료를 용기에 넣고 물을 부어 끓이는데, 끓기 시작하면 불을 줄여 뭉근하게 1컵 정도가 될 때까지 달이면 완성됩니다. 달인 후 찌꺼기는 체에 밭쳐 걷어 내고 복용하면 됩니다.

깐 밀

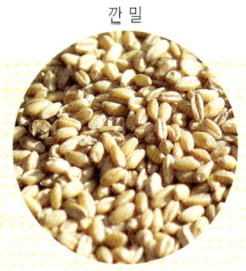

(약성) 밀 껍질의 맛은 달고 성질은 약간 차가우며 심장경에 작용한다.
(처방) 감맥대조차란 감초, 밀 껍질, 대추를 배합하여 달인 것인데 감초는 맛이 달콤하여 마시기 좋고, 밀은 곡식이므로 약효가 있을까 하는 의심이 있고, 대추 역시 탕약의 맛을 좋게 하기 위하여 배합한다고 생각할 것이다. 그러나 이 세 가지를 배합하여 달여 마시면 정말 신기할 정도로 약효가 있다.

눈을 밝게 하는
감국
(국화과)

산국 · 개국화
생약명 : 감국(甘菊)

여러해살이풀. 산지에서 키 1m 정도 자란다. 잎은 어긋나고 깃털 모양으로 갈라지며 가장자리에 날카로운 톱니가 있다. 꽃은 9~10월에 노란색으로 피고 가지 끝에 여러 송이가 모여 달린다. 열매는 수과이고 10~11월에 익는다. 어린 순은 나물로 먹고 꽃을 약재로 쓴다.

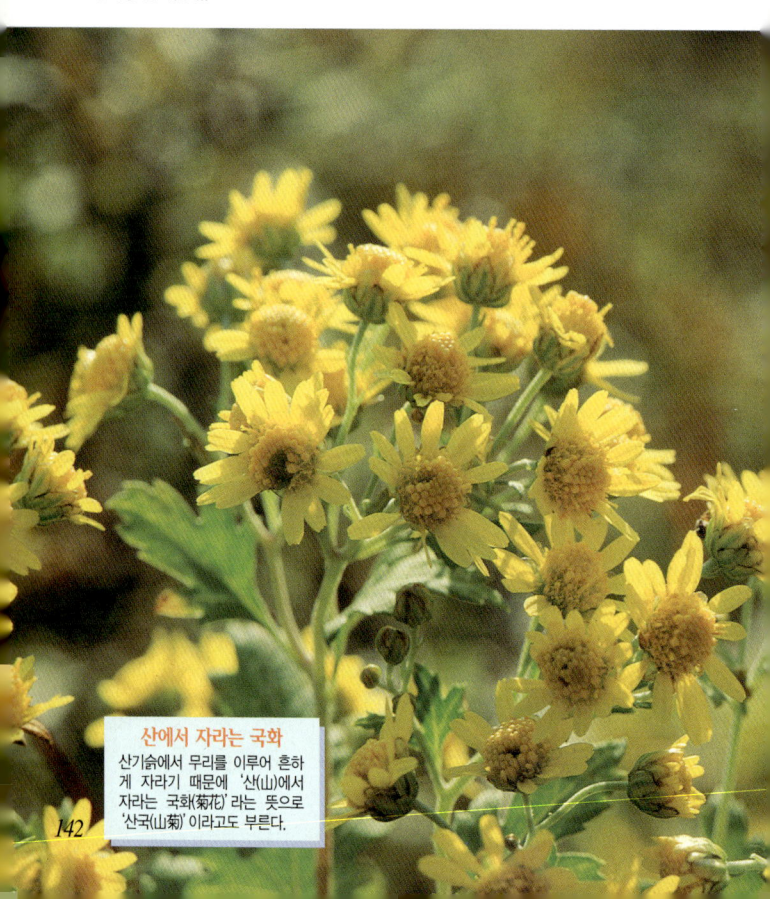

산에서 자라는 국화
산기슭에서 무리를 이루어 흔하게 자라기 때문에 '산(山)에서 자라는 국화(菊花)'라는 뜻으로 '산국(山菊)'이라고도 부른다.

눈을 밝게 하며 머리를 좋게 하는
감국차

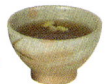

효능

풍열을 없애고 눈을 밝게 하며 독을 풀어 줍니다. 따라서 풍열 표증, 간열로 머리가 어지럽고 아픈 데, 간열로 눈이 벌개지고 눈물이 나는데, 부스럼, 관절통증 등에 효과가 있습니다. 또한 고혈압에도 사용합니다. 신경통, 두통, 기침 등에 유효하고 피부를 아름답게 하는 성분도 들어 있습니다.

재료

말린 감국 꽃잎 6~12g(신선한 것은 30g) 정도. 물 600㎖.

제조법

(1) 물에 재료를 넣고 약한 불로 서서히 달이면 완성됩니다. 하루 2~3회로 나누어 마시는데 벌꿀을 1숟갈씩 가미합니다.

(2) 용기에 감국 200g, 꿀 1컵을 가미해서 15일 정도 재워두면 됩니다. 찻잔에 감국청을 15g 넣고 끓는 물을 살며시 부어 마시면 됩니다.

가을에 꽃을 따서 바람이 잘 통하는 그늘 또는 건조실에서 말립니다.

말린 감국

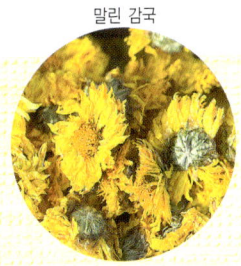

(**약성**) 맛은 달고 성질은 평하며 폐·간 경에 작용한다.
(**처방**) 감국 10, 석고 15, 천궁 8을 섞어 풍열로 머리가 아픈 데 쓴다. 달여서 하루 3번 나누어 먹는다.
말린 국화 몇 송이를 베개 속에 넣어 두고 자면 머리가 맑아지고 기억력 감퇴도 예방이 된다고 한다.
옛날에는 감국을 여러 가지 요리로 만들어 먹었기 때문에 요리국이라고도 했다.

알코올을 해독하는
칡
[콩과]

생약명: 갈근(葛根)

갈잎 덩굴나무. 산기슭의 양지에서 자라며 전체에 갈색 또는 흰색 털이 있다. 잎은 어긋나고 3장으로 된 겹잎이며, 작은잎은 넓은 달걀 모양이고 가장자리가 얕게 갈라지며 잎자루가 길다. 꽃은 8월에 붉은빛을 띤 자주색으로 피고 잎겨드랑이에 많이 모여 달린다. 열매는 협과이고 넓은 선형이며, 굵은 털이 있고 9~10월에 익는다.

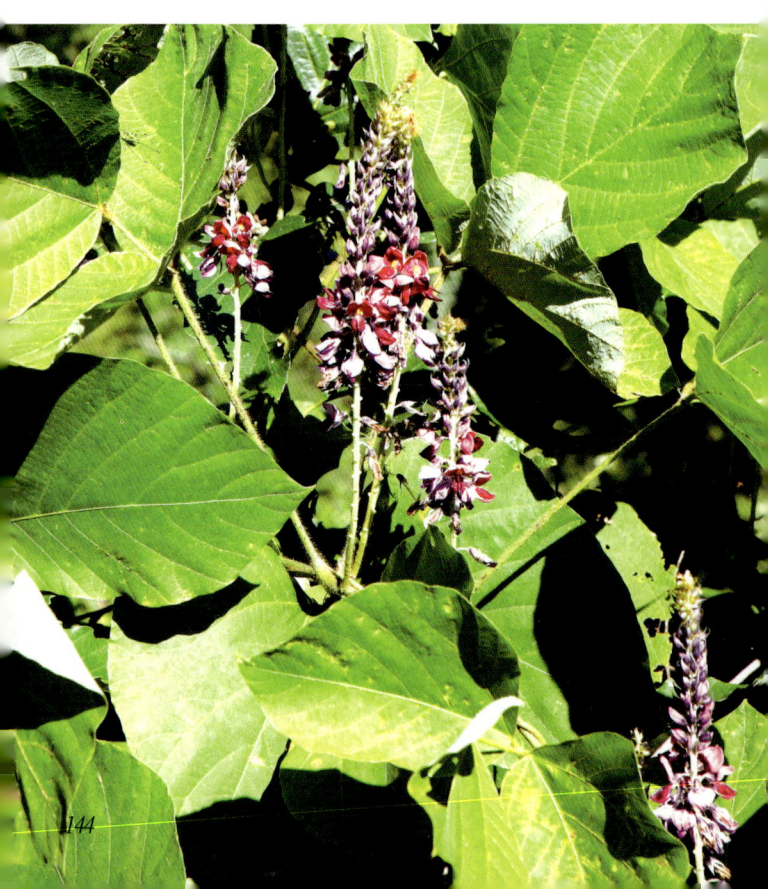

피로회복과 알코올을 해독하는
갈근차

※ 갈근은 칡의 뿌리를 말합니다.

효능

 땀을 나게 하고 열을 내리우며 진액을 생겨나게 하고 갈증을 멈추며 발진을 순조롭게 하고 술독을 풀어주는 효능이 있습니다. 표증으로 열이 나고 땀은 나지 않으며 가슴이 답답하고 갈증이 나며 목 뒷부분과 등이 꼿꼿해질 때(항배강직), 풍열감기, 소갈병, 초기 홍역, 설사, 이질, 고혈압, 협심증 등에 사용합니다.

재료

 갈근 20g, 물 10컵.

제조법

 말린 칡을 맑은 물에 헹궈 끓는 물에 넣고 중불에서 끓인 후 약한 불에서 15분 정도 끓이면 됩니다. 맛과 향이 푹 우러나면 체에 걸러 칡은 건져내고 차게 해서 마시면 좋습니다.
 가을 또는 봄에 뿌리를 캐어 깨끗이 씻어 겉껍질을 벗겨 버린 다음 적당한 길이로 잘라 햇볕에 말립니다.

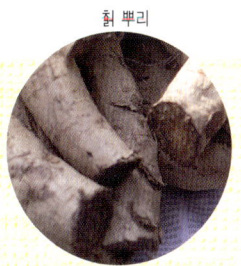

칡 뿌리

- **약성** 맛은 달고 성질은 서늘하며 위경에 작용한다.
- **처방** 갈근 7g, 승마 7g, 시호 12g을 섞어 감기·기관지염에 쓴다. 달여서 하루 3번에 나누어 먹는다.
 갈근 22g, 반하 14g, 참대껍질 8g, 감초 8g, 생강 6g, 대추 4g을 섞은 갈근죽여탕은 구토증세에 쓴다. 달여서 하루 3번에 나누어 먹는다.

암 치료에 효과가 있는
애기똥풀
(양귀비과)

젖풀
생약명:백굴채(白屈菜)

두해살이풀. 마을 부근에서 흔히 나며 키 50cm 정도 자란다. 잎은 마주나고 깃꼴겹잎이며, 작은잎은 긴 타원형이고 가장자리에 톱니가 있다. 꽃은 5~8월에 노란색으로 피고 가지 끝에 여러 송이가 모여 달린다. 열매는 삭과이고 좁은 원기둥 모양이며 9월에 여문다. 어린 잎은 나물로 먹는다.

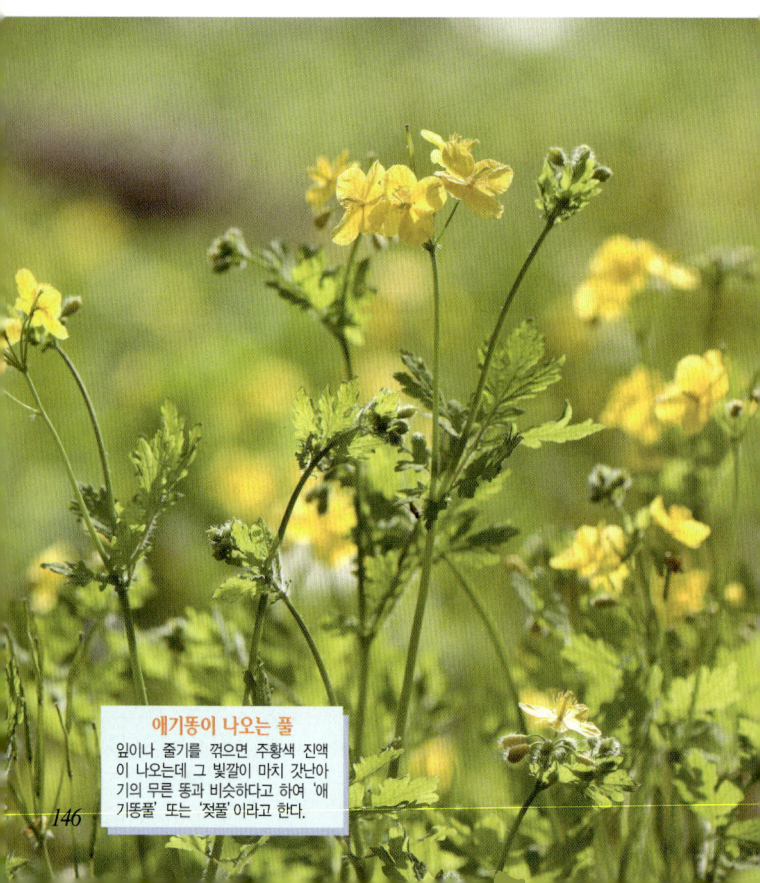

애기똥이 나오는 풀
잎이나 줄기를 꺾으면 주황색 진액이 나오는데 그 빛깔이 마치 갓난아기의 무른 똥과 비슷하다고 하여 '애기똥풀' 또는 '젖풀'이라고 한다.

암 치료에 효과가 있는
애기똥풀차

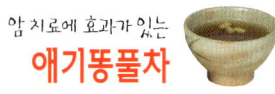

효능

위염, 위암, 위궤양, 장염, 장궤양 같은 소화기계 질병, 갖가지 피부병, 눈병, 관절염에 효과가 있습니다. 질염이나 자궁암, 직장암에는 진하게 달인 물로 관장을 하면 좋습니다

굳은살, 습진, 사마귀, 옴, 매독으로 인한 피부염 등에는 애기똥풀을 짓찧어 붙이거나 진하게 달여서 바르면 대개 2~4주면 낫습니다.

그러나 애기똥풀에는 독성이 있으므로 한꺼번에 너무 많은 양을 먹지 말아야 한다.

재료

말린 애기똥풀 10g, 물 500㎖.

제조법

탕기에 물 500㎖을 붓고 애기똥풀 10g을 넣어 미지근한 불에 끓여서 우려낸 뒤 하루에 두세 번 나누어서 마십니다.

봄에 애기똥풀 전초를 잘라서 물에 깨끗이 씻어서 그늘에 말립니다.

애기똥풀 전초

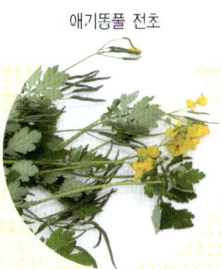

약성 맛은 쓰고 매우며 성질은 약간 따뜻하고 독이 있다.
처방 백굴채, 지유, 같은 양을 섞어 마른 엑기스를 만들어 위장경련으로 오는 복통에 쓴다. 한 번에 1~2g씩 하루 3번 먹는다. 또는 애기똥풀 6~10g을 달여 복통, 기침에 하루 3번에 나누어 먹는다.
헌 데, 피부결핵, 헤르페스에는 신선한 애기똥풀의 노란 진액을 내어 바른다.

심장에 열이 있을 때 좋은
바위솔
[돌나물과]

생약명:와송(瓦松)

여러해살이풀. 산지의 바위 겉에 붙어서 키 30cm 정도 자란다. 뿌리에서 나온 잎은 방석처럼 퍼지고 끝이 굳어져서 가시같이 된다. 꽃은 9월에 흰색으로 피고 원줄기 끝에 빽빽하게 모여 이삭처럼 달린다. 꽃잎은 5장이며 끝이 뾰족한 피침형이다. 열매는 골돌과이고 10월에 익는다.

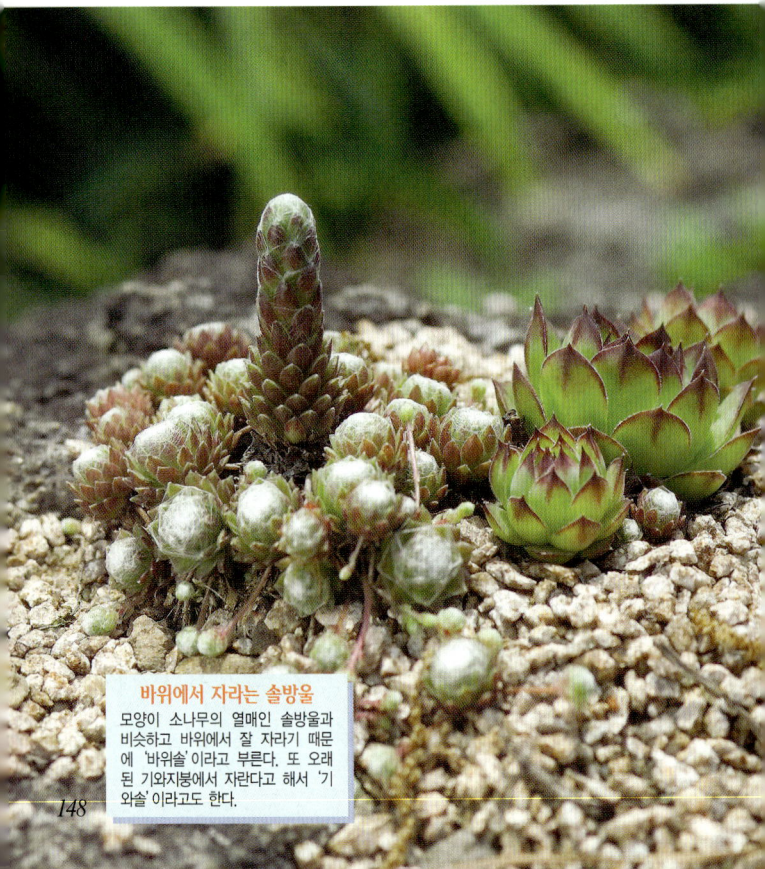

바위에서 자라는 솔방울
모양이 소나무의 열매인 솔방울과 비슷하고 바위에서 잘 자라기 때문에 '바위솔'이라고 부른다. 또 오래된 기와지붕에서 자란다고 해서 '기와솔'이라고도 한다.

심장에 열이 있을 때 좋은
바위솔차

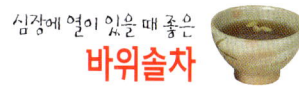

효능

심장에 열이 있거나 피부가 빨갛게 구진이 생기는 증상을 치료한다고 하여 소아 아토피 등에 쓰기도 합니다. 화상을 입었을 때와 독충에 물렸을 때는 생잎을 짓찧어 바르고 차를 만들어 마시면 낫는다고 합니다.

최근에는 암 치료에 효과가 있다는 보고가 있어 많이 구입을 하는데, 직접 먹지 말고 물에 삶아서 그 물을 마셔야 합니다.

재료

말린 바위솔 10g, 물 500㎖.

제조법

탕기에 물 500㎖을 붓고 바위솔 10g을 넣어 불에 끓여서 건더기는 체에 걸러 우려낸 물을 마십니다.

가루를 낸 바위솔을 5~6분 정도 물에 끓여서 가루가 갈아앉은 뒤 물만 마셔도 됩니다.

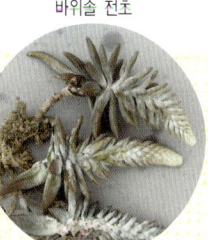

바위솔 전초

(약성) 맛은 시고 쓰며 성질은 서늘하다.

(처방) 소아에게 사용하는 경우에는 성인의 1/3에서 1/2 정도로 줄여서 먹이는 것이 좋으며, 임산부에 대한 영향은 아직 보고된 바가 없으므로 임산부 혹은 임신을 앞둔 여성은 먹지 않도록 주의한다.

그리고 소아에 따라서 알레르기 반응이나 두드러기가 나타날 가능성도 있으니, 평소 알레르기가 심한 어린아이는 조심해야 한다.

뼈와 관련된 병을 치료하는
골담초
(콩과)

생약명:골담초(骨擔草)

갈잎떨기나무. 중국 원산이며 산지에서 높이 2m 정도 자라고, 위쪽을 향한 가지는 사방으로 퍼진다. 잎은 어긋나고 깃꼴겹잎이며, 작은잎은 4개이고 타원형이다. 꽃은 나비 모양이며 5월에 연노란색으로 피고 잎겨드랑이에 1송이씩 달려 밑으로 늘어진다. 열매는 협과이고 원기둥 모양이며 9월에 익는다. 어린 잎은 나물로 먹고 뿌리는 약재로 쓴다.

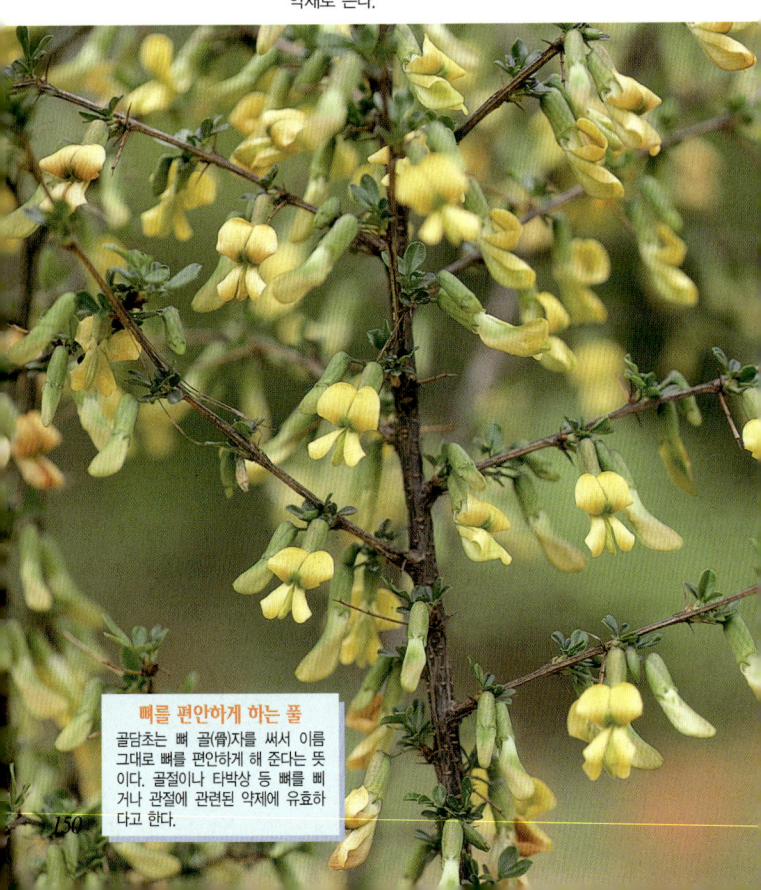

뼈를 편안하게 하는 풀

골담초는 뼈 골(骨)자를 써서 이름 그대로 뼈를 편안하게 해 준다는 뜻이다. 골절이나 타박상 등 뼈를 삐거나 관절에 관련된 약제에 유효하다고 한다.

뼈와 관련된 병을 치료하는
골담초차

효능

골담초는 그 이름 그대로 뼈를 편안하게 한다는 뜻이 담겨 있습니다. 신경통과 골절로 쑤시고 아플 때, 타박상이나 삔 데, 등 뼈와 관련되는 병에 약재로 쓰이고 있습니다.

재료

골담초 티스푼 2개, 물 150㎖.

제조법

탕기에 티스푼 2개 분량의 골담초와 뜨거운 물 150㎖를 5분간 두었다가 따라 마십니다. 연둣빛 차색과 담담한 맛, 은근한 향기가 질리지 않고, 여러 번 우려내어도 맛은 변함이 없습니다.

햇볕을 많이 받은 10월에 잎이 달린 가지를 채취하여 잘게 썰어 채반에서 살짝 쪄서 뜨거운 향토방에서 일주일간 말립니다. 마무리 건조는 은근한 불의 무쇠솥에 올려서 바삭하게 말려서 마무리합니다.

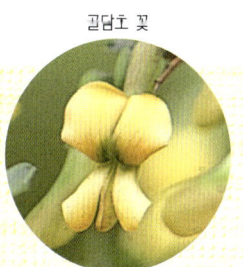

골담초 꽃

약성 맛은 달고 성질은 약간 차갑다.

처방 꽃과 가지, 뿌리 모두 차로 즐길 수 있는 골담초는 유익한 나무다. 5월에 피는 노란 꽃을 채취해 말려 두었다가 뜨거운 물을 부어 우려 마시는 골담초 꽃차는 여성들의 대하증이나 이명이 울릴 때 도움을 준다고 한다.

또한 늦가을에 채취한 뿌리를 말렸다가 달여 마시면 중풍을 예방하고 관절에 이롭다고도 한다.

쌓인 노폐물을 배출해 주는
녹두
[콩과]

생약명 : 녹두(綠豆)

한해살이풀. 인도 원산이며 농가에서 재배하고 키 30~80cm 자란다. 잎은 어긋나고 3출겹잎이며 작은잎은 넓은 피침형이다. 꽃은 8월에 노랑색으로 피고 잎겨드랑이에 여러 송이가 모여 달린다. 열매는 협과이고 억센 털이 있으며 검은색으로 익는다. 씨를 먹고 약재로도 쓴다.

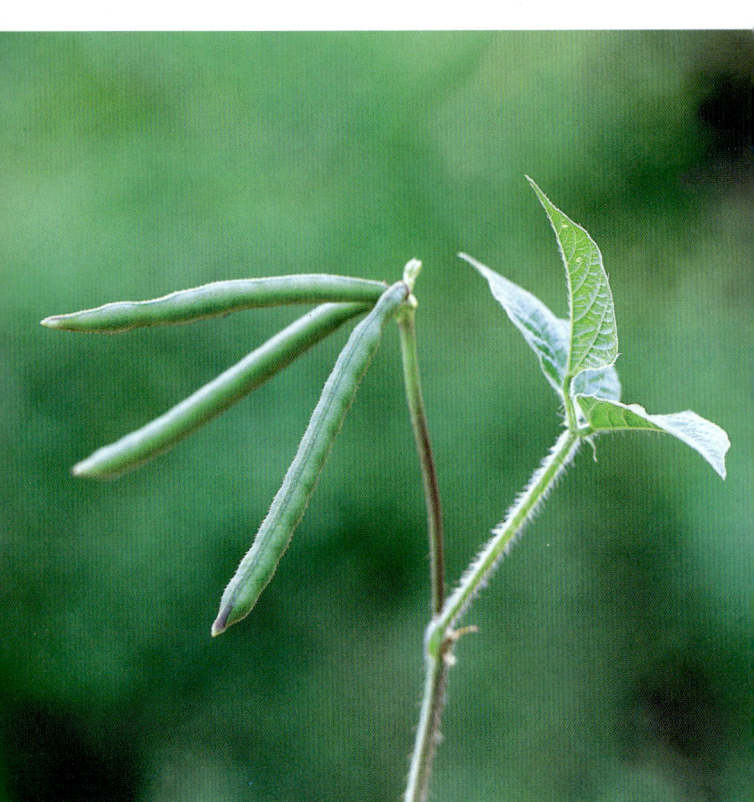

쌓인 노폐물을 배출해 주는
녹두차

효능

녹두는 차가운 성분의 곡류로서, 녹두차를 꾸준히 마시게 되면 쌓인 노폐물을 배출해 주어 다이어트에도 도움이 됩니다. 또한 피부 미용을 위해 녹두 비누가 출시되기도 했습니다.

재료

녹두 15g, 물 3.6ℓ.

만드는 법 1

녹두 15그램을 깨끗이 씻어 물을 붓고 은근한 불에 물이 절반쯤 되도록 달인 후 건더기는 삼베로 꼭 짜서 버리면 고소한 녹두차가 됩니다. 이것을 냉장고에 보관했다가 물처럼 마십니다.

만드는 법 2

먼저 탕기에 녹두 100g, 인삼 10g, 말린 귤 껍질 조금을 넣고 물 1ℓ를 부은 후 은근한 불에 1시간 정도 달인 다음 마지막으로 연잎 5g을 넣고 다시 10분간 더 달인 후 건더기는 버리고 꿀을 타 마십니다.

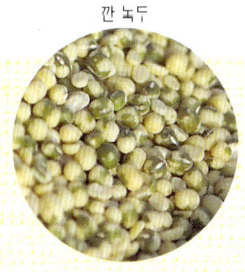
깐 녹두

(약성) 맛은 달고 성질은 차가우며 심장·위 경에 작용한다.
(처방) 녹두차는 특히 입술이 마르고 입 안이 헐었을 때 열독을 풀어 준다. 또한 이뇨작용이 있기 때문에 음주 후에 마시면 속이 편하고 술이 빨리 깬다.
'식료본초' 등 한의서에는 원기를 돋워 주고 오장을 조화시키고 정신을 안정시키며 '열을 없애고 독을 풀어주고 소변을 이롭게 한다'고 적고 있다.

정신을 맑게 하는
구절초
[국화과]
넓은잎구절초 · 선모초
생약명:구절초(九折草)

여러해살이풀. 키 50~100cm 정도 자란다. 잎은 달걀 모양이고 가장자리가 얕게 갈라지며 가장자리에 톱니가 있다. 꽃은 8~10월에 흰색으로 피지만 드물게 붉은 빛이 도는 것도 있고 줄기나 가지 끝에서 1송이씩 달린다. 총포는 반구형이고 포편은 3줄로 배열되며 가운데의 관상화는 노란색이다. 열매는 장타원형 수과이고 10~11월에 익는다. 꽃이 달린 전초를 약재로 쓴다.

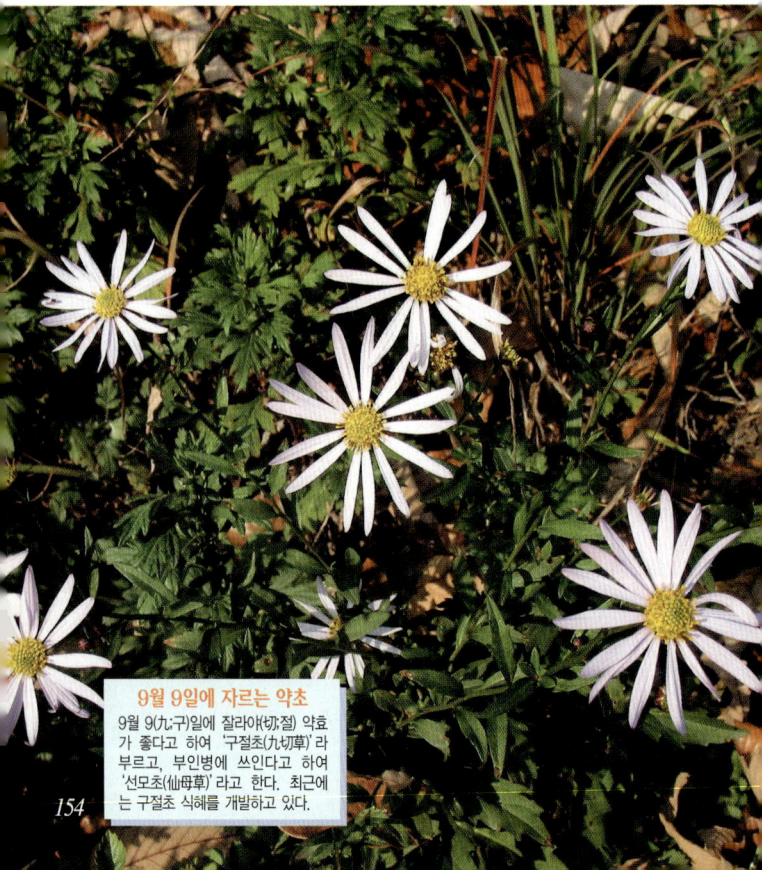

9월 9일에 자르는 약초
9월 9(九·구)일에 잘라야(切·절) 약효가 좋다고 하여 '구절초(九切草)'라 부르고, 부인병에 쓰인다고 하여 '선모초(仙母草)'라고 한다. 최근에는 구절초 식혜를 개발하고 있다.

머리를 많이 쓰는 사람에게 좋은
구절초차

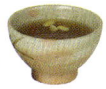

효능

정신이 맑아지고 집중력이 향상되기 때문에 머리를 많이 쓰는 사람이나 수험생에게 좋습니다. 또한 아랫배가 냉하거나 월경장애, 손발이 찬 사람에게 효과가 있습니다.
구취가 심한 사람은 구절초 끓인 물로 양치질하면 좋습니다.

※ 구절초는 독성은 없으나 알칼리성이므로 알레르기가 있는 사람은 삼가야 합니다.

재료

마른 구절초 20g, 물 1000㎖.

제조법

구절초를 1.5㎝ 정도로 잘라서 끓는 물에 우려내면 연하고 맑은 차가 됩니다. 이 차를 뜨거울 때 조금씩 마시면 향기가 입 안에서 오래도록 남습니다. 끓인 물을 냉장고에 넣어 두고 식수 대신 마셔도 좋습니다.
가을에 꽃이 핀 줄기를 엮어서 그늘지고 비를 맞지 않는 벽에 매달아 눕니다.

(약성) 맛은 쓰고 성질은 따뜻하다.

(처방) 가을에 구절초를 뿌리와 잎까지 함께 달여 마시면 부인병을 예방하는 데 좋다고 알려질 정도로 여성에게 좋은 약초로서 선모초라고도 부른다.
봄에 돋아나는 어린 싹은 나물로 먹고, 여름에는 튀김을 해서 먹기도 하며, 꽃은 떡을 만들어 먹기도 한다.

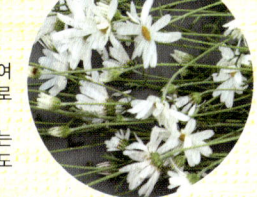

가슴이 답답하고 갈증 날 때
둥굴레
[백합과]

신선초
생약명:옥죽(玉竹)

여러해살이풀. 산과 들에서 키 30~60cm 자란다. 잎은 어긋나고 긴 타원형이며 한쪽으로 치우쳐서 퍼진다. 꽃은 종 모양이며 6~7월에 녹색빛을 띤 흰색으로 피고 잎겨드랑이에 1~2송이씩 달린다. 열매는 장과이고 둥글며 9~10월에 검게 익는다. 어린 잎과 뿌리줄기를 식용한다.

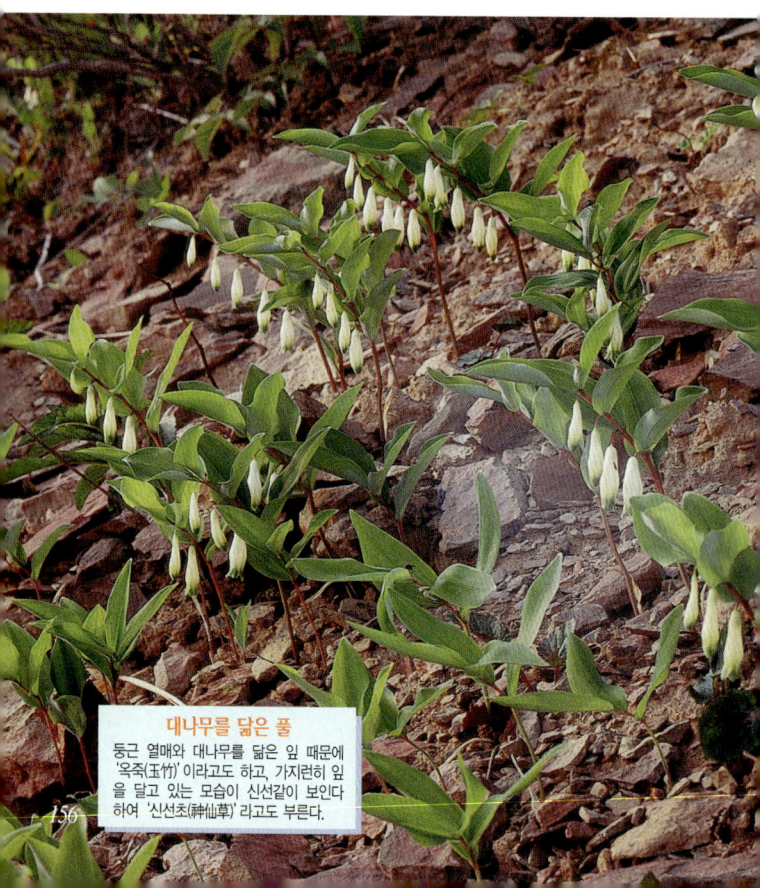

대나무를 닮은 풀
둥근 열매와 대나무를 닮은 잎 때문에 '옥죽(玉竹)'이라고도 하고, 가지런히 잎을 달고 있는 모습이 신선같이 보인다 하여 '신선초(神仙草)'라고도 부른다.

가슴이 답답하고 갈증 날 때
둥굴레차

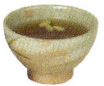

효능

몸이 허약하거나 마른기침을 자주 하는 사람, 가슴이 답답하고 갈증이 날 때에 좋습니다. 또한 당뇨병에도 좋은 효과를 본다고 합니다.

자꾸 먹어도 항상 허기를 느끼는 사람, 굶었다 과식하기를 반복하는 사람, 특히 다이어트로 기운이 없는 사람에게는 둥글레차가 좋습니다.

재료

둥굴레 10g, 물 1000㎖.

제조법

탕기에 둥굴레와 물을 끓여서 건더기는 건져 버리고 식혀서 보리차 대용으로 마십니다.

봄, 또는 가을에 뿌리줄기를 캐어 물에 씻습니다. 줄기와 잔뿌리는 다듬어 버리고 증기에 쪄서 햇볕에 말립니다.

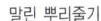
말린 뿌리줄기

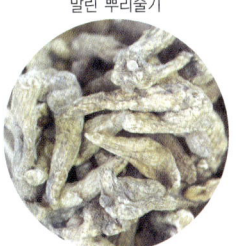

약성 맛은 달고 성질은 평하며 폐·위 경에 작용한다.
처방 둥굴레, 총백, 도라지, 백미꽃, 담두시, 박하 각각 12g, 감초, 대추 각각 4g을 섞은 가미위유탕은 음허로 열이 나고 기침이 나며 인후두가 아프고 갈증이 나는 데 쓴다. 달여서 하루 3번에 나누어 먹는다.

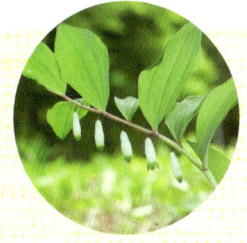

혈압을 내리게 하는
패랭이꽃
(석죽과)
생약명·구맥(瞿麥)

여러해살이풀. 들에서 키 30cm 정도 자란다. 잎은 마주나고 끝이 뾰족한 피침형이며 밑부분이 합쳐져 원줄기를 둘러싼다. 꽃은 6~8월에 진분홍색으로 피고 가지 끝에 1송이씩 달린다. 열매는 삭과이고 꽃받침으로 싸여 있으며, 9~10월에 익으면 4개로 갈라진다.

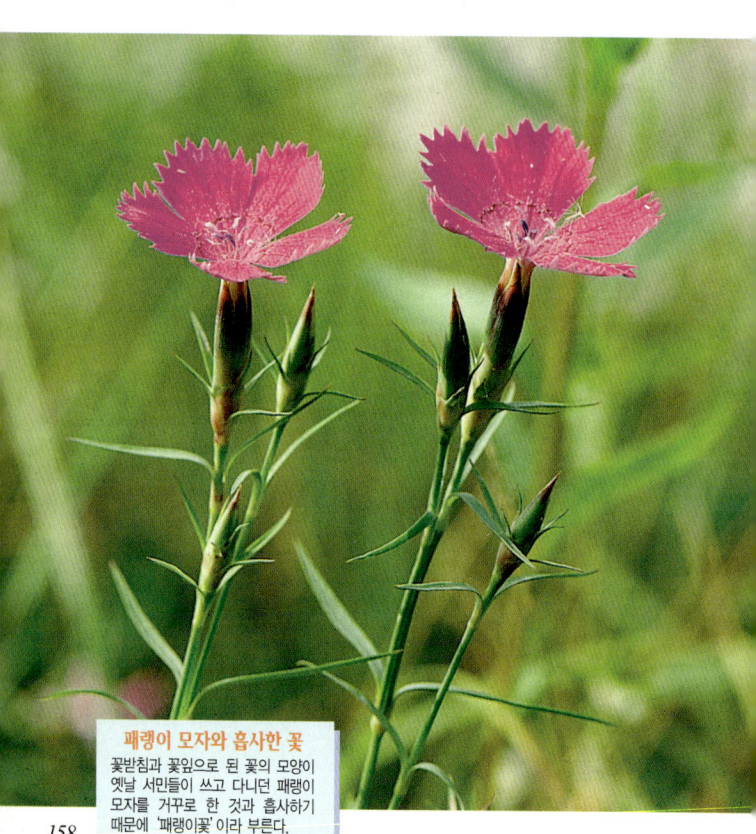

패랭이 모자와 흡사한 꽃
꽃받침과 꽃잎으로 된 꽃의 모양이 옛날 서민들이 쓰고 다니던 패랭이 모자를 거꾸로 한 것과 흡사하기 때문에 '패랭이꽃' 이라 부른다.

혈압을 내리게 하는
패랭이꽃차

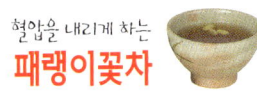

효능

소변이 잘 나오지 않을 때·부스럼·몸이 부을 때, 혈압이 높을 때 혈압을 내리는 데 도움이 됩니다. 또한 여성의 무월경일 때도 효과를 봅니다.

※ 임산부에게는 쓰면 안 됩니다.

재료

말린 패랭이꽃 10g, 물 600㎖.

제조법

잘 말린 패랭이꽃 10g에 물 600㎖를 넣고 약불에 1시간 정도 우려낸 후 식혀서 마시면 됩니다. 하루에 3번 나누어 마십니다.

여름부터 가을 사이에 패랭이꽃 전초를 베어서 말립니다.

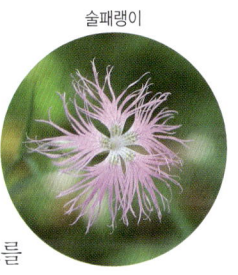

술패랭이

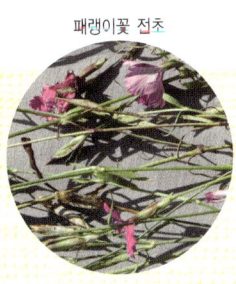

패랭이꽃 전초

(**약성**) 맛은 맵고 쓰며 성질은 차갑고 방광·심장경에 작용한다.
(**처방**) 구맥, 활석, 질경이씨, 아욱씨(동규자) 각각 8g을 원료로 하여 만든 구맥산은 소변을 잘못 보고 음부가 아픈 데(임증) 쓴다. 한 번에 6~8g씩 하루 3번 먹는다.
열림, 혈림, 방광염에 쓰는 팔정산에 구맥이 들어 있다.

강장 작용에 탁월한

더덕
[초롱꽃과(도라지과)]

사엽당삼
생약명 : 양유(洋乳)

여러해살이덩굴풀. 산에서 길이 2m 정도 자란다. 잎은 어긋나고 피침형이며 가지 끝에서는 모여 달린 것처럼 보인다. 꽃은 종 모양이며 8~9월에 자주색으로 피고 가지 끝에 달린다. 열매는 삭과이고 원추형이며 9월에 익는다. 어린 잎과 뿌리를 먹고, 뿌리는 약재로도 쓴다.

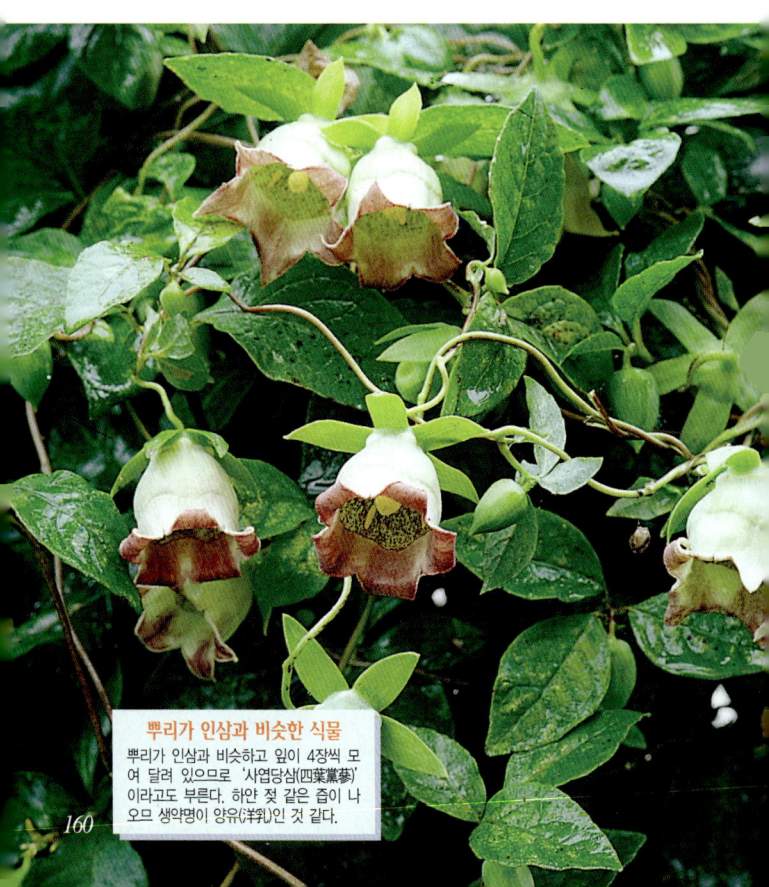

뿌리가 인삼과 비슷한 식물
뿌리가 인삼과 비슷하고 잎이 4장씩 모여 달려 있으므로 '사엽당삼(四葉黨蔘)'이라고도 부른다. 하얀 젖 같은 즙이 나오므로 생약명이 양유(洋乳)인 것 같다.

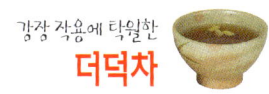

강장 작용에 탁월한
더덕차

효능

　더덕은 음(陰)을 보하고 열을 내리게 하며 폐를 눅여 주어 기침을 멈추며, 위를 보하고 진액이 생겨나게 한다고 합니다.
　따라서 더덕은 폐를 건강하게 하며 호흡기 질환에 도움이 됩니다. 즉, 열이 나고 기침을 할 때 · 만성이 된 기침 · 급만성 기관지염에 효과가 있습니다. 또한, 몸이 허약해 자주 졸리거나 피곤함을 느끼는 사람에게 좋습니다.

재료

　생더덕 한 뿌리, 우유 200㎖, 약간의 꿀.

제조법

　생더덕을 깨끗이 손질하여 강판에 곱게 갈아서 따뜻하게 데운 우유에 꿀을 한 스푼 넣어 마십니다.
　가을 또는 봄에 뿌리를 캐어 줄기와 잔뿌리를 다듬어 버리고 물에 씻어 햇볕에 말립니다.

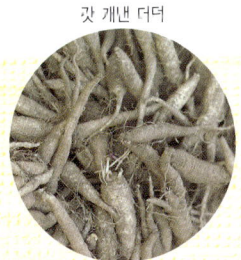

갓 개낸 더덕

- **약성**) 맛은 달고 쓰며 성질은 약간 차갑고 폐 · 위경에 작용한다.
- **처방**) 양유 22g, 맥문동 12g, 둥굴레 22g, 감초 12g, 뽕잎 12g, 제비콩 12g, 천화분 12g을 섞은 양유맥문동탕은 폐음이 부족하여 열이 나고 기침하는 데 쓴다. 달여서 하루 3번에 나누어 먹는다.
　폐열로 기침하는 데는 더덕 한 가지를 10~12g씩 달여 하루 3번에 나누어 먹어도 좋다.

동의보감 한방 약차

열이 나고 가슴이 답답할 때
갈대
[벼과(화본과)]
생약명 : 노근(蘆根)

여러해살이풀. 습지나 강가의 모래땅에 군락을 이루고 키 3m 정도 자란다. 잎은 가늘고 길며 끝이 뾰족하다. 잎집은 줄기를 둘러싸고 털이 있다. 꽃은 8~9월에 피고 처음에는 자주색이었다가 옅은노란색으로 변한다. 열매는 영과로서 10월에 익으며 씨에 갓털이 있어 바람에 쉽게 날려 멀리 퍼진다. 어린순은 식용하고 뿌리줄기는 약재로 쓴다.

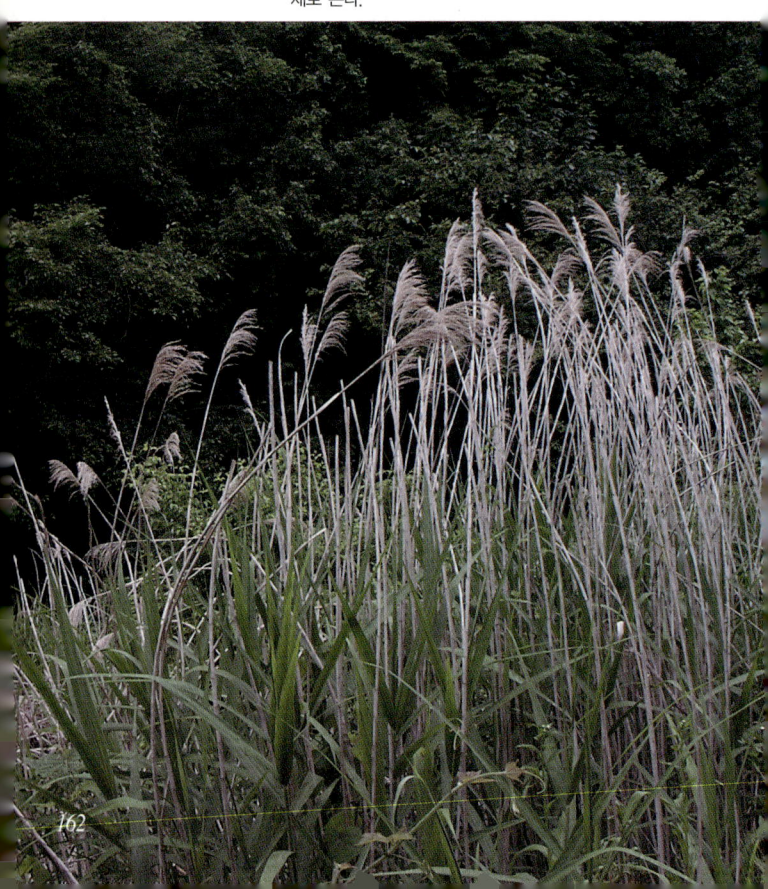

열이 나고 가슴이 답답할 때
노근차

※ 노근은 갈대 뿌리 줄기를 한방에서 부르는 이름입니다.

효능

열이 나고 가슴이 답답하며 갈증이 날 때, 위의 열로 인한 토사, 폐열로 인한 기침, 폐농양, 당뇨병, 몸이 부을 때, 황달 등에 좋습니다. 그 밖에 방광염, 관절염에도 효과를 봅니다.

폐병 치료에 효과가 있지만 비위가 약하여 소화가 잘 안 되는 사람은 피하는 것이 좋습니다.

토사곽란에는 갈대 꽃을 달여서 차로 마시면 효험이 있다고 합니다.

재료

갈대 뿌리(노근) 6~12g, 물 600㎖.

제조법

갈대 뿌리를 강한 불에 끓여서 우려낸 물을 마십니다.
봄 또는 가을에 뿌리줄기를 캐어 수염뿌리는 다듬어서 버리고 햇볕에 말립니다. 하지만 말리지 않은 신선한 것이 더 좋습니다.

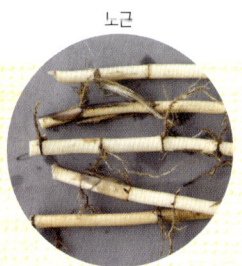

노근

(**약성**) 맛은 달고 성질은 차가우며 폐·위 경에 작용한다.
(**처방**) 갈대뿌리(노근) 24g, 율무 20g, 도인 8g, 동과자 8g을 섞은 위경탄은 폐옹에 쓴다. 달여서 하루 3번에 나누어 먹는다.
갈대뿌리 12, 참대껍질 10g, 생강즙 4g을 섞어 구토에 쓴다. 달여서 하루 3번에 나누어 먹는다.

소변을 잘 보게 하는
질경이
(질경이과)

생약명:차전자(車前子)

여러해살이풀. 풀밭이나 길가에서 10~50cm 자란다. 잎은 뿌리에서 뭉쳐나고 달걀 모양이다. 꽃은 6~8월에 흰색으로 피고 잎 사이에서 나온 꽃줄기 윗부분에 이삭처럼 빽빽이 달린다. 열매는 삭과이고 10월에 익으면 갈라져 뚜껑처럼 열리며 씨가 여러 개 있다. 어린 잎을 먹는다.

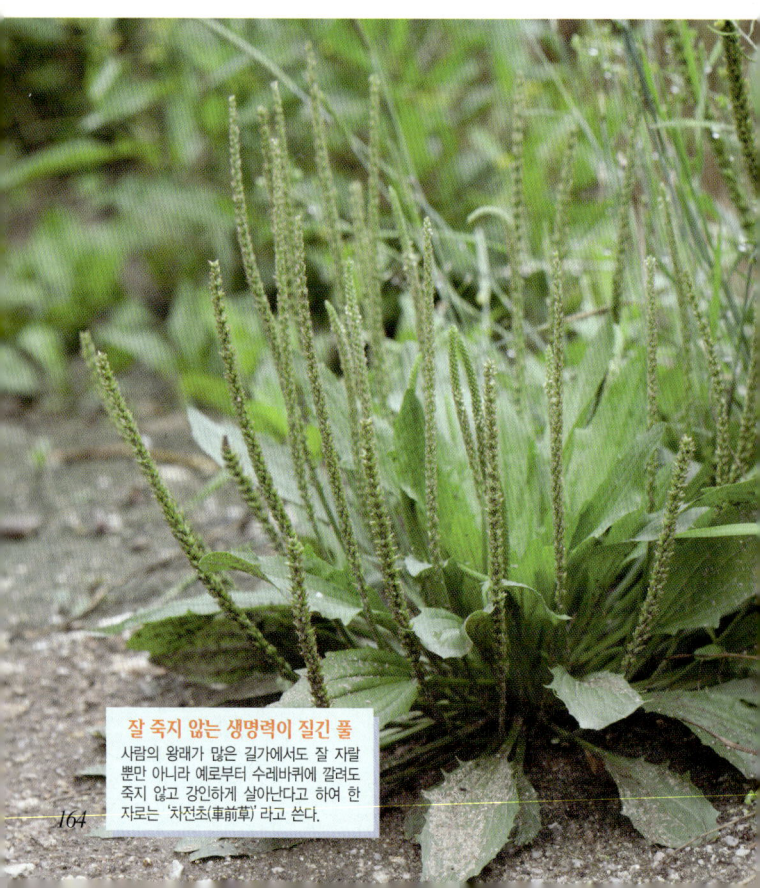

잘 죽지 않는 생명력이 질긴 풀
사람의 왕래가 많은 길가에서도 잘 자랄 뿐만 아니라 예로부터 수레바퀴에 깔려도 죽지 않고 강인하게 살아난다고 하여 한자로는 '차전초(車前草)'라고 쓴다.

소변을 잘 보게 하는
차전초차

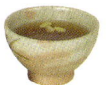

※ 차전초는 질경이 말린 것을 한방에서 부르는 이름입니다.

효능

방광에 습열이 있어 소변을 보지 못할 때, 방광염, 서습으로 인한 설사, 장염·이질, 눈이 충혈되어 붓고 아플 때, 예막·기침·급만성기관지염 등에 효과가 있습니다.

이뇨작용이 강하며 소화를 촉진시키고 만성 위염·위십이지장궤양에도 효과를 봅니다.

재료

질경이 5~20g , 물 500㎖(1일 분량).

제조법

질경이를 깨끗이 씻어 끓는 물에 삶아서 고운 천으로 짠 다음, 따끈할 때 하루 두세 번 나누어 마십니다. 설탕이나 벌꿀을 조금 타서 마시면 더욱 좋습니다. 많이 마셔도 부작용은 없습니다.

여름부터 가을 사이에 씨가 여물 때 꽃대를 잘라 햇볕에 말려서 씨를 털고 삽실을 없앱니다.

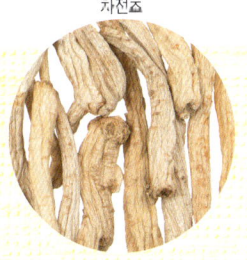

차전초

(**약성**) 맛은 달고 성질은 차가우며 소장·대장·비장·간 경에 작용한다.
(**처방**) 다른 약을 섞어 쓸 수도 있으나 질경이 한 가지를 써도 좋다. 즉 10~20g을 달여 하루 3번에 나누어 먹어도 좋다.

변비에는 차전초와 삼백초를, 축농증일때는 차전초와 쑥을 함께 우려 마시면 효과적이다.

간 기능을 높여 주는
용담
(용담과)

생약명·용담(龍膽)

여러해살이풀. 산지의 풀밭에서 키 60cm 정도 자란다. 잎은 마주나고 피침형이며, 가장자리가 깔깔하고 밑은 줄기를 감싼다. 꽃은 종 모양이며 8~10월에 자주색으로 피고 잎겨드랑이와 줄기 끝에 달린다. 열매는 삭과이고 길쭉하며 10~11월에 익는다. 어린 잎을 식용하고 뿌리를 약재로 쓴다.

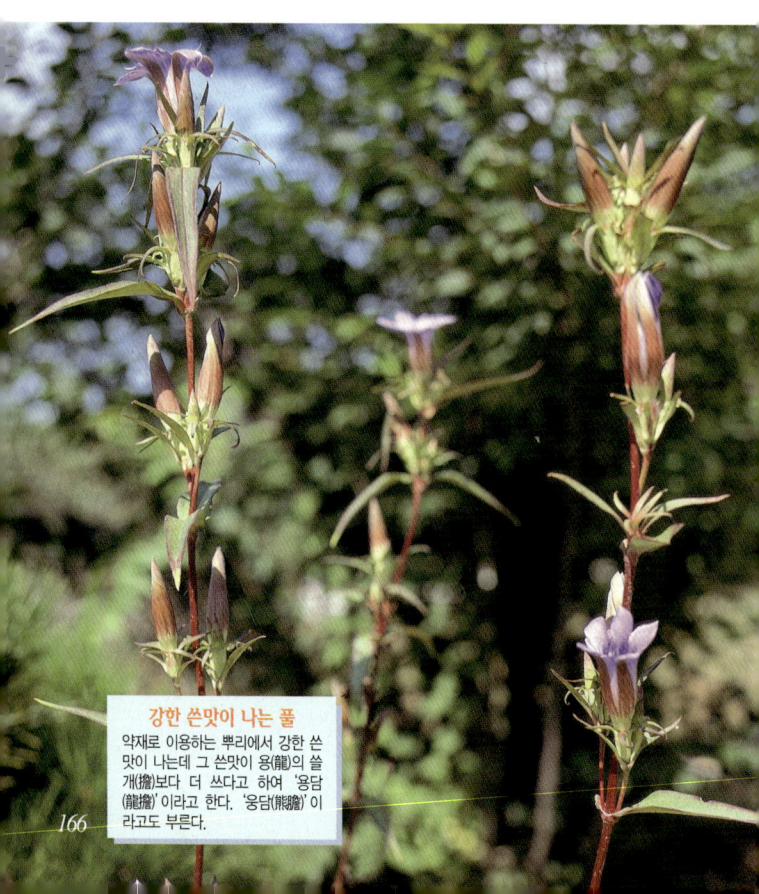

강한 쓴맛이 나는 풀
약재로 이용하는 뿌리에서 강한 쓴맛이 나는데 그 쓴맛이 용(龍)의 쓸개(膽)보다 더 쓰다고 하여 '용담(龍膽)'이라고 한다. '웅담(熊膽)'이라고도 부른다.

간 기능을 높여 주는
용담차

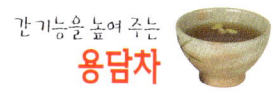

효능

간과 쓸개의 열로 인해 눈이 충혈되어 붓고 아플 때, 인후의 통증, 옆구리가 결리고 아플 때, 입이 쓸 때, 어린이의 급경풍, 황달, 습열로 인한 설사·이질·부스럼, 하초에 습열이 있어 붓고 아플 때·음부 가려움증·습진에 씁니다. 쓴맛의 건위제로 소화가 안 되고 입맛이 없을 때, 위염 등에도 씁니다. 간염 치료제로도 효과가 있습니다.

※ 원기가 부실하여 땀을 흘리며 설사할 때는 쓰지 않습니다.

재료

용담 뿌리 2~6g, 물 600㎖.

제조법

용담 뿌리, 혹은 용담 가루를 약불로 끓여서 건더기는 체에 거르고 우려낸 물을 마십니다.

가을에 용담의 뿌리를 캐어 줄기를 잘라내고 물에 씻어 햇볕에 말립니다.

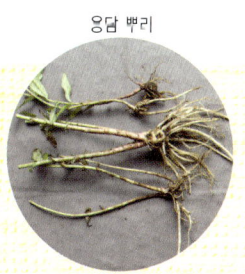

용담 뿌리

(**약성**) 맛은 쓰고 성질은 차가우며 간·쓸개·위 경에 작용한다.
(**처방**) 용담 11, 방풍 11, 황련 38, 우황 0.9, 청대 11, 사향 0.9, 빙편 1.9를 섞어 만든 양경환은 어린이 급경풍에 쓴다. 한살 아래의 아이에게 한 번에 0.4~0.6g씩 하루 3번 먹인다.

용담 6g, 시호 12g을 섞어 간과 쓸개의 열로 눈이 붉어지고 붓고 아픈 데 쓴다. 달여서 하루 3번에 나누어 먹는다.

진정 · 진통 · 혈압 강하제
창포
(천남성과)
생약명:창포(菖蒲)

여러해살이풀. 호수나 연못가의 습지에서 키 60~90cm 자란다. 잎은 뿌리에서 뭉쳐나고 긴 선형이며 밑부분이 서로 싸여서 잎집처럼 된다. 꽃은 6~7월에 노란색으로 피고 꽃잎이 없으며, 잎처럼 생긴 꽃줄기 중앙에 원기둥 모양으로 모여 달린다. 열매는 장과이고 긴 타원형이며 7~8월에 적색으로 익는다. 땅속줄기를 약재로 쓴다.

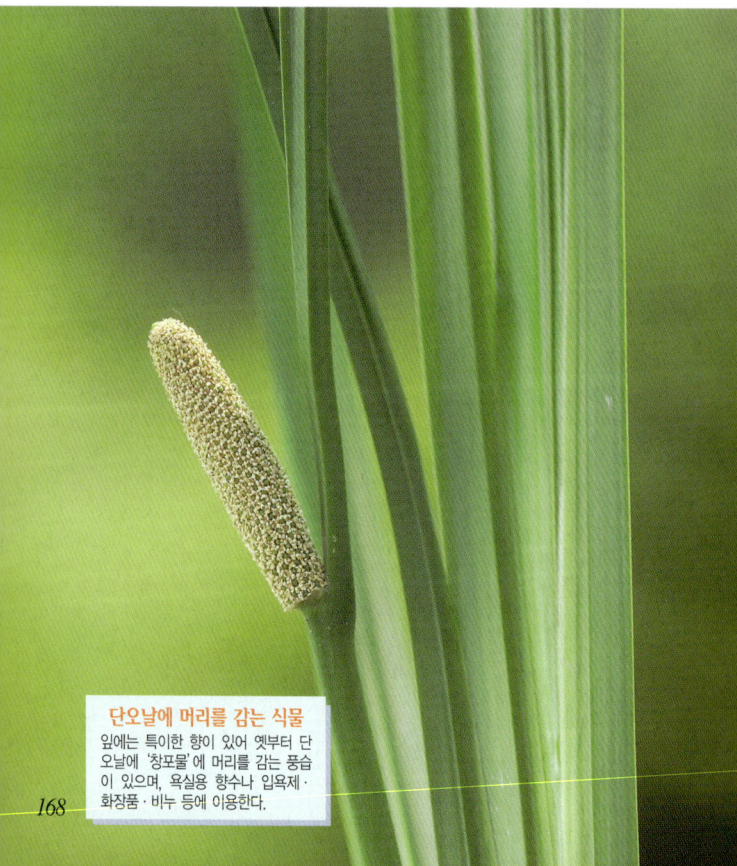

단오날에 머리를 감는 식물
잎에는 특이한 향이 있어 옛부터 단오날에 '창포물'에 머리를 감는 풍습이 있으며, 욕실용 향수나 입욕제 · 화장품 · 비누 등에 이용한다.

진정 · 진통 · 혈압 강하제
창포차

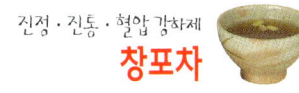

효능

간질병, 가슴두근거림, 건망증, 정신이 혼미할 때, 비장에 습이 있어 입맛이 없고 소화가 잘 안 되며 배가 더부룩하고 설사할 때, 저산성위염, 풍습으로 인한 통증, 만성기관지염, 적리, 장염, 각막염, 부스럼, 옴 등에 효과가 있습니다.
대추차와 비슷한 효능이 있습니다.

재료

창포 10g, 물 2ℓ, 꿀 약간.

제조법

잘게 썬 창포를 물에 넣고 15분 정도 끓입니다. 너무 센 불에 끓이지 말고 약불에서 서서히 우려내는 것이 좋습니다. 꿀과 함께 타서 마시면 더욱 좋습니다.
가을에 뿌리줄기를 캐어 물에 씻은 다음 비늘잎과 잔뿌리를 다듬어 햇볕에 말립니다.

창포 뿌리

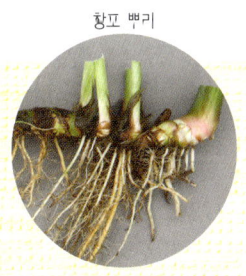

약성 맛은 쓰고 매우며 성질은 따뜻하다.

처방 창포, 원지, 복신, 용골, 각각 30g, 귀판 50g을 가루내어 건망증, 가슴두근거림, 정신이 혼미할 때 한 번에 5g씩 하루 3번 먹는다.
창포, 내복자(무씨), 신국 각각 10g, 향부자 12g을 달여서 소화가 안 되고 배가 더부룩할 때 하루 3번 나누어 먹는다.

부종을 제거하는 특효약

옥수수
(벼과(화본과))

생약명:옥미수(玉米鬚)

한해살이풀. 열대 아메리카 원산이며 농가에서 재배하고 키 1.5~2.5m 자란다. 잎은 어긋나고 끝이 뾰족한 긴 타원형이며 밑은 줄기를 감싼다. 꽃은 7~8월에 피고 수꽃이삭은 줄기 끝에 달리고 암꽃이삭은 줄기의 잎겨드랑이에 달린다. 열매는 둥글고 많으며 노란색으로 익는다. 열매를 식용하고 마른 암술대는 약재로 쓴다.

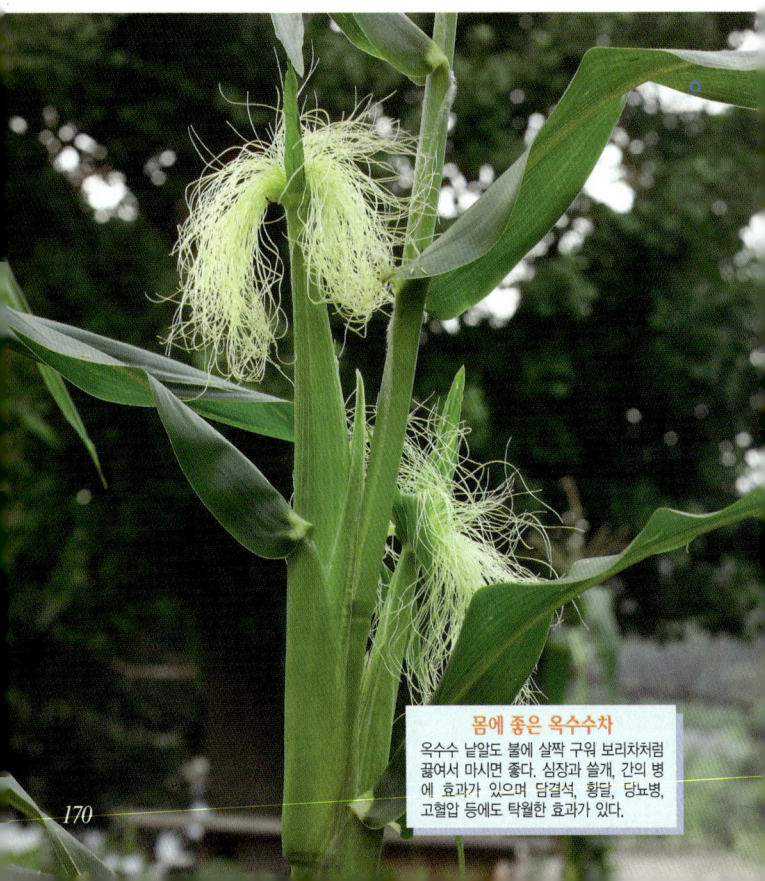

몸에 좋은 옥수수차

옥수수 낱알도 불에 살짝 구워 보리차처럼 끓여서 마시면 좋다. 심장과 쓸개, 간의 병에 효과가 있으며 담결석, 황달, 당뇨병, 고혈압 등에도 탁월한 효과가 있다.

부종을 제거하는 특효약
옥수수 수염차

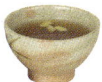

효능

옥수수 수염에는 소변을 배출시키는 효능이 있어 예로부터 부종을 제거하는 특효약으로 사용하여 왔습니다.
고혈압, 심혈관 질병, 부종에 좋습니다.

재료

옥수수 수염 20g, 결명자 10g,
감국 5g, 물 600㎖.

제조법

탕기에 각 재료를 넣고 물을 부어 끓입니다. 물이 끓기 시작하면 불을 줄인 후 은근하게 오랫동안 더 끓입니다.

건더기는 체로 걸러 내고 국물만 따라 내어 식힌 후 냉장고에 넣어 두고 하루에 세 잔 정도 마시면 적당합니다.

가을에 옥수수를 따서 껍질을 벗길 때 수염을 모아 햇볕에 말립니다.

옥수수 수염

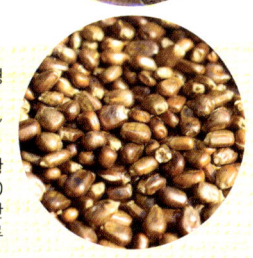

약성 맛은 달고 성질은 평하며 방광·간·쓸개 경에 작용한다.
처방 옥미수 한 가지를 탕약으로 써도 좋다. 10~20g을 달여 하루 3번에 나누어 먹는다.
옥미수 15g, 생열귀열매 10g, 율무 20g, 강황 20g, 감초 30g, 이노시톨 0.1g, 설탕 60g으로 100㎖ 되게 만든 옥미수배합제는 신장염, 만성간염, 간경화, 담석 등에 쓴다. 달여서 한 번에 10㎖씩 하루 3번 먹는다.

월경과 젖이 잘 나오게 하는
으름덩굴
(으름덩굴과)

생약명:목통(木通)

갈잎덩굴나무. 산과 들에서 길이 5m 정도 자란다. 잎은 어긋나고 손바닥 모양으로 갈라진 겹잎이며 작은잎은 타원형이다. 꽃은 암수한그루고 4~5월에 암자색으로 피며, 잎겨드랑이에 여러 송이가 모여 달린다. 꽃잎은 없고 꽃받침 3개가 꽃잎처럼 보인다. 열매는 장과이고 긴 타원형이며 10월에 자줏빛을 띤 갈색으로 익는다. 열매를 식용하고 뿌리와 가지는 약재로 쓴다.

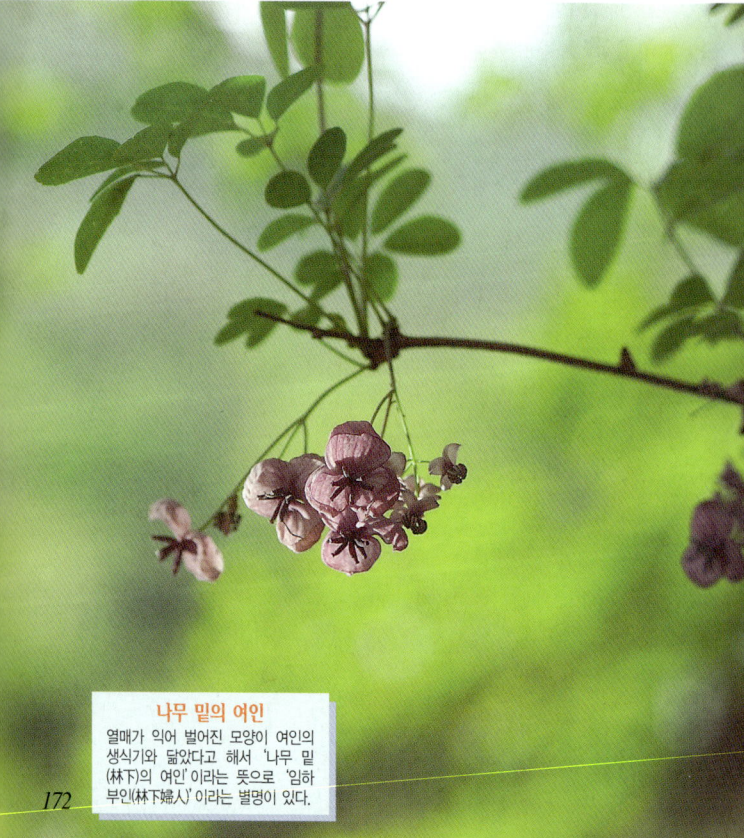

나무 밑의 여인
열매가 익어 벌어진 모양이 여인의 생식기와 닮았다고 해서 '나무 밑(林下)의 여인'이라는 뜻으로 '임하부인(林下婦人)'이라는 별명이 있다.

월경과 젖이 잘 나오게 하는
으름덩굴차

효능

몸이 부을 때, 소변을 잘 보지 못할 때, 소변 볼 때의 통증, 젖이 나오지 않을 때, 월경이 없을 때, 열이 나고 가슴이 답답할 때 등에 사용합니다. 특히 콩팥성 부기, 심장성 부기 및 임신부의 부기에 효과가 있습니다.

열매를 달여서 차로 마시면 불면증이 없어지고 줄기를 달여 먹으면 당뇨병에 좋습니다.

재료

으름덩굴 줄기 10g, 물 900㎖, 감초.

제조법

먼저 으름덩굴의 줄기를 물의 양이 절반이 될 때까지 끓이다가 감초를 넣어서 다시 끓여야 좋은 차를 만들 수 있습니다. 이것을 하루에 3번 나누어 마십니다.

봄 또는 가을에 줄기를 잘라 겉껍질을 벗기고 적당한 길이로 잘라 햇볕에 말립니다.

으름덩굴 줄기

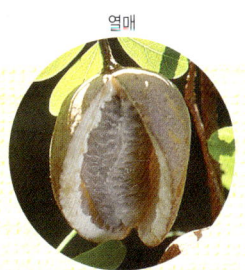
열매

- **약성** 맛은 맵고 달며 성질은 평(약간 차갑다)하며 심포락(心包絡)·소장·방광 경에 작용한다.
- **처방** 활석 8, 목통 4, 복신 4, 차전자 4, 구맥 4를 원료로 하여 만든 만전목통산은 방광에 열이 있어 배뇨장애가 있을 때 쓴다. 한 번에 10~12g씩 하루 3번 먹는다.

기를 잘 돌아가게 하는
탱자나무
(운향과)

생약명 : 지실(枳實)

갈잎 떨기나무. 울타리용으로 심으며 높이 3m 정도 자란다. 가지에 억센 가시가 어긋나게 달린다. 잎은 어긋나고 작은잎 3개로 이루어진 겹잎이며, 작은잎은 타원형이고 가장자리에 둔한 톱니가 있다. 꽃은 잎이 나기 전인 5월에 흰색으로 피고 잎겨드랑이에 1~2송이씩 달린다. 열매는 장과이고 둥글며 9월에 노란색으로 익는다.

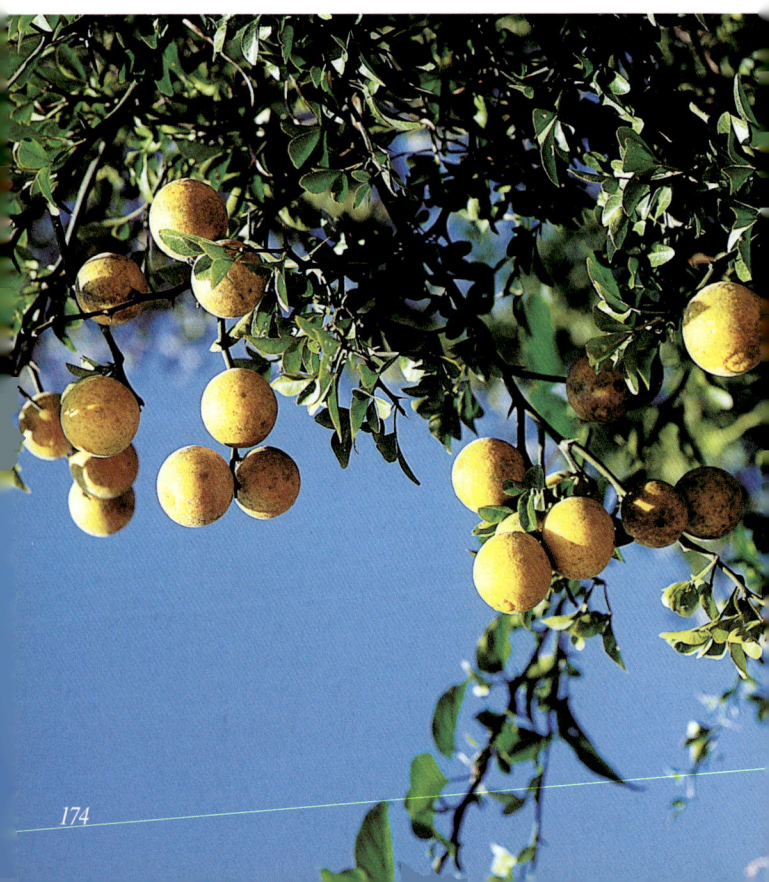

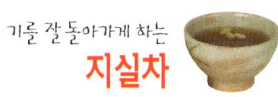

기를 잘 돌아가게 하는
지실차

효능

기를 잘 돌아가게 하므로 담으로 인해 가슴이 답답하며 기침이 날 때, 음식이 소화되지 않고 명치가 답답할 때, 옆구리가 결리고 아플 때 효과가 있습니다. 그 밖에 장출혈, 치질 등에도 효과가 있습니다.

재료

탱자(지실) 10~30개, 설탕 1000g.

제조법

깨끗이 말린 탱자의 씨를 빼고 적당한 크기의 병에 탱자와 설탕을 번갈아 가면서 저밉니다. 그런 다음 밀봉하여 30일 정도 지난 후에 찻잔에 적당량을 떠서 뜨거운 물을 부어 우려낸 뒤에 마시면 됩니다.

가을에 익기 시작하는 열매를 따서 반으로 잘라 햇볕에 말립니다.

탱자나무 꽃

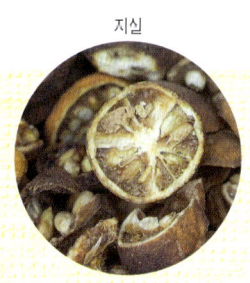

지실

- **약성** 맛은 쓰고 성질은 차가우며 폐·비장·위 경에 작용한다.
- **처방** 진피 12g, 지실 10g, 생강 10g을 섞어 기체로 가슴이 그득하고 아픈 데 쓴다. 달여서 하루 3번에 나누어 먹는다.

길경, 복신, 진피, 상백피, 지실, 빈랑피, 반하곡, 자소엽 씨, 자소엽 잎 각각 8g, 초감초 각각 4g, 생강 6g, 대추 4g을 섞은 분기음은 몸이 붓고 숨이 찬 데 쓴다. 하루 3번 먹는다.

피를 잘 돌아가게 하는

호장근
(마디풀과)

감제풀 · 까치수영 · 싱아
생약명 : 호장근(虎杖根)

여러해살이풀. 키 100~150cm 자란다. 어릴 때는 자주색 반점이 많고 줄기 속은 빈다. 잎은 어긋나고 넓은 창 모양이며 엽초 모양의 턱잎은 막질이다. 꽃은 암수딴그루로 6~8월에 흰색으로 피고 이삭화서를 이룬다. 꽃받침은 5장이고 꽃잎은 없다. 열매는 세모진 수과이고 날개처럼 된 꽃받침에 싸이며 9~10월에 암갈색으로 익는다. 어린 줄기를 식용하고 땅속줄기를 약재로 쓴다.

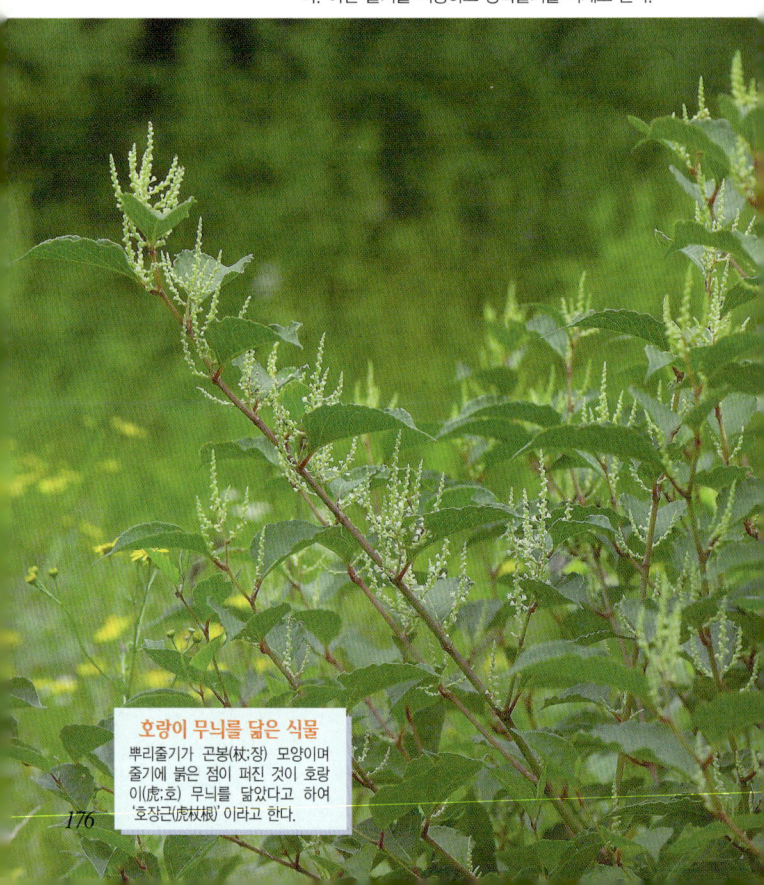

호랑이 무늬를 닮은 식물
뿌리줄기가 곤봉(杖;장) 모양이며 줄기에 붉은 점이 퍼진 것이 호랑이(虎;호) 무늬를 닮았다고 하여 '호장근(虎杖根)' 이라고 한다.

피를 잘 돌아가게 하는
호장근차

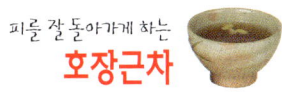

효능

주로 월경불순일 때, 소변 볼 때의 통증, 그리고 특히 석림(石淋:임질의 한 가지로, 신장이나 방광에 결석이 생기는 병.)에 좋습니다. 그리고 관절의 통증, 황달, 타박상, 부스럼에 효과가 좋습니다. 또한 늑막염에도 효과가 있습니다.

※ 임산부에게는 쓰지 말아야 합니다.

호장근 열매

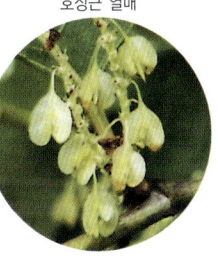

재료

호장근 6~10g, 물 600㎖.

제조법

호장근 뿌리나 가루를 끓여서 차로 달여 마십니다.

가을 또는 봄에 뿌리를 캐어 줄기와 잔뿌리를 다듬고 물로 깨끗이 씻어서 그대로 또는 10~25cm의 길이로 잘라 햇볕에 말립니다.

호장근 뿌리

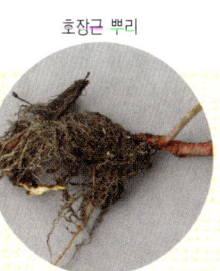

(약성) 맛은 쓰고 성질은 약간 따뜻하다.

(처방) 호장근 한 가지를 또는 다른 행혈조경약(行血調經藥)을 섞어 월경이 없을 때 쓴다. 호장근 6~10g을 달여서 하루 3번에 나누어 먹는다.
탕약은 억균작용, 항바이러스작용, 소염작용을 나타낸다.

항암 효과가 뛰어난
겨우살이
[겨우살이과]

참나무겨우살이
생약명·상기생(桑寄生)

늘푸른 더부살이 떨기나무. 물오리나무·밤나무·자작나무·참나무에 기생한다. 가지가 새둥지같이 둥글게 자라 지름이 1m에 달하는 것도 있다. 꽃은 암수딴그루이고 종 모양이며, 3월에 노란색으로 피고 가지 끝에 달린다. 열매는 둥글고 10월에 연한 노란색으로 익는다.

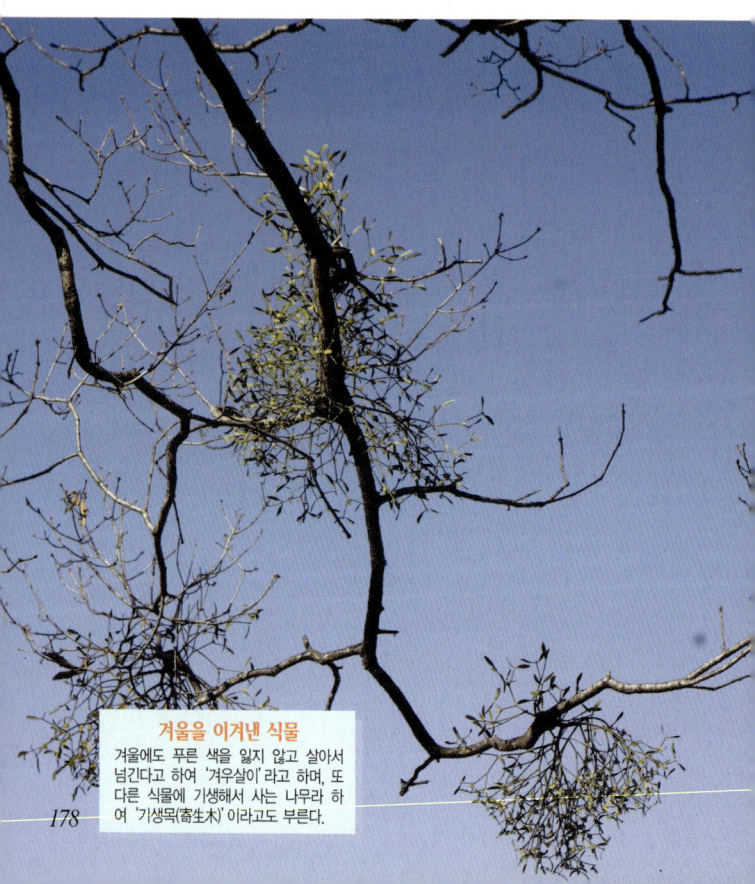

겨울을 이겨낸 식물
겨울에도 푸른 색을 잃지 않고 살아서 넘긴다고 하여 '겨우살이'라고 하며, 또 다른 식물에 기생해서 사는 나무라 하여 '기생목(寄生木)'이라고도 부른다.

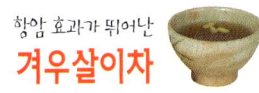

항암 효과가 뛰어난
겨우살이차

효능

풍습을 없애고 간과 신장을 보하며 힘줄과 뼈를 튼튼하게 하고 태아를 안정시키며 산모의 젖이 잘 나오게 합니다. 허리통증, 관절의 통증, 태동불안, 고혈압, 해산 후의 자궁출혈, 기타 내출혈에도 효과가 있습니다.

최근에는 항암 효과가 뛰어난 것으로 알려졌습니다.

재료

겨우살이 10g, 물 600㎖.

제조법

겨우살이를 탕기에 들어갈 적당한 크기로 잘라서 약한 불에 1시간 정도 달인 후 따뜻할 때 마시면 좋습니다.

겨우살이는 이름 그대로 겨울에도 모양이 변하지 않으므로 아무때나 발견하면 채취한 다음 잘라서 햇볕에 말리면 됩니다.

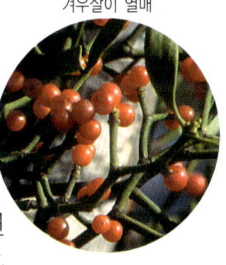

겨우살이 열매

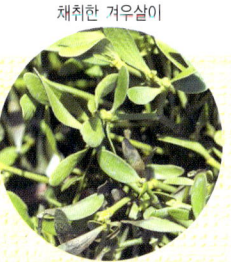

채취한 겨우살이

(**약성**) 맛은 쓰고 성질은 평하며 간·신장 경에 작용한다. 독성은 약하다.
(**처방**) 독활 6g, 겨우살이 6g, 당귀 6g, 숙지황 6g, 천궁 4g, 인삼 4g, 복신 4g, 우슬 4g, 두충 4g, 진교 4g, 세신 4g, 방풍 4g, 계피 4g, 감초 2g, 생강 6g을 섞은 독활기생탕은 신기가 부족한 데다가 풍습에 상하여 허리가 아플 때, 풍습으로 인한 관절 통증에 쓴다. 달여서 하루 3번에 나누어 먹는다.

변비에 좋은
복숭아나무
(장미과)

복사나무
생약명:도인(桃仁)

갈잎 중키나무. 과수로 재배하며 높이 3m 정도 자란다. 잎은 어긋나고 피침형이며 가장자리에 톱니가 있다. 꽃은 잎이 나기 전인 4~5월에 옅은 홍색 또는 흰색으로 피고, 꽃잎은 5장이며 잎겨드랑이에 1~2송이씩 달린다. 열매는 핵과이고 7~8월에 익으며 잔털이 많이 붙는다. 열매를 식용하고 씨는 약재로 사용한다.

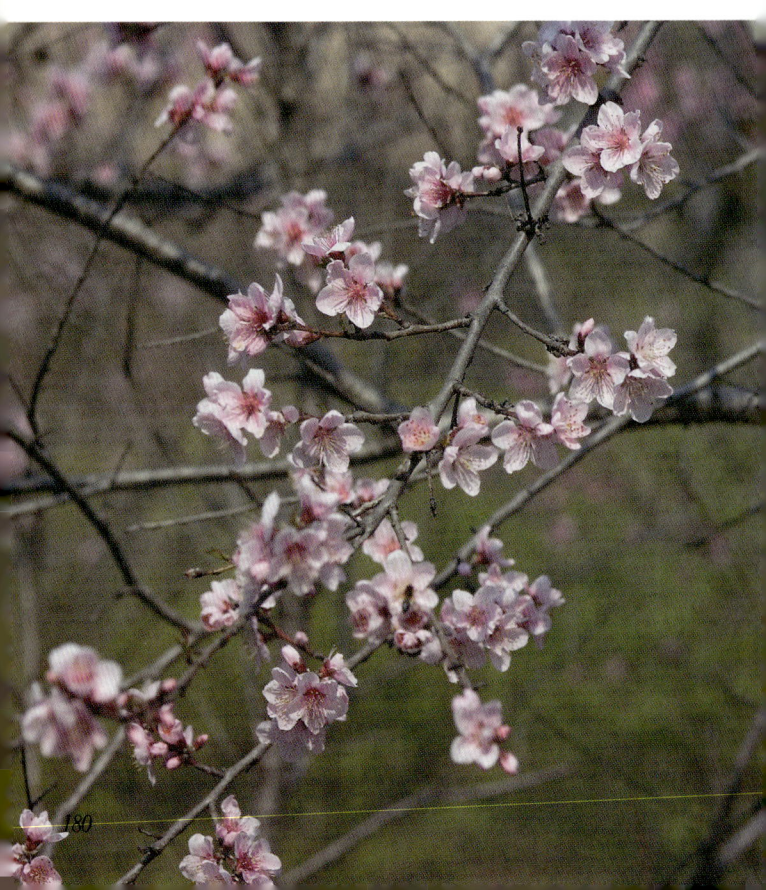

복사꽃차

변비에 좋은

효능

변비, 몸이 부을 때, 각기병, 월경이 없을 때 등에 효과가 있습니다. 그리고 담으로 인해 생기는 가래에도 효과가 있습니다. 그 밖에 기미 치료에도 효과가 있으며, 어혈을 풀어주고 진통작용을 합니다.

재료

말린 복숭아 꽃 3~5송이.

조제법

준비한 말린 복숭아 꽃을 찻잔에 먼저 넣은 다음 따뜻한 물을 부어 2~3분 정도 담가두어 향이 우러나오면 마십니다.

봄에 활짝 핀 꽃을 따서 그늘에서 말립니다. 깨끗이 손질한 꽃을 그늘에 7일간 말린 뒤 강한 햇빛에 2~3시간 더 말립니다.

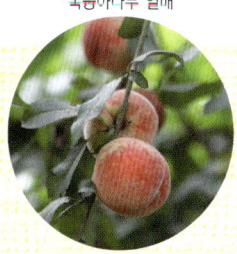

복숭아나무 열매

(약성) 맛은 쓰고 성질은 평하며 위·간·신장 경에 작용한다.
(처방) 변비에 다른 설사약을 섞어 쓸 수도 있고 복숭아꽃 한 가지를 6g 달여 하루 3번에 나누어 먹는다. 또는 가루내어 한 번에 1g씩 먹는다.

강한 항균 작용을 하는
머위
(국화과)

생약명 : 관동화(款冬花)

여러해살이풀. 산과 들의 습지에서 키 50cm 정도 자란다. 잎은 땅속줄기에서 나오고 콩팥 모양이며 가장자리에 톱니가 있다. 꽃은 암수딴그루며 4월에 흰색으로 피고 꽃줄기 끝에 잔꽃이 빽빽하게 달린다. 열매는 수과이고 원통형이며 6월에 익는다. 잎자루와 꽃을 식용하며, 꽃은 약재로도 사용한다.

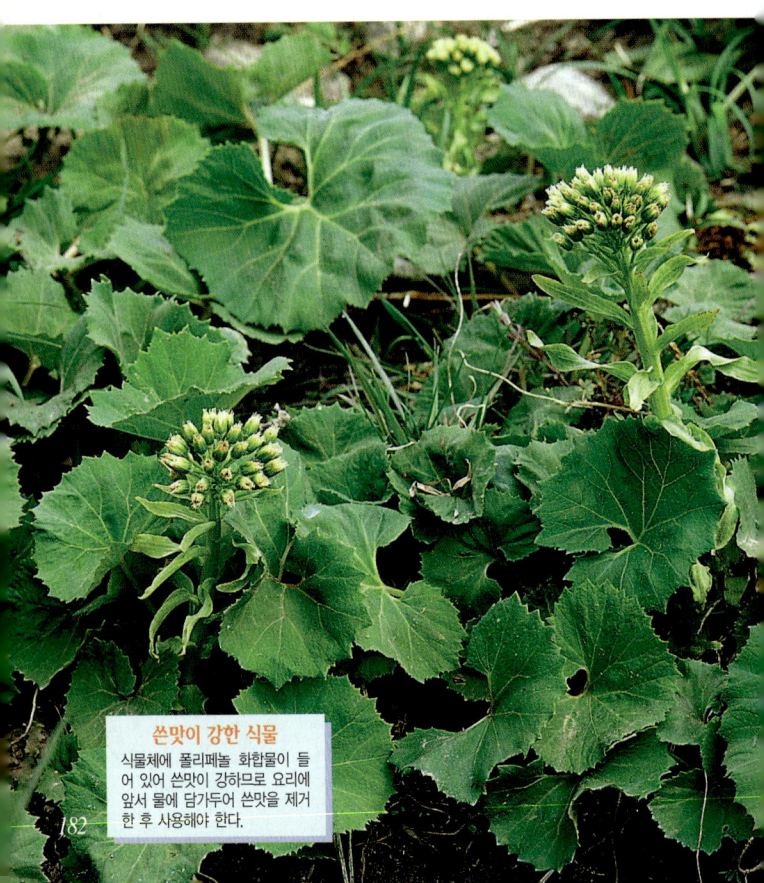

쓴맛이 강한 식물
식물체에 폴리페놀 화합물이 들어 있어 쓴맛이 강하므로 요리에 앞서 물에 담가두어 쓴맛을 제거한 후 사용해야 한다.

강한 향균 작용을 하는
머위 꽃차

효능

머위는 생명력이 강하고 번식력이 강해서 어디서든 잘 자랍니다. 어린 잎을 쌈을 싸서 먹으면 건강에도 좋을 뿐만 아니라 쌉싸름한 맛이 일품입니다.

머위는 강한 향균 작용을 합니다. 인후염, 편도선염, 기관지염에 효능이 있습니다. 타박상을 입은 데, 축농증, 눈에 다래끼가 생겼을 때도 효과가 좋습니다.

재료

머위 꽃(관동화) 7~8송이.

제조법

먼저 작은 꽃봉오리 7~8송이를 찻잔에 넣고 뜨거운 물을 부어 찻숟가락으로 저어서 3~4분 후에 마십니다.

봄에 꽃이 피면 씨가 생기기 전에 머위 꽃을 하나씩 떼어내어 깨끗히 씻은 후 그늘에 말려서 밀폐용기에 보관합니다.

머위 꽃

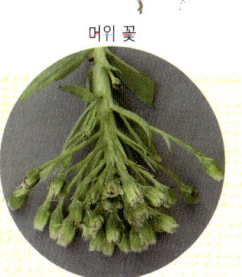

(약성) 맛은 맵고 달며 성질은 따뜻하고 폐경에 작용한다.
(처방) 관동화 4, 백합 5를 섞어 환을 만들어 폐결핵으로 기침하고 각혈하는 데 쓴다. 한 번에 4~6g씩 하루 3번 먹는다.

관동화에 개미취(자완)를 섞으면 기침을 멈추는 작용이 세지므로 이 두가지 약을 섞어 쓰는 경우가 많다. 머위꽃 10g에 행인 12g을 섞어 써도 좋다. 달여서 하루 3번에 나누어 먹는다.

당뇨에 좋은
개나리
〔물푸레나무과(목서과)〕
생약명:연교(連翹)

갈잎 떨기나무. 산기슭 양지에서 높이 3m 정도 자란다. 가지 끝이 밑으로 처지며 잔가지는 녹색에서 점차 회갈색으로 변한다. 잎은 마주나고 타원형이며 가장자리에 톱니가 있다. 꽃은 4월에 노란색으로 피고 잎겨드랑이에 1~3송이씩 달린다. 열매는 삭과이고 달걀 모양이며, 9월에 익는다. 관상용·생울타리용으로 심는다.

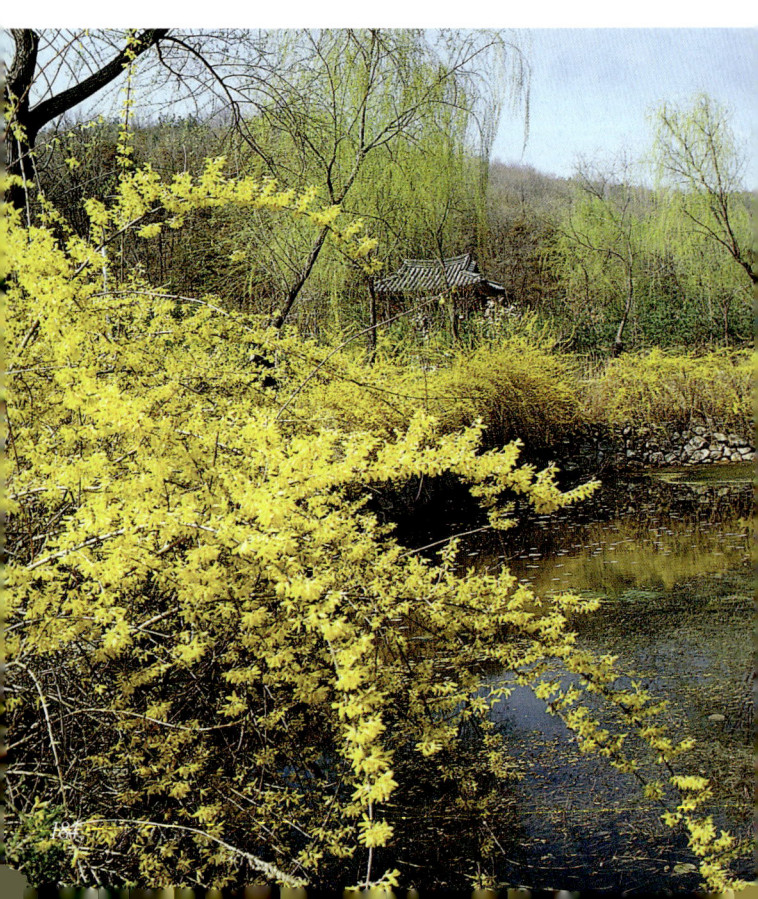

당뇨에 좋은 개나리 꽃차

효능

개나리 꽃은 당뇨에 좋는 효과를 볼 수 있습니다. 또한 이뇨·소염·해열·항균 작용을 합니다.

개나리열매 달임약은 억균작용이 있으며, 유행성감기의 바이러스에 대한 억제작용도 있습니다. 또한 구토를 멈추게 하고 소변을 잘 보게 합니다.

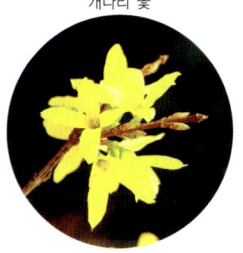

개나리 꽃

재료

말린 개나리 꽃 2~3g.

제조법

말린 꽃 2~3g을 찻잔에 넣고 2~3분 정도 우려내어 마십니다.

개나리 꽃을 깨끗이 손질하여 물로 씻어서 바람이 잘 통하는 곳에서 말립니다.

개나리 열매를 채취하려면 가을에 익은 열매를 따서 햇볕에 말립니다.

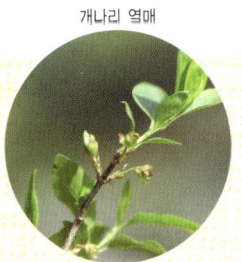

개나리 열매

(**약성**) 맛은 쓰고 성질은 차가우며 심장·위·쓸개·대장·삼초 경에 작용한다.
(**처방**) 연교(개나리 열매), 금은화, 강활, 독활, 시호, 전호(바디나물), 도라지, 천궁, 복신, 지실, 방풍, 형개, 박하, 감초, 생강 각각 6g을 섞어 만든 연교패독산은 부스럼 초기에 열이 나고 으슬으슬 추우며 머리가 아픈 데 쓴다. 달여서 하루 3번에 나누어 먹는다.

동의보감 한방 약차

간 질환의 특효약
헛개나무
(갈매나무과)

지구자나무
생약명 : 지구자(枳椇子)

갈잎 큰키나무. 높이 10m 정도 자란다. 잎은 어긋나고 넓은 난형이며 가장자리에 둔한 톱니가 있다. 꽃은 흰색으로 피고 잎겨드랑이와 가지 끝에 취상화서로 달린다. 꽃잎은 5장이고 꽃받침은 삼각형이다. 열매는 둥글고 갈색이며 단맛이 난다.

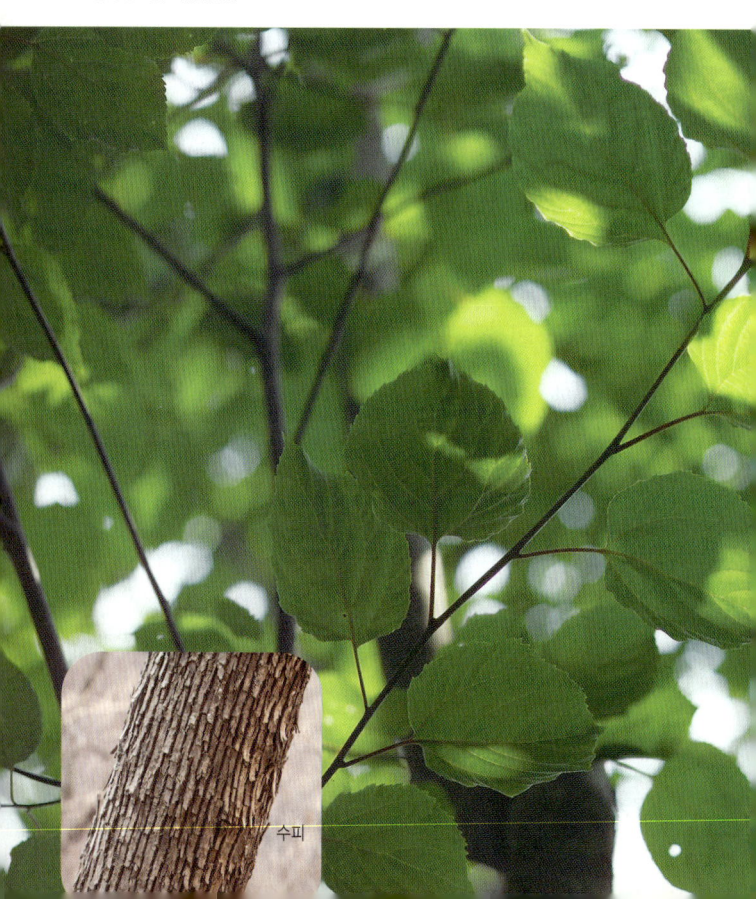

수피

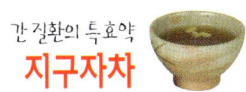

간 질환의 특효약
지구자차

※ 지구자는 헛개나무의 열매입니다.

효능

간 질환의 특효약으로 유명한 헛개나무는 전체가 약으로 사용되는데, 식욕을 돋우어 주며 피로를 풀어 줍니다. 또한 변비를 낫게 해 주고 숙취 해소에 특히 효과가 좋습니다.

옛날에 어떤 사람이 실수로 술 항아리에 헛개나무 가지를 떨어뜨렸는데, 얼마 후에 먹어 보니 술이 물처럼 변해 버렸다는 데서 헛개나무가 유명해지게 되었다고 합니다.

재료

헛개나무 열매(지구자) 30g, 물 2ℓ.

제조법

헛개나무 열매(지구자)를 깨끗한 물에 씻어서 열매를 20분 정도 물에 불립니다. 그런 다음 불에 올려서 끓이다가 물이 끓으면 불을 줄여 약한 불에서 30분 정도 더 끓입니다.

헛개나무 줄기 얇게 썬 것을 물에 끓여서 매일 음료수처럼 마시면 간 질환에 좋습니다.

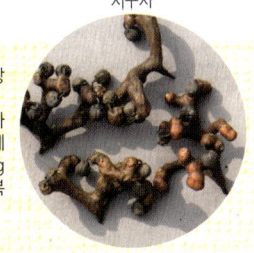

지구자

(**약성**) 맛은 달고 시며 성질은 평하고, 심장·비장에 작용한다.
(**처방**) 과도한 주색과 피로에 의한 토혈에는 지구자 150g, 자색 감자 1개를 돼지 심장, 돼지 허파와 함께 약한 불에 달여서 복용하거나 헛개나무 뿌리 300g을 돼지의 대퇴부 고기와 함께 약한 불에 달여서 복용한다.

해독 작용을 하는
제비꽃
[제비꽃과]

오랑캐꽃
생약명 : 자화지정(紫花地丁)

여러해살이풀. 산과 들에서 흔히 나며 키 10cm 정도 자란다. 잎은 밑동에서 뭉쳐나고 피침형이며, 끝이 둔하고 가장자리에 톱니가 있다. 잎자루가 길고 날개가 있다. 꽃은 4~5월에 보라색으로 피고 잎 사이에서 나온 꽃줄기가 끝에 1송이씩 옆을 향해 달린다. 열매는 삭과이고 넓은 타원형이며 6~7월에 익는다. 어린 잎은 나물로 먹는다.

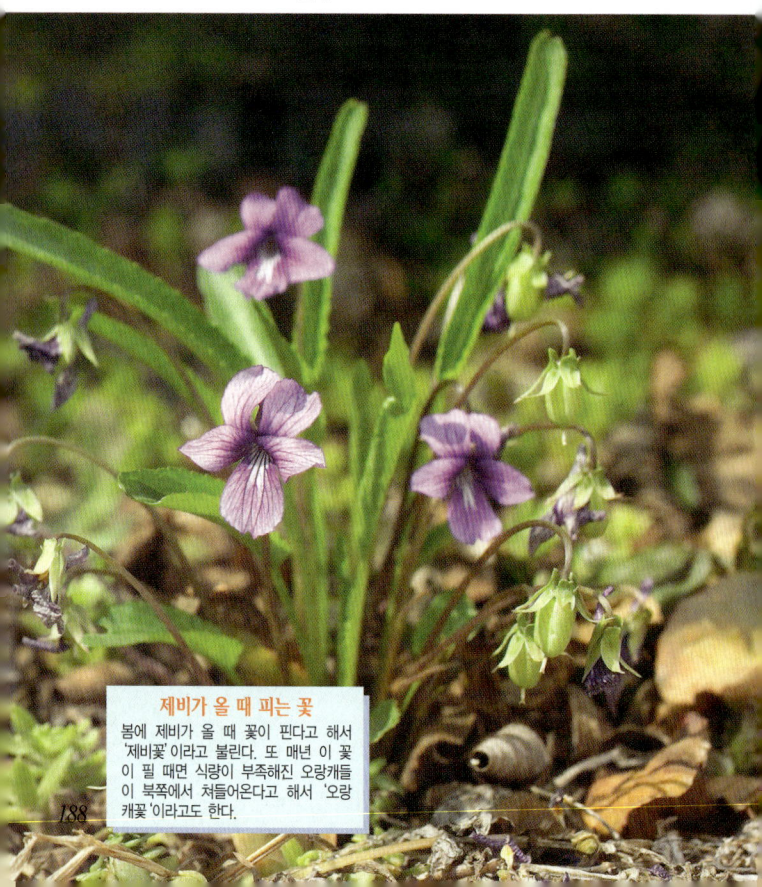

제비가 올 때 피는 꽃
봄에 제비가 올 때 꽃이 핀다고 해서 '제비꽃'이라고 불린다. 또 매년 이 꽃이 필 때면 식량이 부족해진 오랑캐들이 북쪽에서 쳐들어온다고 해서 '오랑캐꽃'이라고도 한다.

해독 작용을 하는 제비꽃차

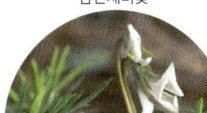

효능

부스럼, 헌데, 단독, 젖앓이, 눈이 충혈되고 붓고 아플 때, 코막힘, 이질, 황달, 요도염 등에 효능이 있습니다. 또 해독 작용을 하므로 독뱀에 물렸을 때 등에 효과가 좋습니다.

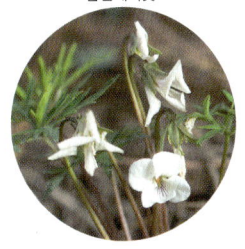

남산제비꽃

재료

제비꽃 2g, 물 600㎖.

제조법

제비꽃을 스팀에 2~3번 쪄낸 것을 이용하는데, 따끈한 물에 1~2분 정도 우려낸 후 마십니다.

여름철에 꽃잎이 떨어지지 않게 제비꽃 전체를 채취하여 그늘에서 말린 다음 밀봉하여 보관합니다.

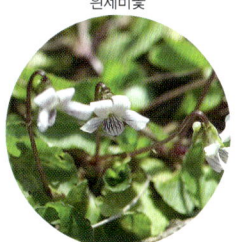

흰제비꽃

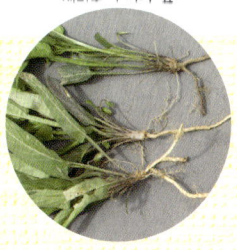

제비꽃 뿌리와 잎

(약성) 맛은 쓰고 매우며 성질은 차갑고 심장·간경에 작용한다.
(처방) 제비꽃, 포공영, 감국, 금은화 각각 12g을 달여 급성화농성염증에 하루 3번에 나누어 먹는다.
부스럼, 헌데, 유선염, 파상풍 등에 신선한 제비꽃 60g을 짓찧어 즙을 3번에 나누어 먹고 찌꺼기는 붙인다.

지혈작용과 설사를 멎게 하는
맨드라미
(비름과)

생약명 : 청상자(青箱子)

한해살이풀. 열대 아시아 원산이며 높이 90cm 정도 자라고 줄기에는 붉은빛이 돈다. 잎은 어긋나고 달걀 모양이며 잎자루가 길다. 꽃은 7~8월에 노랑색·홍색·흰색 등으로 피고, 편평한 꽃줄기 끝에 작은 꽃이 빽빽하게 달린다. 열매는 달걀 모양이고 꽃받침에 싸여 있으며 익으면 갈라져 뚜껑처럼 열린다.

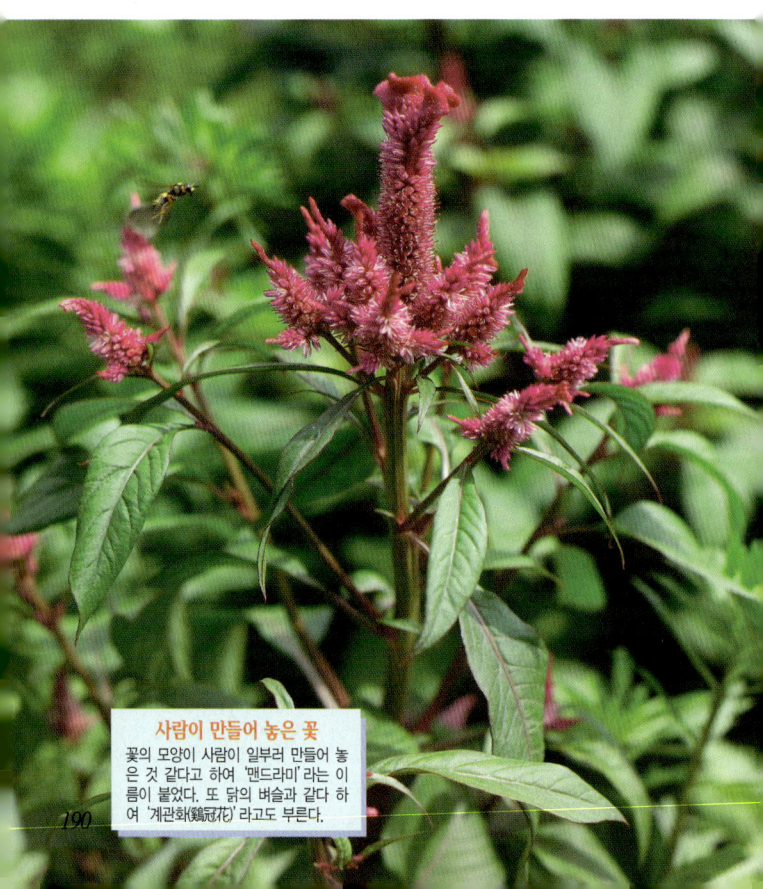

사람이 만들어 놓은 꽃
꽃의 모양이 사람이 일부러 만들어 놓은 것 같다고 하여 '맨드라미' 라는 이름이 붙었다. 또 닭의 벼슬과 같다 하여 '계관화(鷄冠花)' 라고도 부른다.

지혈작용과 설사를 멎게 하는
맨드라미 꽃차

효능

치질로 인한 출혈, 장의 출혈, 자궁 출혈, 혈리, 설사 또는 기침할 때 피가 섞여 나오는 증상, 토혈, 월경 과다 등에 지혈 작용을 합니다.

그 밖에 오십견과 다이어트에도 효과를 발휘합니다.

재료

말린 맨드라미 꽃잎 적당량.

제조법

따뜻한 물에 2~3분 정도 우려낸 다음 마시면 됩니다.

꽃이 필 때 꽃 이삭을 따서 소금물에 깨끗이 씻어 5일 정도 햇볕에 말립니다.

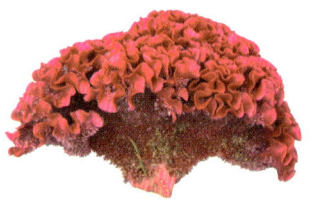

맨드라미 꽃

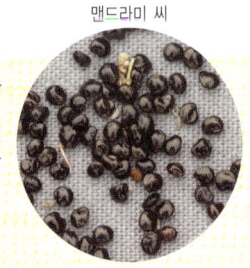

맨드라미 씨

(약성) 맛은 달고 떫으며 성질은 서늘하고 간·대장경에 작용한다.
(처방) 출혈에 다른 지혈약을 섞어 쓸 수도 있고 맨드라미꽃 한 가지를 가루내어 한 번에 2~3g씩 하루 3번 먹어도 좋다.

몸 속의 독소를 풀어 주는
나팔꽃
[메꽃과]

생약명 : 견우자(牽牛子)
　　　　흑축(黑丑)

한해살이덩굴풀. 민가 근처에서 길이 2~3m 자란다. 전체에 털이 빽빽이 나며 줄기가 다른 물체를 왼쪽으로 감아 올라간다. 잎은 어긋나고 염통 모양이며 잎자루가 길다. 꽃은 나팔 모양이며 7~8월에 붉은색·자주색·흰색 등으로 피고, 잎겨드랑이에서 나온 꽃줄기에 1~3송이씩 달린다. 열매는 삭과이고 둥글며, 9월에 익는다.

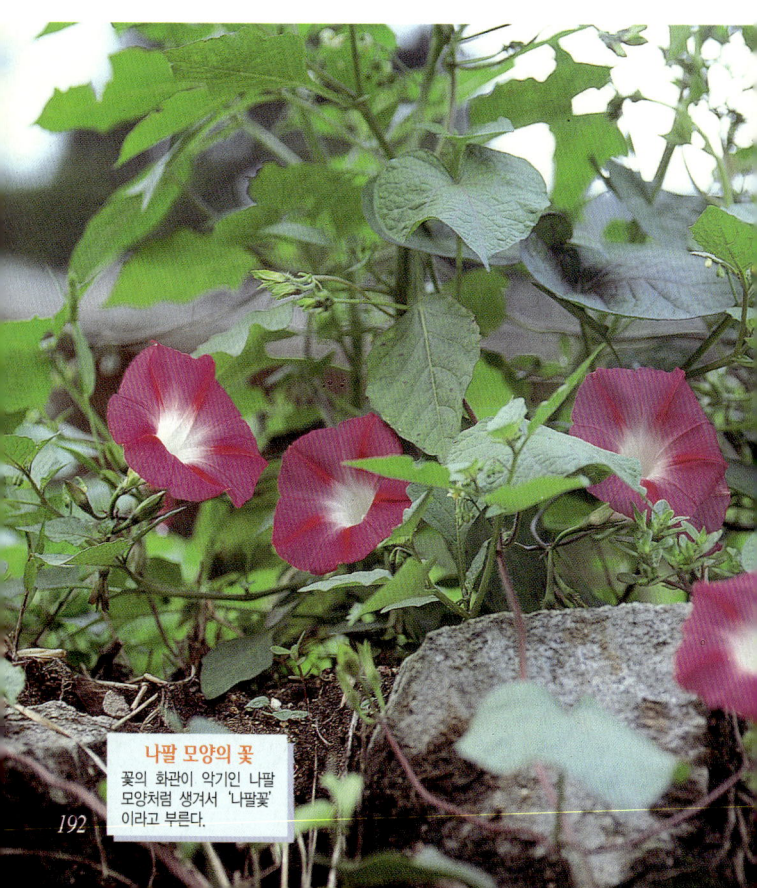

나팔 모양의 꽃
꽃의 화관이 악기인 나팔 모양처럼 생겨서 '나팔꽃'이라고 부른다.

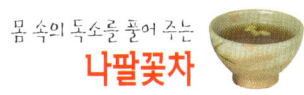

몸 속의 독소를 풀어 주는
나팔꽃차

효능

신경통에도 효과가 있다고 하며, 변비에 좋습니다. 이뇨작용을 하므로 몸 속의 독소를 배출해 줍니다.

또한 심한 딸국질을 할 때, 복수·각기병에 쓰며, 기생충을 제거하는 구충작용도 있습니다.

※ 임산부와 노약자에게 쓰면 안 됩니다.

재료

잘 말린 나팔꽃 잎 2~3장.

제조법

말린 나팔꽃 잎을 따뜻한 물에 우려내어 마십니다.

낮에는 꽃이 오므라들어 신선한 것을 구분하기 힘드므로 꽃이 피어나는 오전에 수확합니다.

꽃을 깨끗한 물에 다치지 않도록 씻어서 꽃을 그늘에서 1주일 정도 말린 다음 밀폐 용기에 보관합니다.

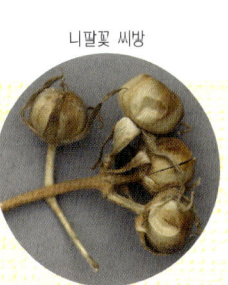

나팔꽃 씨방

약성 맛은 쓰고 성질은 차가우며 폐·대장·소장 경에 작용한다.
처방 견우자 4, 백출, 목향, 상백피, 목통, 육계, 진피 각각 9를 섞어 만든 가루약은 팔다리와 몸이 붓고 소변과 대변을 잘못 보는 데 쓴다. 한 번에 5~6g씩 하루 3번 먹는다.

이 약 한 가지만을 쓸 수도 있다. 가루내어 한 번에 1~1.5g씩 먹는다.

열을 내리게 하고 독을 푸는
민들레
〔국화과〕

생약명 : 포공영(浦公英)

여러해살이풀. 주로 양지에서 자라며 줄기는 없다. 잎은 뿌리에서 뭉쳐나고 피침형이며, 깊게 갈라지고 가장자리에 톱니가 있다. 꽃은 4~5월에 노란색으로 피고 잎 사이에서 나온 꽃줄기 끝에 1송이씩 달린다. 열매는 수과이고 긴 타원형이며 7~8월에 갈색으로 익는다. 어린 잎을 나물로 먹고 뿌리는 약재로 쓴다.

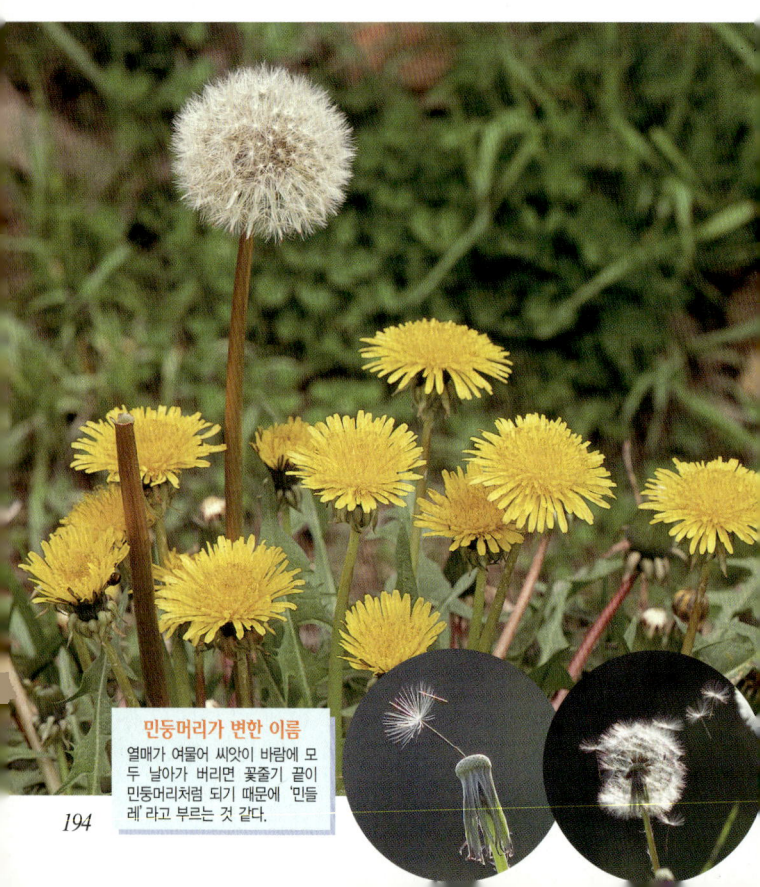

민둥머리가 변한 이름
열매가 여물어 씨앗이 바람에 모두 날아가 버리면 꽃줄기 끝이 민둥머리처럼 되기 때문에 '민들레'라고 부르는 것 같다.

※ 포공영은 민들레 전초를 말린 것입니다.

열을 내리게 하고 독을 푸는
포공영차

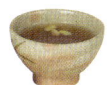

효능

열을 내리게 하고 독을 풀어 주므로 소염·이뇨작용을 합니다. 소화가 안 될 때, 변비에 좋습니다.

그 밖에 젖앓이, 젖이 잘 나오지 않을 때, 연주창, 부스럼, 식중독 등에도 효과가 있습니다.

※ 너무 많은 양을 쓰면 설사를 일으킵니다.

흰민들레

재료

바싹 말린 민들레 꽃봉오리 1~2송이.

제조법

민들레 1~2 송이를 따뜻한 물에 우려내어 마십니다.

민들레 꽃을 봉오리째 따서 찜통에서 충분히 익힌 다음 채반에 잘 펼쳐서 그늘에서 70% 정도 말린 뒤 프라이팬에 타지 않을 정도로 바싹 볶아 냅니다.

약제로 사용할 때는 봄부터 여름 사이에 꽃이 필 때 전초를 뿌리채로 뽑아 흙을 씻어 버리고 햇볕에 말립니다.

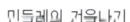
민들레의 거울나기

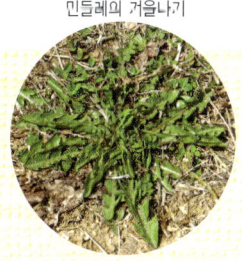

◑**약성** 맛은 쓰고 달며 성질은 차갑고 위·비장 경에 작용한다.
◑**처방** 유선염에 포공영 한 가지를 짓찧어 붙이거나 포공영, 금은화 각각 12g을 섞어 달여 먹는다. 하루 3번에 나누어 먹는다.

포공영, 천산갑, 왕불유행(장구채) 각각 10g을 섞어 젖이 잘 나오지 않는 데 쓴다. 달여서 하루 3번에 나누어 먹는다.

기력이 허약한 사람에게 좋은

두릅나무

(두릅나무과)

목말채 · 자노아 · 참두릅
생약명 : 총목피(惣木皮)

갈잎 떨기나무. 산록의 골짜기에서 높이 3~4m 자라며 줄기에 억센 가시가 많다. 잎은 2회짝수깃꼴겹잎으로 어긋나고 작은잎은 넓은 달걀 모양이며, 가시가 있고 뒷면 맥 위에 털이 난다. 꽃은 7~9월에 흰색으로 피고 가지 끝에 겹총상화서로 달린다. 열매는 납작한 공 모양 장과이고 10월에 검은색으로 익는다. 어린 순은 식용하고 열매와 줄기 껍질 · 뿌리는 약재로 쓴다.

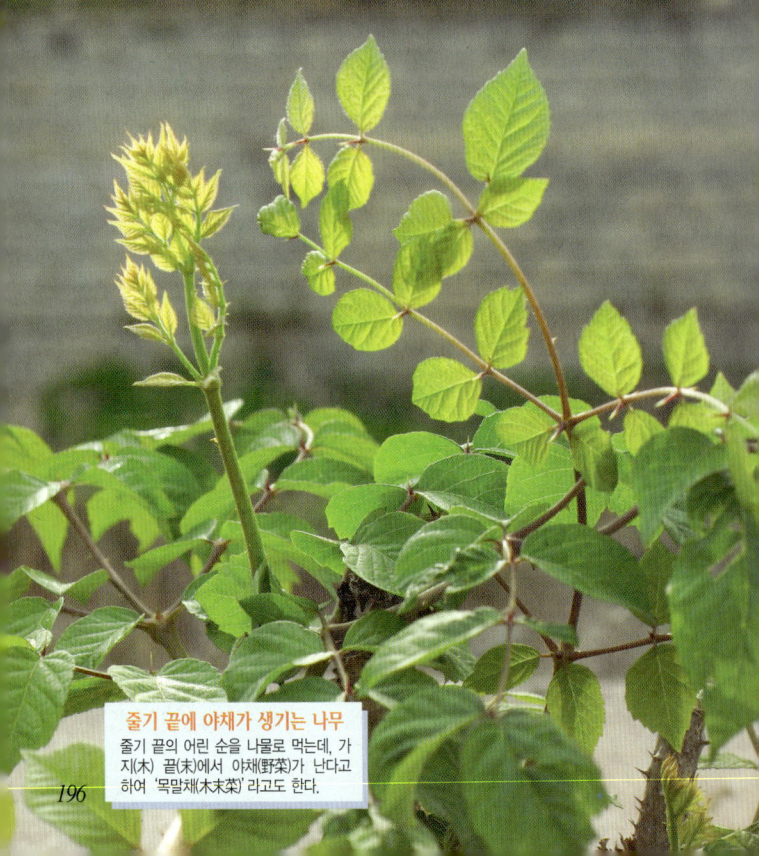

줄기 끝에 야채가 생기는 나무
줄기 끝의 어린 순을 나물로 먹는데, 가지(木) 끝(末)에서 야채(野菜)가 난다고 하여 '목말채(木末菜)'라고도 한다.

기력이 허약한 사람에게 좋은
두릅나무차

효능

기를 보하고 정신을 안정시키며 신장을 보하고 풍을 없애고 피를 잘 돌아가게 합니다. 사포닌이 많이 들어 있어서 인삼보다도 더 좋은 건강 식품이라고 말하기도 합니다.

기력이 허약한 사람, 신경쇠약, 관절염, 당뇨병, 심장신경증, 정신분열증, 저혈압 등에 효능이 있습니다. 또한 위암에도 좋습니다.

재료

두릅나무 뿌리 껍질 10g, 물 600㎖.

제조법

두릅나무 뿌리 껍질이나 가루를 물에 끓여서 하루에 세 번 나누어 마십니다.
봄에 싹이 나기 전에 뿌리의 껍질 또는 줄기의 껍질을 벗겨 햇볕에 말립니다.

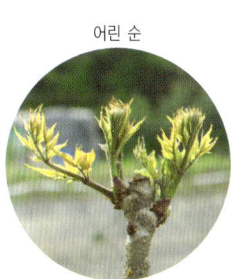
어린 순

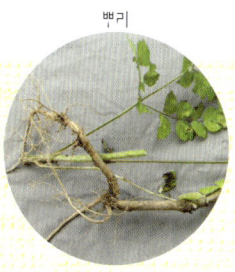
뿌리

약성 맛은 맵고 성질은 평하며 약간 독이 있다.

처방 다른 약을 섞어서 쓸 수도 있으나 이 약 한 가지를 쓰는 경우가 많다. 즉 이 약 6~12g을 달여 하루에 3번에 나누어 먹는다.

동물 실험에서 강장작용, 중추신경 계통에 대한 흥분작용, 강심작용, 혈당량을 낮추는 작용, 방사선 병을 예방·치료하는 작용 등이 있다는 것이 밝혀졌다. 독성은 인삼이나 가시오갈피보다 약 10배 더 세다.

부스럼·골절에 좋은
자귀나무
(콩과)

야합수 · 합환수
생약명: 합환피(合歡皮)

갈잎 중키나무. 산기슭 양지에서 높이 3~5m 자란다. 잎은 어긋나고 깃꼴겹잎이며 작은잎은 낫 모양이다. 꽃은 6~7월에 연분홍색으로 피고 작은 가지 끝에 15~20송이씩 달린다. 25개 정도인 붉은 수술이 꽃처럼 보인다. 열매는 협과이고 9~10월에 익으며, 편평한 꼬투리이고 씨가 5~6개 들어 있다.

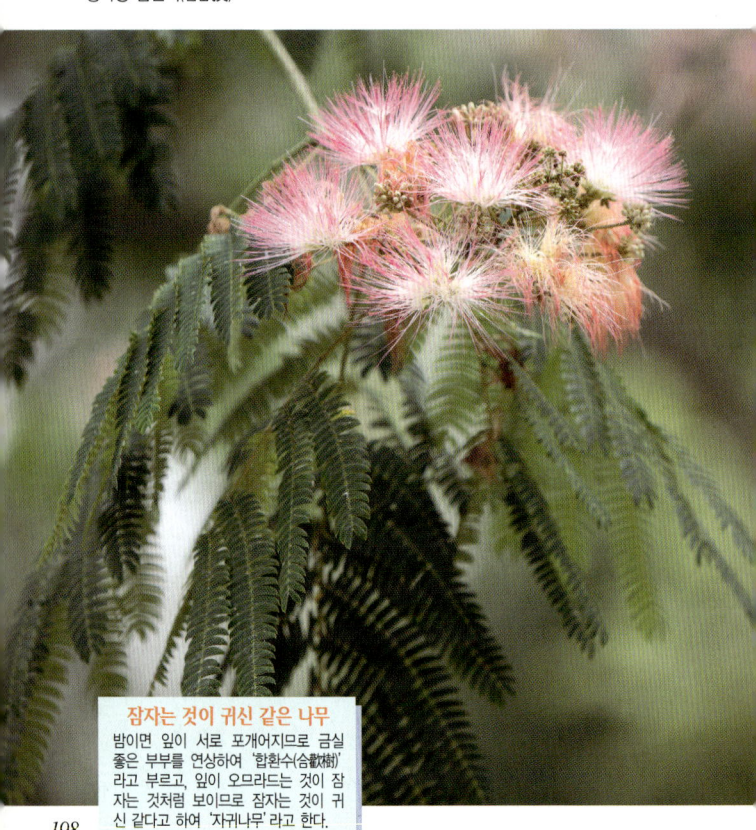

잠자는 것이 귀신 같은 나무

밤이면 잎이 서로 포개어지므로 금실 좋은 부부를 연상하여 '합환수(合歡樹)'라고 부르고, 잎이 오므라드는 것이 잠자는 것처럼 보이므로 잠자는 것이 귀신 같다고 하여 '자귀나무'라고 한다.

부스럼·골절에 좋은
합환피차

효능

정신을 진정시키고 피를 잘 통하게 하며 부은 것을 내리우고 통증을 가라앉힙니다. 그러므로 건망증, 불면증, 폐에 생기는 염증, 부스럼, 뼈가 부러진 데 등에 효능이 있습니다.

또한, 잡생각이 많고 불안할 때는 자귀나무의 꽃으로 차를 만들어 마시면 진정이 됩니다.

재료

자귀나무 껍질(합환피) 10~15g, 물 600㎖.

제조법

자귀나무를 잘게 자르거나 가루를 내어서 달여 그 물을 마십니다.

여름부터 가을 사이에 껍질을 벗겨 햇볕에 말립니다. 자귀나무의 꽃도 차로 만들어 마셔도 됩니다.

합환피

잎과 줄기

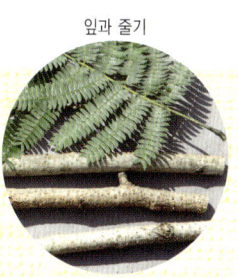

(**약성**) 맛은 달고 성질은 평하며 심장·비장·폐 경에 작용한다.
(**처방**) 합환피 한 가지만을 쓰거나 또는 합환피 12g, 산작약 12g, 백자인 12g, 용골 12g, 호박(琥珀) 4g을 섞어 잠을 자지 못하는 데 또는 건망증에 쓴다. 달여서 하루 3번에 나누어 먹는다.

설사·이질에 효과적인
범꼬리
(마디풀과)
생약명: 권삼(拳蔘)

여러해살이풀. 깊은 산 풀밭에서 키 30~80cm 자란다. 잎은 밑동에서 모여나고 긴 피침형이며 잎자루는 잎집이 된다. 꽃은 7~8월에 연분홍색 또는 흰색으로 피고 줄기 끝에 모여 이삭처럼 달린다. 열매는 수과이고 세모지며, 표면에 광택이 나고 9~10월에 익는다. 어린 잎과 줄기는 먹을 수 있다.

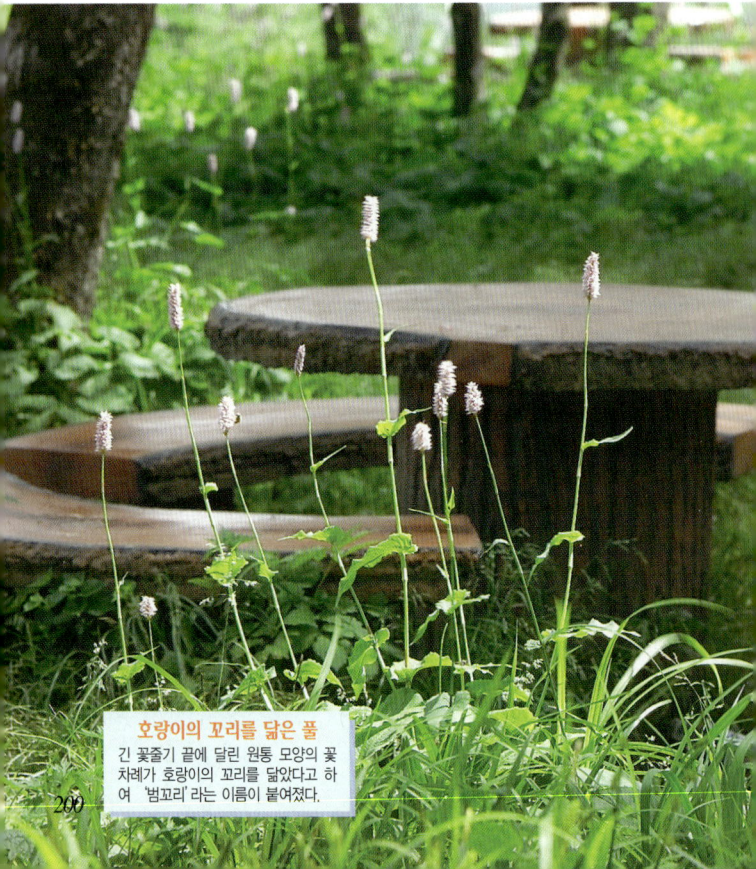

호랑이의 꼬리를 닮은 풀
긴 꽃줄기 끝에 달린 원통 모양의 꽃차례가 호랑이의 꼬리를 닮았다고 하여 '범꼬리'라는 이름이 붙여졌다.

설사·이질에 효과적인 권삼차

효능

혈액의 열을 내리게 하고 독을 풀어 주며 설사를 멈추게 하는 약성이 있으므로 설사, 이질, 장염, 어린이의 간질, 구내염, 부스럼, 연주창, 뱀에 물렸을 때 등에 효능이 있습니다.

재료

범꼬리 뿌리(권삼) 가루 6~9g, 물 600㎖.

조제법

범꼬리 뿌리(권삼) 가루를 따끈한 물에 우려내어 체에 걸러서 하루에 3번으로 나누어 마십니다.

단, 치료를 위해서는 범꼬리 뿌리 가루를 한 번에 1~2g씩 하루 3번 먹는 방법으로 세균성이질이나 장염 등을 치료하기도 합니다.

봄과 여름에 수염뿌리가 없는 것으로 채취해서 햇볕에 말립니다.

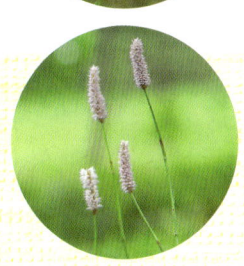

(**약성**) 맛은 쓰고 성질은 약간 차가우며 간경에 작용한다.
(**처방**) 다른 약을 섞어 쓸 수 있으나 설사, 이질에 이 약 한 가지를 쓸 수 있다. 하루 6~9g을 달여 3번에 나누어 먹는다.
또는 범꼬리 뿌리(권삼) 가루 한 가지를 한 번에 1~2g씩 하루 3번 먹는 방법으로 세균성이질, 장염을 치료하기도 한다.

여성의 월경통에 좋은
작약
(미나리아재비과)
적작약 · 함박꽃
생약명 : 작약(芍藥)

여러해살이풀. 산지에서 키 60cm 정도 자란다. 뿌리는 뾰족한 원기둥 모양으로 굵으며 줄기는 여러 개가 한 포기에서 나온다. 잎은 어긋나고 깃털 모양의 겹잎이다. 꽃은 5~6월에 붉은색 · 흰색 등으로 피고 줄기 끝에 1송이씩 달린다. 열매는 골돌과이고 달걀 모양이며 익으면 내봉선을 따라 갈라진다.

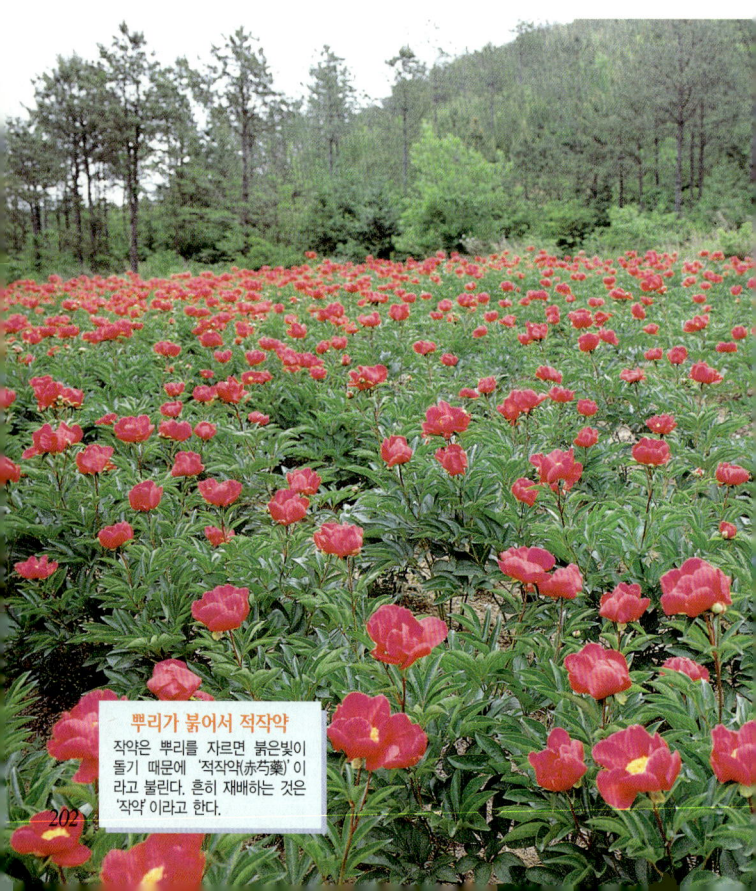

뿌리가 붉어서 적작약
작약은 뿌리를 자르면 붉은빛이 돌기 때문에 '적작약(赤芍藥)'이라고 불린다. 흔히 재배하는 것은 '작약'이라고 한다.

여성의 월경통에 좋은
작약 꽃차

효능

피를 잘 돌아가게 하는 약성이 있으므로 무월경, 월경통, 어혈로 인한 복통, 팔다리가 마비되었을 때, 간열로 옆구리가 아프고 눈이 충혈되었을 때, 코피가 날 때, 장출혈, 반진, 징가(여자의 뱃속에 덩어리가 생기는 병), 부스럼 등에 효능이 있습니다.

※ 배가 차갑고 아프며, 설사하는 데는 쓰지 않습니다.

재료

작약 꽃 10g, 당귀 10g, 홍화 4g, 목단피 10g, 청피 8g, 도인 10g.

제조법

위의 재료를 한약처럼 달여서 하루 3번에 나누어 먹습니다.

가을 또는 봄에 뿌리를 캐어 줄기와 잔뿌리를 다듬고 물에 씻어서 햇볕에 말립니다.

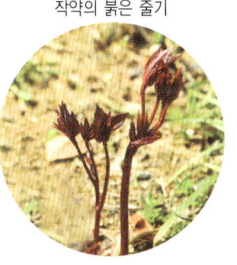
작약의 붉은 줄기

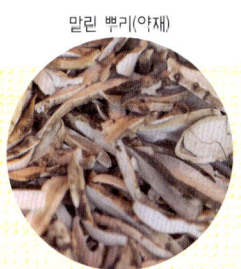
말린 뿌리(약재)

(**약성**) 맛은 시고 쓰며 성질은 약간 차갑고 간·비장 경에 작용한다.
(**처방**) 작약, 목단피, 복신, 백지, 시호를 같은 양을 섞어 가루내어 기혈이 막혀 월경불순, 열이 나는 데 쓴다. 한 번에 5~6g씩 하루 3번 먹는다.
작약 10g, 당귀 10g, 홍화 4g, 목단피 10g, 청피 8g, 도인 10g을 섞어 월경불순, 복통 때 쓴다. 달여서 하루 3번에 나누어 먹는다.

독을 풀고 담을 삭이는
꽈리
[가지과]
등롱초
생약명 : 산장(酸漿)

여러해살이풀. 마을 부근에서 키 40~90cm 자란다. 잎은 어긋나고 가장자리에 톱니가 있다. 꽃은 7~8월에 연한 노란색으로 피고, 잎겨드랑이에서 나온 꽃줄기 끝에 1송이씩 달린다. 열매는 장과이고 둥글며, 9~10월에 빨갛게 익는다. 꽃받침이 자라서 주머니 모양으로 열매를 둘러싼다.

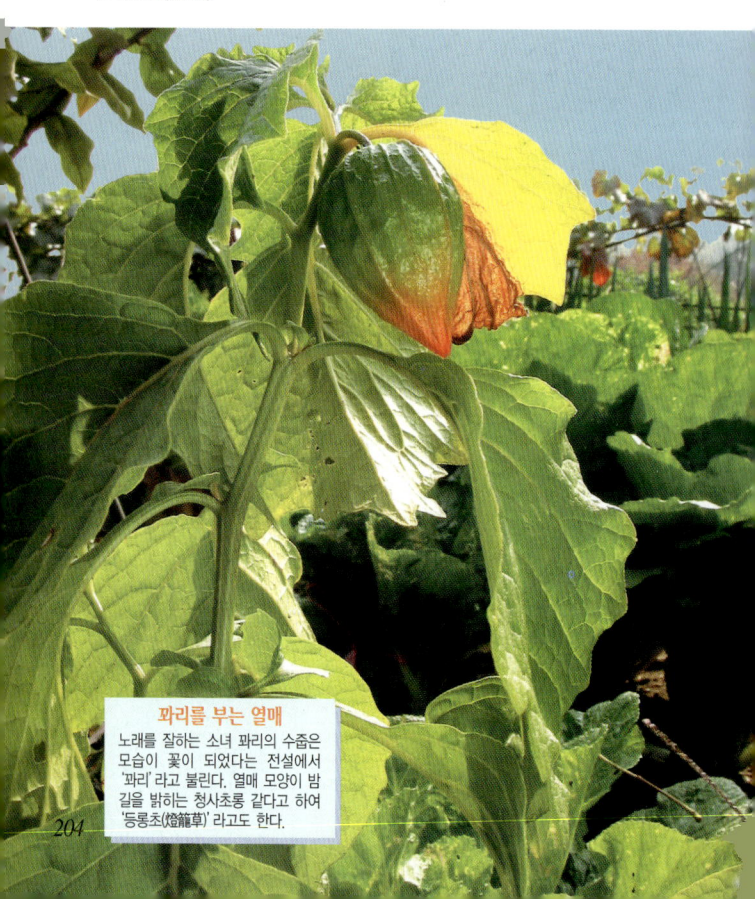

꽈리를 부는 열매
노래를 잘하는 소녀 꽈리의 수줍은 모습이 꽃이 되었다는 전설에서 '꽈리' 라고 불린다. 열매 모양이 밤길을 밝히는 청사초롱 같다고 하여 '등롱초(燈籠草)' 라고도 한다.

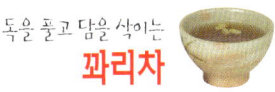

독을 풀고 담을 삭이는
꽈리차

효능

열을 내리우고 독을 풀며 담을 삭이고 이뇨작용을 합니다. 따라서 인후가 붓고 아플 때, 담열로 인한 기침, 임질, 황달, 상처가 진무르고 헐 때, 습진 등에 효능이 있습니다.

재료

꽈리 10g, 물 600㎖.

조제법

잘 말린 꽈리를 탕기에 넣어서 20분 정도 물에 불려 놓았다가 약불에 끓여서 향과 빛깔이 우러나면 마십니다.

가을에 빨갛게 익은 열매를 따서 햇볕이나 그늘에 매달아 말립니다.

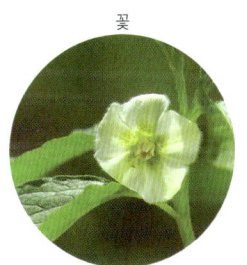

꽃

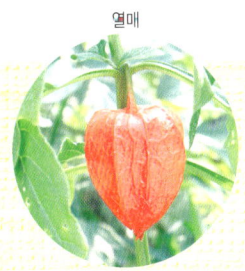

열매

- **약성** 맛은 쓰고 시며 성질은 차갑고 심장·폐 경에 작용한다.
- **처방** 꽈리, 현삼, 황금, 우방자 각각 10g을 달여 인후가 붓고 아픈 데 하루 3번에 나누어 먹는다.
  꽈리 한 가지를 쓰기도 한다.

가래가 끓고 기침에 잘 듣는

잔대
[초롱꽃과(도라지과)]
생약명 : 사삼(沙蔘)

여러해살이풀. 산에서 키 40~120cm 자라며 전체적으로 잔털이 있다. 잎은 어긋나거나 돌려나고 타원형이며 가장자리에 겹톱니가 있다. 꽃은 종 모양이며 7~9월에 하늘색으로 피고, 원줄기 끝에 여러 송이가 달린다. 열매는 삭과이고 10월에 익는다. 어린 잎과 뿌리를 식용하고, 뿌리는 약재로도 쓴다.

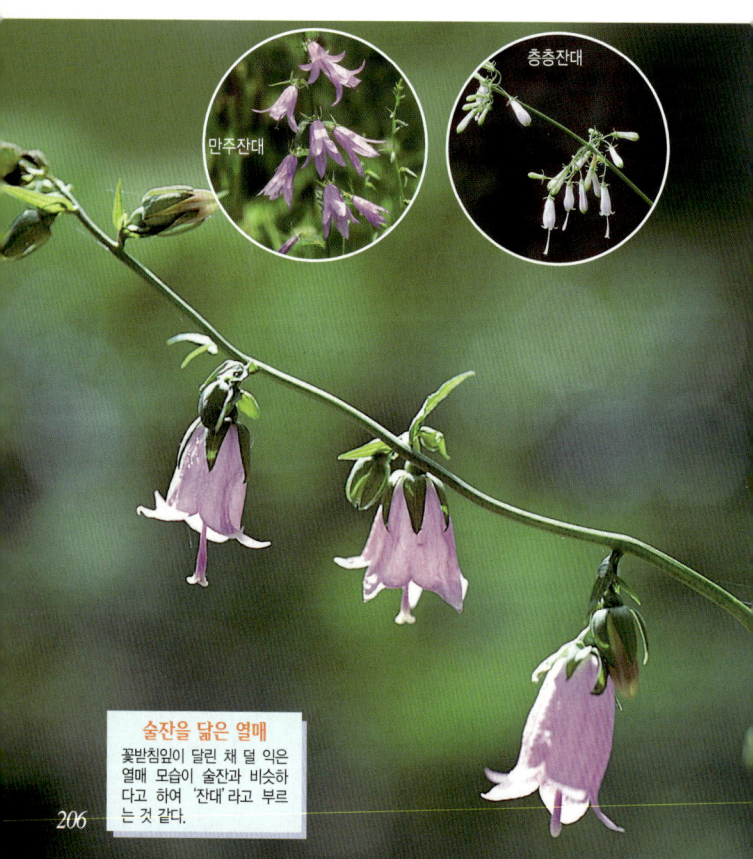

만주잔대

층층잔대

술잔을 닮은 열매
꽃받침잎이 달린 채 덜 익은 열매 모습이 술잔과 비슷하다고 하여 '잔대'라고 부르는 것 같다.

가래가 끓고 기침에 잘 듣는
사삼차

효능

가래가 끓고 기침을 할 때, 기관지염 또는 폐결핵으로 기침할 때, 열이 나고 갈증이 날 때, 약물중독, 뱀이나 벌레에 물렸을 때, 식중독, 상처가 진물러서 헐 때 등에 효과가 있습니다.

재료

잔대 뿌리(사삼) 5~10g, 물 600㎖.

조제법

탕기에 잘게 썰거나 가루로 만든 잔대 뿌리를 넣고 약한 불에 10분 이상 끓인 다음 따뜻하게 해서 하루에 3번 나누어 마십니다.

가을 또는 봄에 뿌리를 캐어 물에 씻고 햇볕에 말립니다.

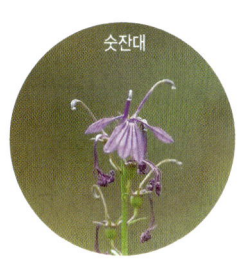
숫잔대

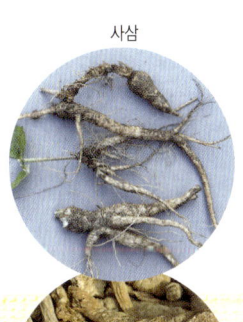
사삼

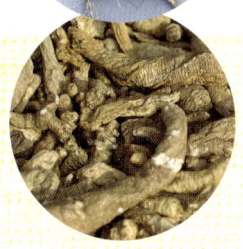

(**약성**) 맛은 달고 성질은 차가우며 폐경에 작용한다.
(**처방**) 감초 38g, 검은콩 38g, 사삼 12g으로 만든 가미감두탕은 예로부터 전해오는 중요한 해독약 처방으로서 약물중독, 식중독 등에 쓴다. 달여서 하루 3번에 나누어 먹는다.
가래가 있고 기침을 할 때 이 약 한 가지를 달여먹어도 된다.

어혈을 푸는 특효약
엉겅퀴
[국화과]

가시나물 · 야홍화
생약명:대계(大薊)

여러해살이풀. 산과 들에서 키 50~100cm 자라며 전체에 흰 털이 있다. 잎은 타원형이고 깃털 모양으로 갈라지며, 밑동은 줄기를 감싸고 가장자리에 톱니와 가시가 있다. 꽃은 6~8월에 붉은색 · 자주색 · 흰색으로 피고, 가지와 줄기 끝에 1송이씩 달린다. 열매는 수과이고 긴 타원형이며 9월에 익는다. 어린 잎을 식용하고 전체를 약재로 쓴다.

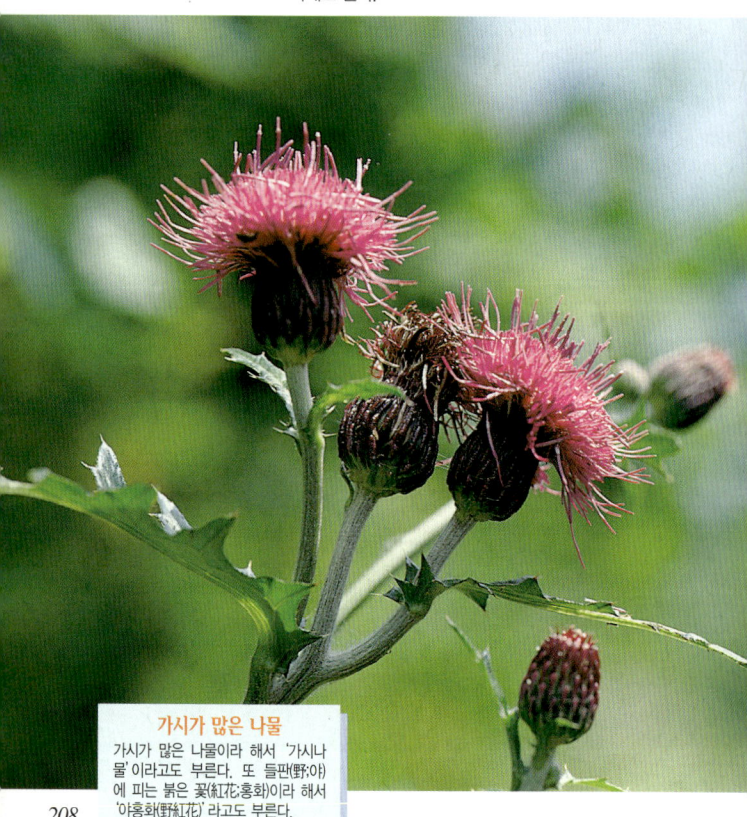

가시가 많은 나물

가시가 많은 나물이라 해서 '가시나물'이라고도 부른다. 또 들판(野:야)에 피는 붉은 꽃(紅花:홍화)이라 해서 '야홍화(野紅花)'라고도 부른다.

어혈을 푸는 특효약
엉겅퀴 꽃차

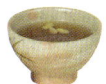

효능

혈액 속의 열을 없애고 출혈을 멎게 하며 어혈을 풀어주고 정력을 보강합니다.

입에서 피를 토할 때, 코피가 날 때, 자궁의 출혈, 상처의 출혈 등 여러 가지 출혈에 좋습니다. 여성의 이슬에도 효능이 있으며 몸에 생긴 부스럼이나 피가 뭉친 어혈을 푸는 데도 효과가 있습니다.

재료

쪄서 말린 엉겅퀴 꽃봉오리 1~2개.

제조법

쪄서 말린 꽃봉오리를 찻잔에 넣고 끓인 물을 부어 우려서 마십니다. 기호에 따라 꿀을 넣어 마셔도 좋습니다.

꽃은 덜 핀 것이 적당합니다. 물에 깨끗이 씻은 뒤 채에 널어서 그늘에 말립니다. 이것을 찜통에 넣어서 1~2분간 찐 다음 다시 그늘에 말립니다. 이 과정을 여러 번 해야 맛과 향이 살아납니다.

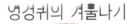
엉겅퀴의 겨울나기

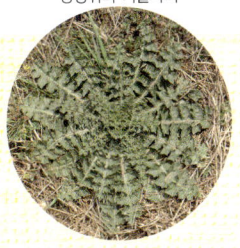

약성 맛은 쓰고 성질은 서늘하며 간경에 작용한다.
처방 대계, 소계, 측백나무잎, 연꽃잎, 백모근, 치자, 대황, 목단피, 천초근, 종려피를 각각 가루내어 같은 양을 섞어 만든 십회산은 토혈·각혈의 지혈제로 쓴다. 한 번에 20g씩 하루 2~3번 먹는다.

동의보감 한방 약차

팔다리의 통증과 마비에 좋은
으아리
(미나리아재비과)

생약명 : 위령선(威靈仙)

갈잎 덩굴나무. 산기슭과 들에서 길이 2m 정도 자란다. 잎은 마주나고 5~7장으로 된 깃꼴겹잎이며 작은잎은 달걀 모양이다. 잎자루는 덩굴손처럼 구부러진다. 꽃은 6~8월에 흰색으로 피고 줄기 끝이나 잎겨드랑이에 모여 달린다. 열매는 수과이고 달걀 모양이며, 9월에 익으며 털이 난 암술대가 꼬리처럼 달린다. 어린 잎은 식용하고 뿌리는 약재로 쓴다.

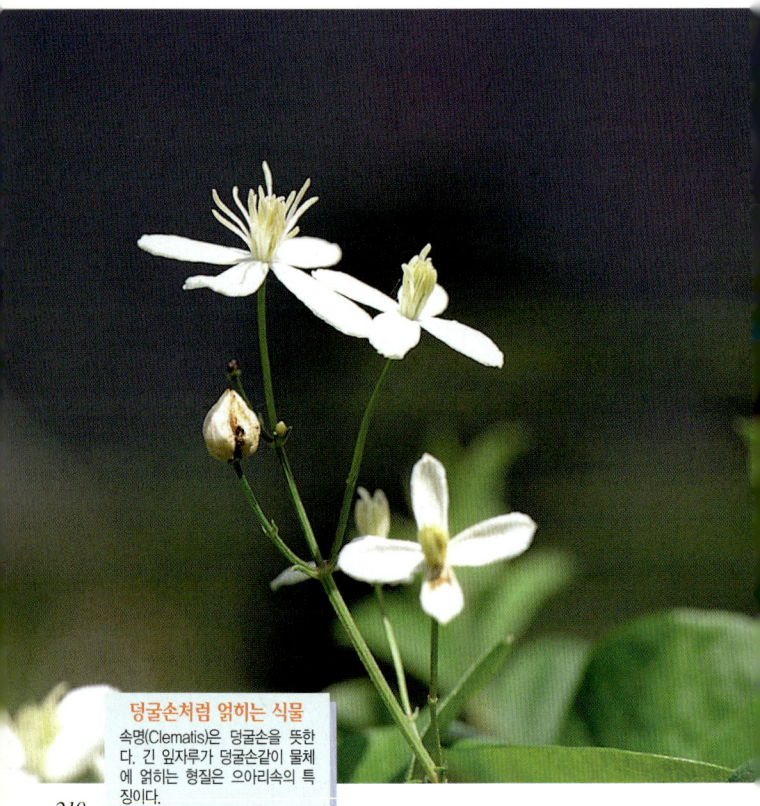

덩굴손처럼 얽히는 식물
속명(Clematis)은 덩굴손을 뜻한다. 긴 잎자루가 덩굴손같이 물체에 얽히는 형질은 으아리속의 특징이다.

팔다리의 통증과 마비에 좋은
위령선차

효능

풍습으로 인한 팔다리통증, 요통, 무릎통증, 팔다리 마비, 각기병, 오래된 비증, 뱃속이 차고 아픈 데 씁니다.

생선 가시가 목에 걸렸을 때, 징가, 현벽, 신경통, 관절염, 류마치스성 관절염에도 씁니다. 으아리는 팔다리의 통증과 마비에 주로 쓰는 한약제입니다.

재료

위령선 6~12g, 오가피 10g.

조제법

위령선과 오가피를 은근한 불에 달인 후 건더기는 버리고 꿀을 타서 하루 3번에 나누어 마십니다.

가을 또는 봄에 뿌리를 캐어 줄기를 잘라 버리고 물에 씻어 햇볕에 말립니다.

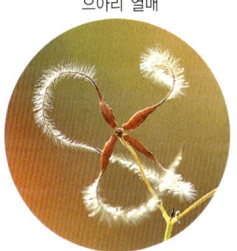

으아리 열매

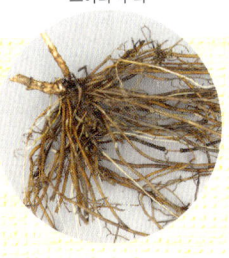

으아리 뿌리

(약성) 맛은 쓰고 성질은 따뜻하며 방광경에 주로 작용하지만 12경맥에 다 통한다.
(처방) 위령선 12g과 백출 12g 또는 오가피 10g을 섞어 풍습으로 관절이 아픈 데, 관절염, 관절류마티스에 쓴다. 달여서 하루 3번에 나누어 먹는다.

목에 생선 가시가 걸렸을 때는 위령선 12g을 달여 조금씩 자주 먹는다.

허약체질, 원기회복에 좋은
황기
[콩과]

단너삼
생약명:황기(黃耆)

여러해살이풀. 높은산 중턱에서 키 1m 정도 자란다. 잎은 어긋나고 홀수깃꼴겹잎이며 작은잎은 6~11쌍으로 타원형이며 잔털이 퍼져나고, 가장자리는 밋밋하다. 꽃은 노란색이며 나비 모양으로 피고 잎겨드랑이에 총상화서로 달린다. 열매는 협과이다.

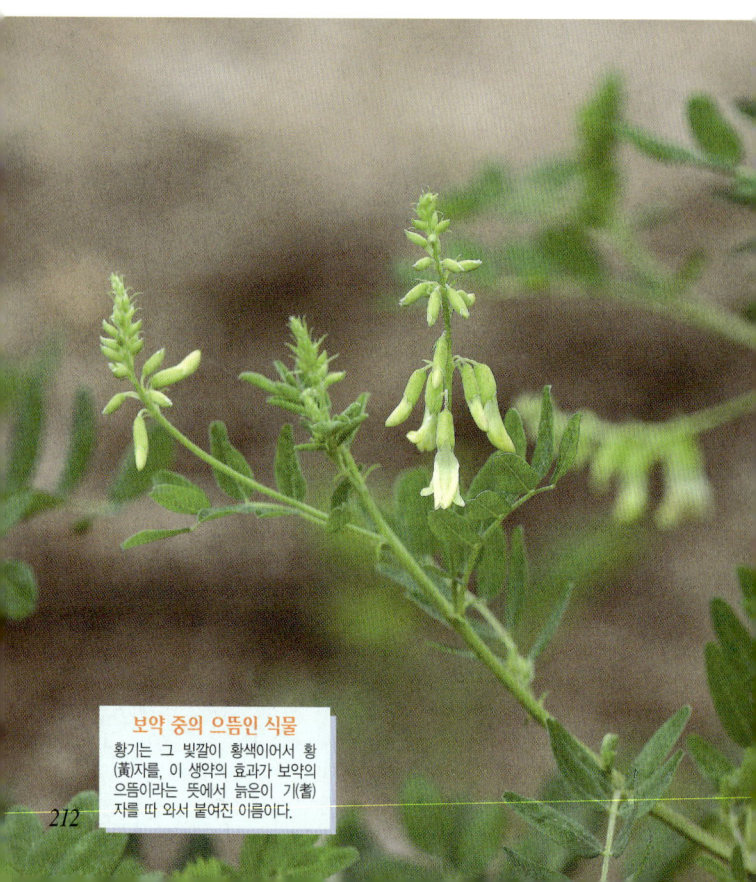

보약 중의 으뜸인 식물
황기는 그 빛깔이 황색이어서 황(黃)자를, 이 생약의 효과가 보약의 으뜸이라는 뜻에서 늙은이 기(耆)자를 따 와서 붙여진 이름이다.

허약체질, 원기회복에 좋은
황기차

효능

동의보감에 의하면 보혈강장, 허약체질, 식은땀을 흘리는 등의 원기회복에 사용됩니다. 그러므로 기를 보하고, 땀을 멎게 하며, 오줌을 잘 보게 할 뿐만 아니라 고름을 빼내고 새 살을 돋게 하며, 강장작용까지 합니다.

황기는 체력과 양기를 올려 주는 기본 생약으로, 빈혈을 없애고 땀을 다스려 피부와 근육을 튼튼하게 해 주기 때문에 여성의 자궁점막출혈을 막아 주며 산전산후 체력증강에 특히 좋습니다.

재료

물 1.5ℓ에 황기 7.5g, 대추 10알, 생강 1뿌리, 감초 4g.

제조법

물 1.5ℓ에 재료를 넣고 약한 불에 4시간 가량 끓여서 0.5ℓ 정도 되도록 달여서 따뜻하게 3번에 나누어 복용하면 됩니다.

여름철에 땀을 많이 흘리는 사람은 황기를 꿀물에 담갔다가 볶아서 물 2~3컵에다가 하루 분량인 12g씩을 넣어 반으로 줄 때까지 달여서 천천히 나누어 먹으면 좋습니다.

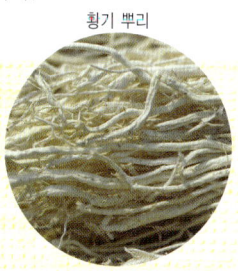

황기 뿌리

(약성) 맛은 달고 성질은 약간 따뜻하며 비장·폐·삼초·신장 경에 작용한다.
(처방) 황기 38g, 감초 4g, 작약 18g, 계지 12g, 생강 5g, 대추 4g, 엿 40g을 섞은 황기건중탕은 위십이지장궤양에 쓴다. 하루 두 첩을 달여 3번에 나누어 먹는다.

황기 20g, 당귀 8g을 섞어 만든 당귀보혈탕은 혈허증에 쓴다. 달여서 하루 3번에 나누어 먹는다.

만성피로, 허약체질에 좋은
마늘
(백합과)
생약명 : 대산(大蒜)

여러해살이풀. 유럽 원산이며 농가에서 재배하고 키 60cm 정도 자란다. 잎은 어긋나고 긴 피침형이며 밑부분이 잎집으로 되어 있어 서로 감싼다. 꽃은 7월에 연한 자주색이나 담홍자색으로 피고 잎겨드랑이에서 나온 꽃줄기 끝에 잔꽃이 많이 모여 달린다. 열매는 삭과이고 비늘줄기를 먹고 약재로도 쓴다.

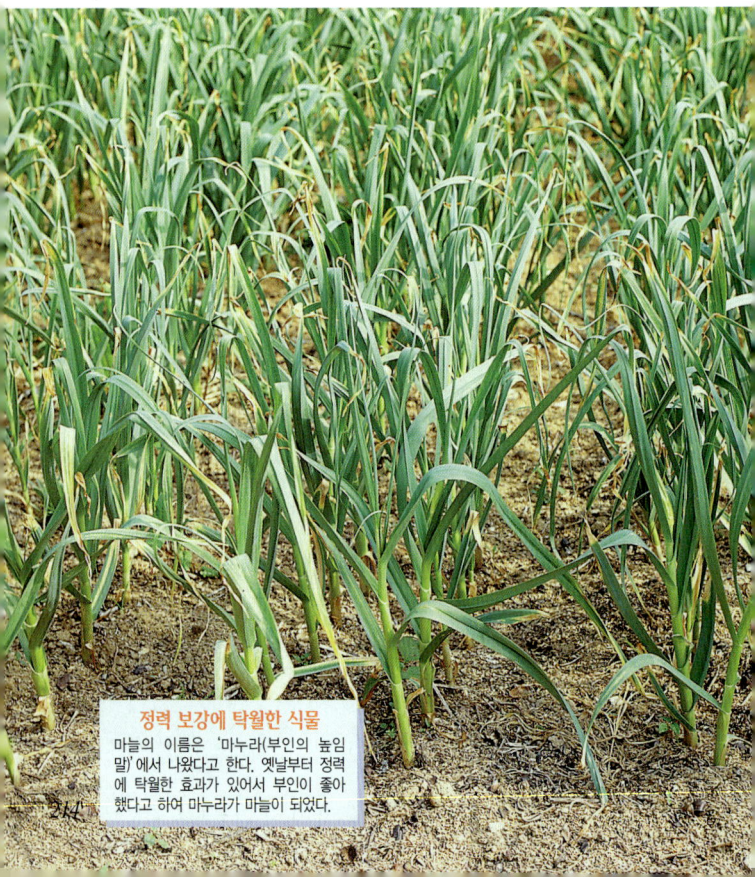

정력 보강에 탁월한 식물
마늘의 이름은 '마누라(부인의 높임말)'에서 나왔다고 한다. 옛날부터 정력에 탁월한 효과가 있어서 부인이 좋아했다고 하여 마누라가 마늘이 되었다.

만성피로, 허약체질 개선에 좋은
황기 마늘차

효능

식은 땀, 만성피로, 정력부족, 불면증, 몸이 쇠약하여 땀을 많이 흘리거나 정력이 부족하여 발기가 되지 않는 경우에 매우 효과적입니다. 특히 마늘은 혈액순환을 왕성하게 하며 스태미나를 보강해 주기 때문에 허약한 사람이 자주 복용하면 체질이 개선됩니다.

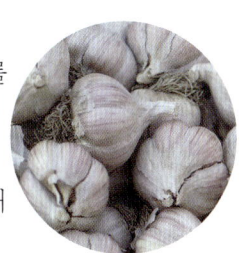

재료

황기 60g, 마늘 10쪽, 물 600㎖, 꿀 약간.

제조법

먼저 마늘의 껍질을 벗긴 다음 황기를 깨끗이 손질합니다. 장만된 마늘과 황기에 꿀을 넣고 물을 부어 끓이는데, 끓기 시작하면 불을 약하게 줄여 은근하게 오랫동안 달인 다음 건더기는 체로 걸러내고 국물만 복용하면 됩니다.

밭에서 갓 캐낸 마늘

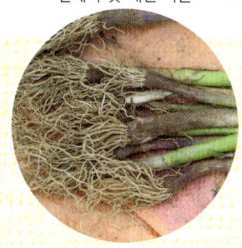

(약성) 맛은 맵고 성질은 따뜻하며 비장·위 경에 작용한다.
(처방) 세균성이질에 마늘즙을 먹거나 5% 마늘 추출액을 만들어 관장한다.
또한 마늘 20g, 황백피 12g을 섞어서 달여 하루 3번에 나누어 먹는다.

생리통을 없애 주는
홍화
[국화과]

잇꽃
생약명:홍화(紅花)

두해살이풀. 이집트 원산이며 키 1m 정도 자란다. 잎은 어긋나고 넓은 피침형이며 가장자리에 가시 같은 톱니가 있다. 꽃은 7~8월에 붉은빛이 도는 노란색으로 피고, 가지 끝에 1송이씩 달린다. 열매는 수과이고 표면에 윤기가 있으며 9월에 흰색으로 익는다. 어린 잎을 식용하고 꽃은 약재로 쓴다.

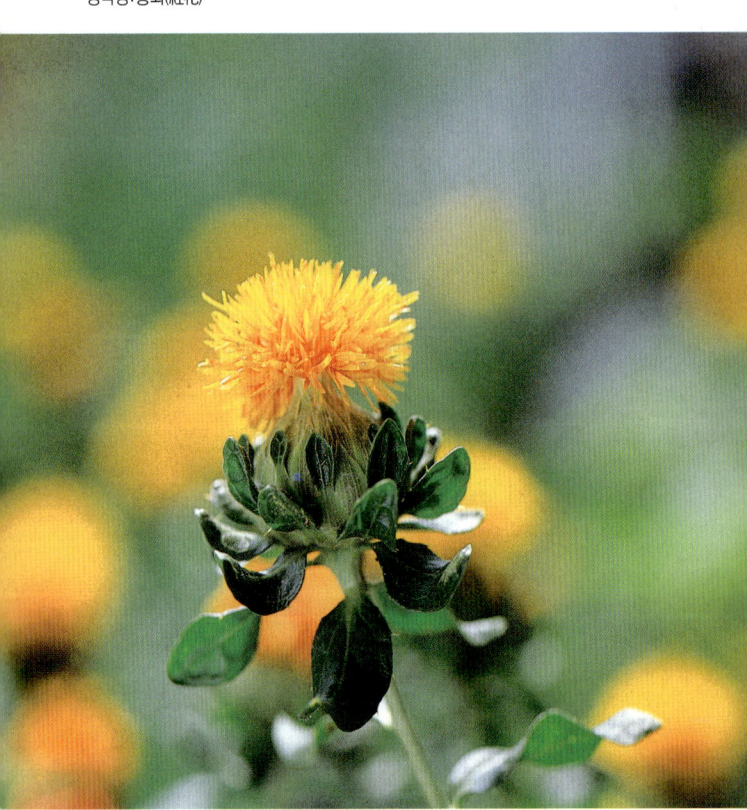

생리통을 없애 주고 혈액순환에 좋은
홍화차

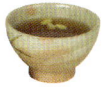

효능

심장과 간에 영향을 주어 피를 맑게 하고 혈액순환을 좋게 하며 생리통을 멎게 합니다. 따라서 월경불순, 무월경, 월경통증, 산후 복통, 징가, 난산, 산후 빈혈, 생리전후로 피부 트러블이 생길 때 효과가 큽니다. 또한 타박상, 부스럼 등에도 씁니다.

※ 하루에 너무 많은 양을 마시게 되면 오히려 기력을 떨어뜨릴 수 있기 때문에 주의해야 하며, 임신부는 삼가야 합니다.

재료

홍화 200g, 꿀, 잣 약간.

제조법

홍화 꽃잎을 꿀에 보름 정도 재워 둔 것을 끓는 물에 15g을 넣어 잣을 띄워 마시면 됩니다. 또 말린 홍화 10g 정도를 달여서 5회 정도에 나누어 마셔도 됩니다.

이 밖에 홍화 3g을 커피 잔에 넣어 뜨거운 물을 부은 다음 5분 이상 우려서 마시면 됩니다.

홍화 씨

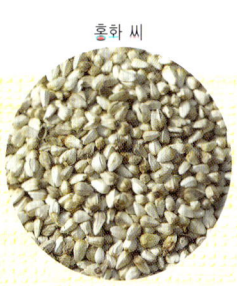

(**약성**) 맛은 맵고 성질은 따뜻하며 간·심장 경에 작용한다.
(**처방**) 홍화 12g, 행인 12g, 현호색 8g을 섞은 홍화탕은 월경이 없고 배가 아픈 데 쓴다.
어혈이 있어 배가 아픈 데는 홍화 한 가지 3~6g을 술에 달여 하루 세 번에 나누어 먹거나 천궁 10g, 당귀 10g을 섞어 달여 하루 3번에 나누어 먹는다.

가래와 빈혈에 좋은
살구나무
(장미과)

생약명 : 행인(杏仁)

갈잎 중키나무. 과수로 재배하며 높이 5m 정도 자란다. 잎은 어긋나고 넓은 타원형이며 가장자리에 겹톱니가 있다. 꽃은 잎이 나기 전인 4월에 연한 붉은색으로 피고 묵은 가지에 달린다. 열매는 핵과이고 둥글며, 7월에 노란색 또는 노란빛을 띤 붉은색으로 익고 털이 많다. 열매를 식용하고 씨는 약재로 쓴다.

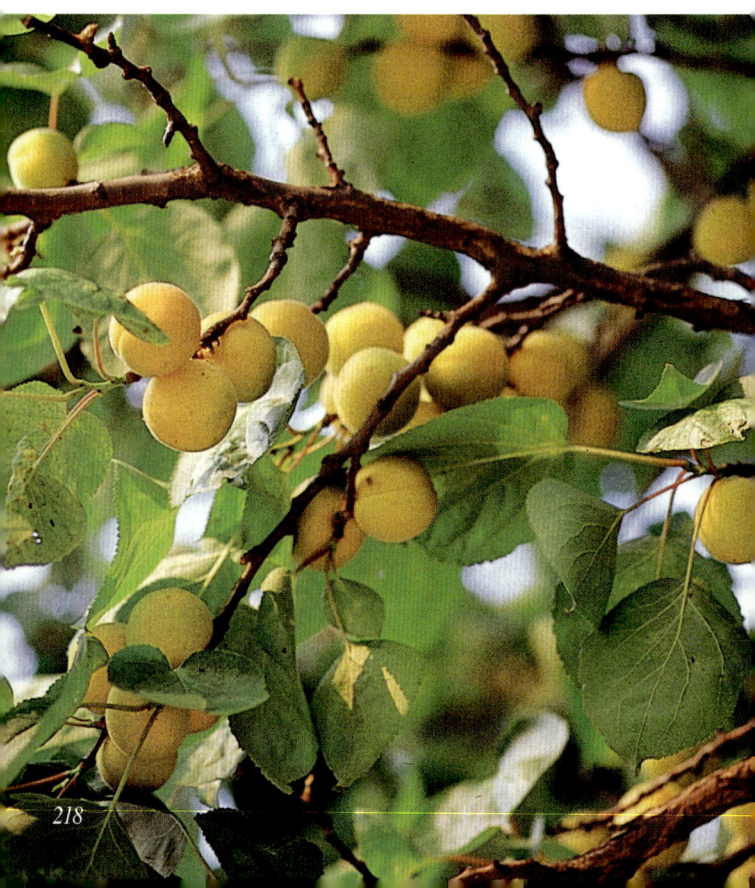

가래와 빈혈에 좋은
행인차

※ 행인은 살구의 속 씨(흰 알맹이)를 말합니다.

효능

진해, 거담, 이뇨, 강장, 변비에 효과적입니다. 감기가 들어 기침이 심하고 호흡이 곤란하며 가래가 많이 나오는 증상에 이용됩니다. 또 노인이나 산후 빈혈로 인해 발생되는 변비를 다스립니다.

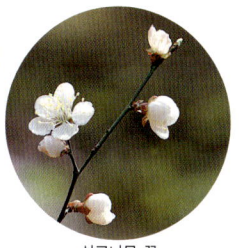
살구나무 꽃

재료

살구 속 씨(행인) 6g, 쌀 6g, 물 600㎖.

제조법

행인을 끓는 물에 살짝 데친 후 속껍질을 벗겨서 쌀과 함께 갈아 놓습니다. 그 다음 탕기에 재료를 넣고 물을 부어 끓이는데, 끓기 시작하면 약한 불로 은근하게 30분 정도 더 끓인 후 설탕이나 꿀을 넣어서 하루 1번만 복용합니다.

살구나무 씨

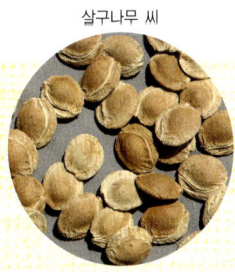

(약성) 맛은 쓰고 달며 성질은 따뜻하고 폐·대장경에 작용한다.
(처방) 마황, 행인, 감초, 생강 각각 12g을 섞은 삼요탕은 감기에 걸려 기침이 나고 숨이 찬 데 쓴다. 달여서 하루 3번에 나누어 먹는다.
살구씨로 만든 행인수도 기침약으로 쓴다.

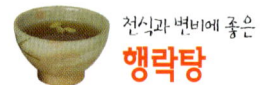

천식과 변비에 좋은
행락탕

효능

진해, 천식, 호흡곤란, 신체부종 등의 치료에 쓰이며 변비와 기관지 치료뿐만이 아니라 피부미용에도 효과가 좋습니다.

재료

살구 속 씨(행인) 140g, 꿀 600g.

제조법

팔팔 끓는 물에 행인을 집어넣고 뚜껑을 덮어 완전히 식을 때까지 기다립니다. 이렇게 다섯 번 정도를 반복한 다음 껍질을 벗겨 곱게 갈아서 사기그릇에 보관합니다.

별도로 꿀을 두 번 정도 끓여서 졸인 후 반쯤 식었을 때 갈아 놓은 행인과 골고루 섞어서 유리병 같은 데에 담아둡니다. 끓는 물 1컵에 1큰 술씩 타서 복용합니다.

살구나무 열매

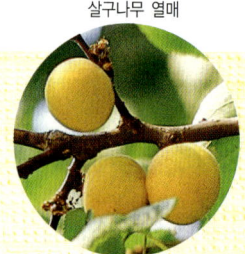

행인을 10배의 끓는 물에 5분간 담갔다 건져내어 껍질을 벗겨 버리고 불에 말리거나 또는 이것을 다시 밀기울과 함께 누렇게 볶겨서 쓴다. 행인을 이렇게 가열처리 하면 효소인 에물신이 파괴되어 유효성분인 아미그달린의 분해를 막는다.

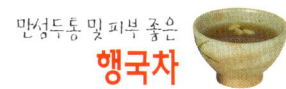

만성두통 및 피부 좋은
행국차

※ 행국차는 살구 속 씨(행인)와 국화 꽃잎이 주재료입니다.

효능

머리가 자주 아프고 눈이 빨갛게 충혈되는 사람에게 효과가 있으며, 살구 속 씨(행인)의 기름에는 특수한 효능이 있어 마사지를 하면 피부가 고와집니다.

재료

행인 6g, 국화 6g, 물 400㎖.

제조법

행인(살구 속 씨)을 절구나 분쇄기로 빻은 다음 국화와 함께 탕기에 넣고 물을 부어 끓입니다. 1~2분 정도 끓인 다음 불을 끄고 식혀서 꿀이나 설탕을 타서 마십니다.

※ 행인은 살구 씨의 단단한 껍질을 벗긴 속 씨(흰 알맹이)를 말린 것으로, 은행 알과 혼동하지 않도록 합니다.

말린 감국

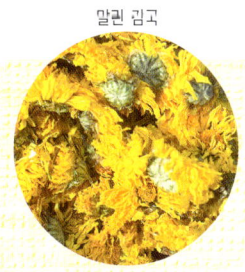

행인 기름은 회충, 십이지장충, 요충을 살충하며 티푸스균, 파라티푸스균도 살균한다.
감국은 풍열표증, 간열로 머리가 어지럽고 아픈 데, 간열로 눈이 빨개지고 눈물이 나는 데, 부스럼, 관절통 등에 쓴다. 고혈압에도 효과가 있다.

시력과 정력을 증강시키는

새삼
[메꽃과]
생약명:토사자(兎絲子)

한해살이덩굴풀. 산과 들의 구릉지에서 길이 5m 정도 자란다. 처음에는 땅에서 자라다가 곧 다른 식물에 흡판으로 붙어 기생한다. 줄기는 노란색이며 잎이 없다. 꽃은 종 모양이며 8~9월에 흰색으로 피고 줄기 위에 모여 이삭처럼 달린다. 열매는 삭과이고 달걀 모양이며 9~10월에 익는다. 씨를 약재로 쓴다.

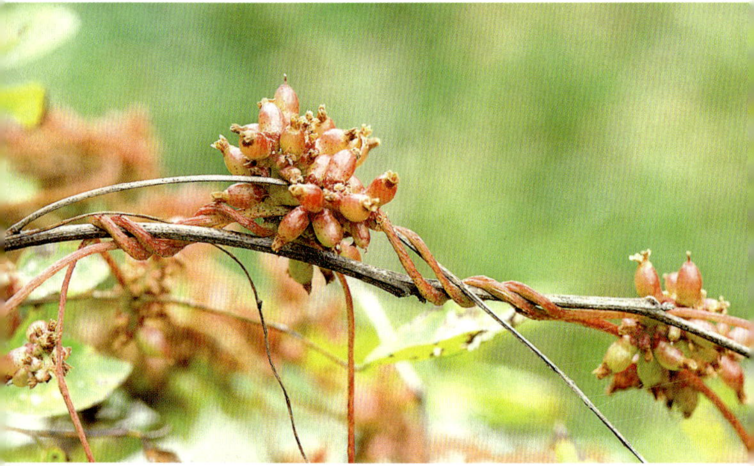

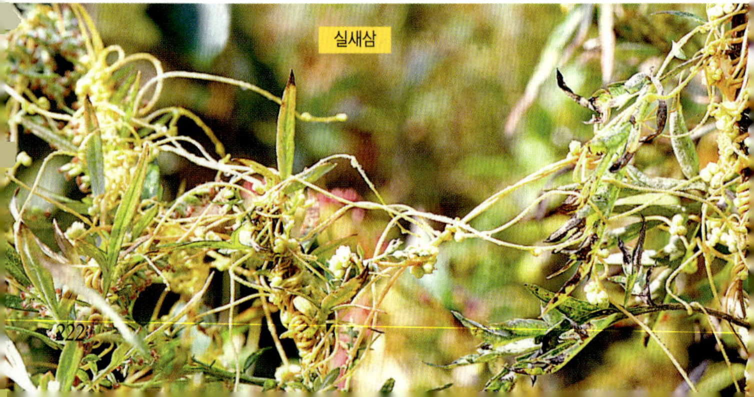

실새삼

시력과 정력을 증강시키는
토사자차

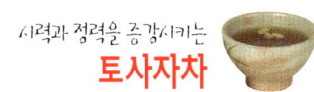

※ 토사자는 말린 새삼의 씨를 말합니다.

효능

 허리와 무릎이 시리고 아픈 데나 유정, 소갈, 설사, 눈이 어두워지는 증상 따위에 사용됩니다. 또한 신장의 허약으로 인한 불임증을 치료할 수 있고 정력이 증진됩니다.
 토사자는 음양곽과 하수오와 더불어 정력을 증진시키는 대표적인 생약으로 손꼽힙니다. 토사자차를 오래 복용하면 눈과 귀가 밝아지고 몸이 가벼워져 장수할 수가 있습니다.

새삼 씨

재료

 토사자 10g, 물 300㎖.

제조법

 토사자를 깨끗이 씻어 말린 후 절구에 넣고 찧습니다. 이것을 탕기에 넣어 끓는 물을 부어 충분히 우려내어 찻잔에 따라 마시면 됩니다. 이 때 약간의 꿀을 타서 마셔도 좋습니다.

새삼 꽃

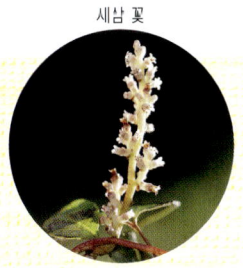

약성 맛은 달고 매우며 성질은 평하고 간·신장경에 작용한다.
처방 토사자, 숙지황, 질경이씨 같은 양을 섞어 가루 내어 눈이 잘 보이지 않는 데 쓴다. 한 번에 6~8g씩 하루 3번 먹는다.
 토사자, 택사, 육계, 부자, 복신, 산약, 산수유, 파고지를 같은 양을 섞어 환을 만들어 허리와 무릎이 시리고 아픈 데 쓴다. 한 번에 2~3g씩 하루 3번에 나누어 먹는다.

항암 작용과 관절을 좋게 하는
영지
[구멍쟁이버섯과]
생약명:영지(靈芝)

여름에 활엽수 뿌리 밑동이나 그루터기에서 발생하여 땅 위에도 돋음. 버섯갓과 버섯대 표면에 옻칠을 한 것과 같은 광택이 있는 1년생 버섯. 갓은 지름 5~15㎝, 두께 1~1.5㎝로 반원 모양, 신장 모양, 부채 모양이며 편평하고 동심형의 고리 모양 홈이 있다. 갓 표면은 처음에 누런빛을 띠는 흰색이다가 누런 갈색 또는 붉은 갈색으로 변하고 늙으면 밤갈색으로 변한다.

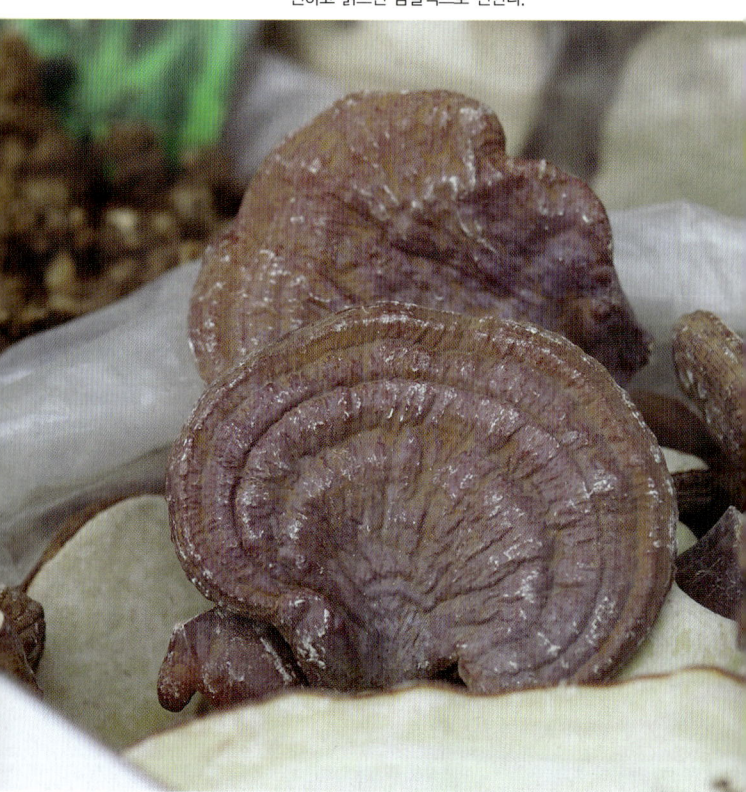

항암 작용과 관절을 좋게 하는
영지차
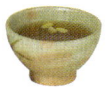

효능

고콜레스테롤을 방지하므로 비만을 치료합니다.

강장·진정·피로·호흡곤란·불면·신경쇠약·고혈압·당뇨·비만·소화불량 등에 효험이 있습니다. 특히 관절을 강하게 하고 정신을 맑게 하며, 정기를 돋우고 골육을 튼튼히 하며, 안질을 좋게 하고 치질과 위장병, 항암작용, 간장보호에 효과가 있습니다.

재료

영지 10g, 물 300㎖.

제조법

찻잔에 썰어놓은 영지를 넣고 끓는 물을 부어 1~2분 우려낸 후 마십니다. 영지에서 엑기스가 계속 우러나오기 때문에 여러 차례 재탕해서 마셔도 됩니다. 마실 때 꿀물을 약간 타면 맛이 더욱 좋아집니다.

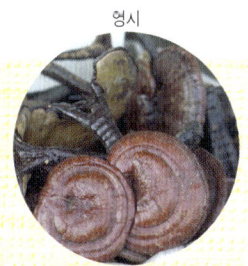

영시

(약성) 맛은 달고 성질은 평하며 심장·폐·간·신장 경에 작용한다.
(처방) 〈본초강목〉에서 영지는 눈이 밝아지고 간장과 오장을 보호하고, 심기를 보강시키며, 정신을 안정시키고 혈액순환을 도와서 심장·폐·간 등의 장기를 보호해 준다고 기록되어 있다.

영지차를 일명 만년차라고도 부른다. 영지차는 인삼차와 더불어 대표적인 건강 장수차로서 오랫동안 복용하면 불로장생한다는 전설도 있다.

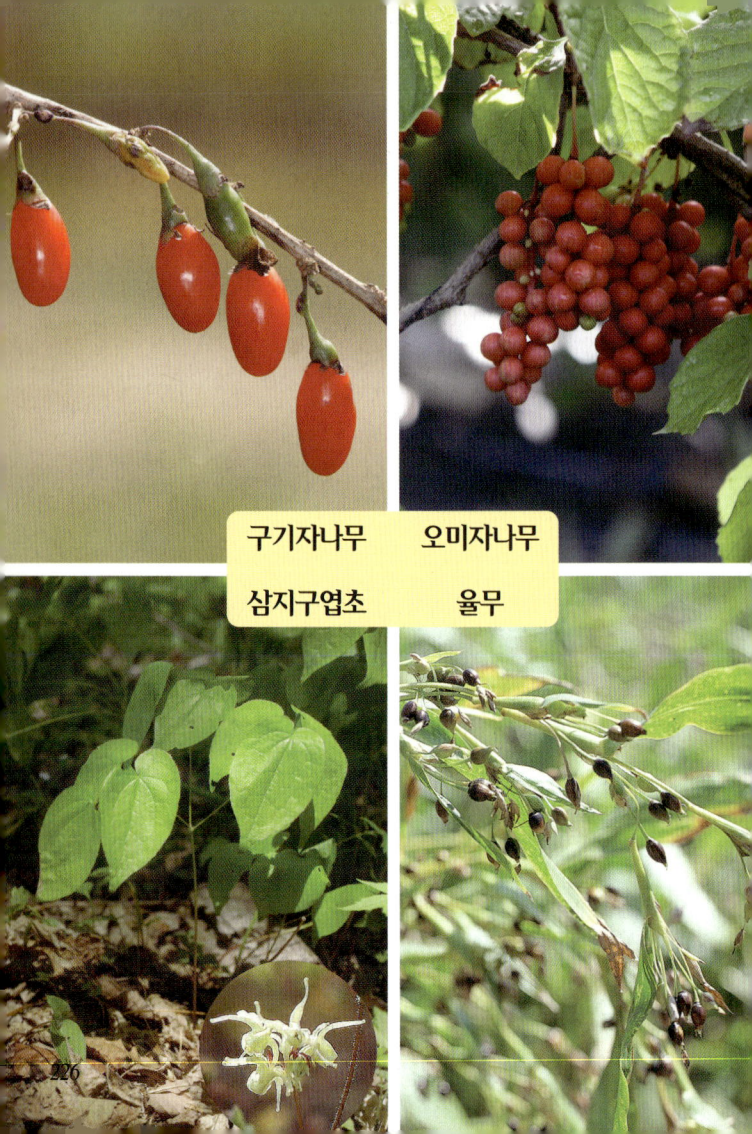

구기자나무　　오미자나무

삼지구엽초　　　율무

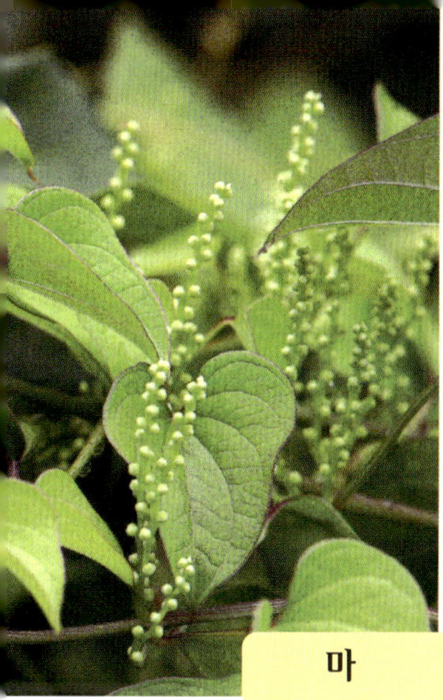

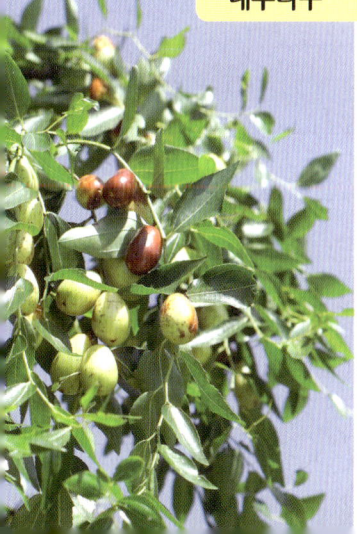

마 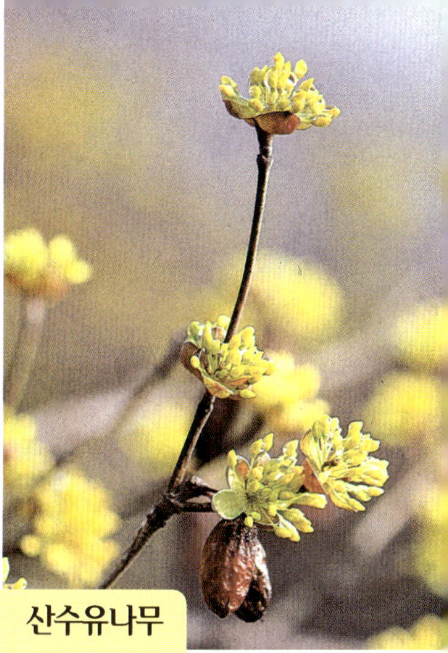　　　산수유나무

대추나무　　　인삼

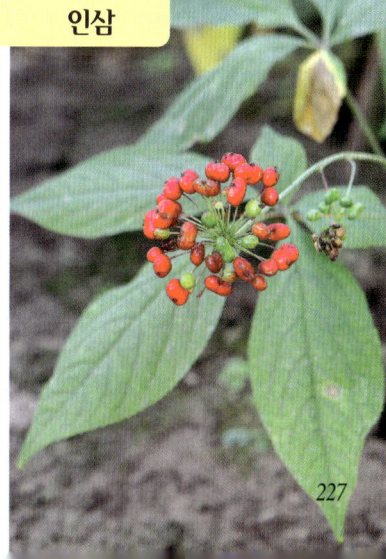

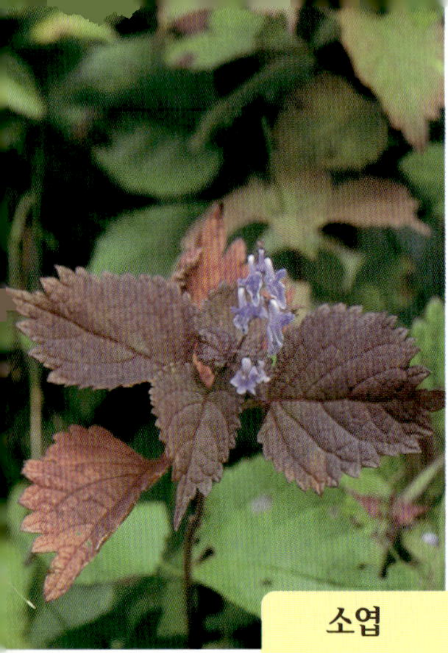

| 소엽 | 인동덩굴 |
| 닭의장풀 | 도라지 |

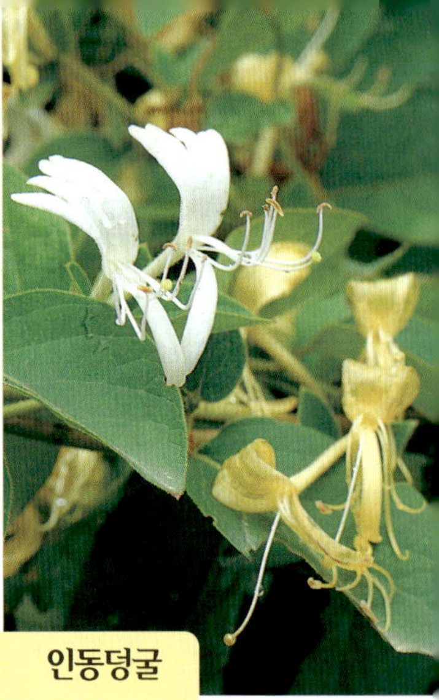

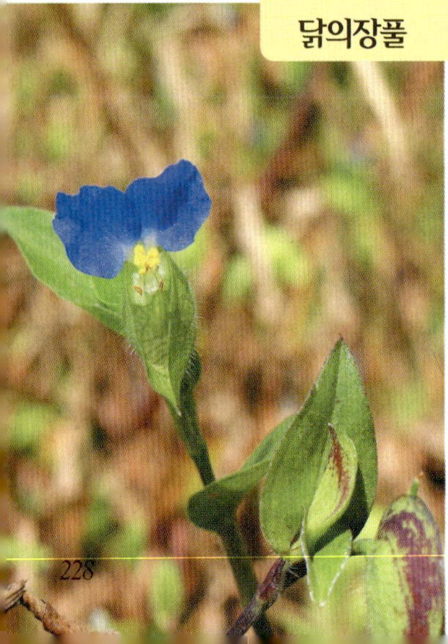

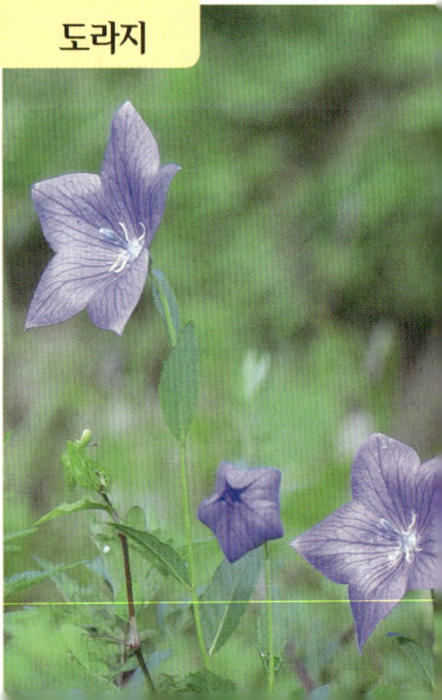

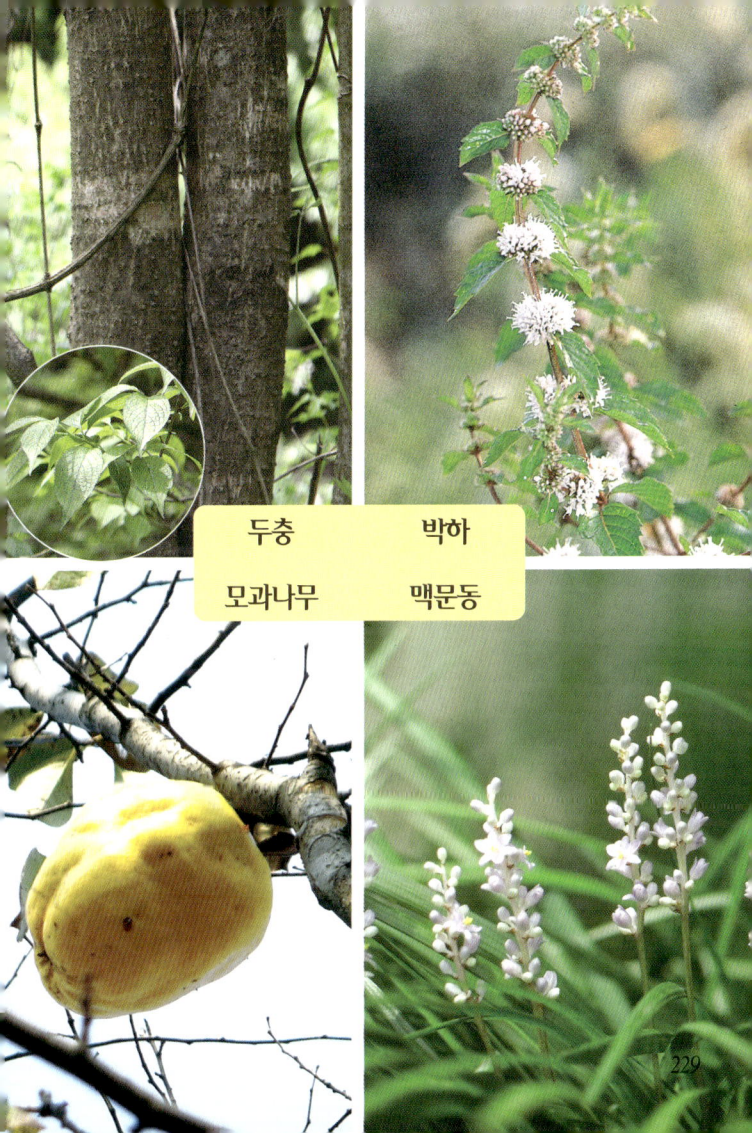

두충   박하

모과나무   맥문동

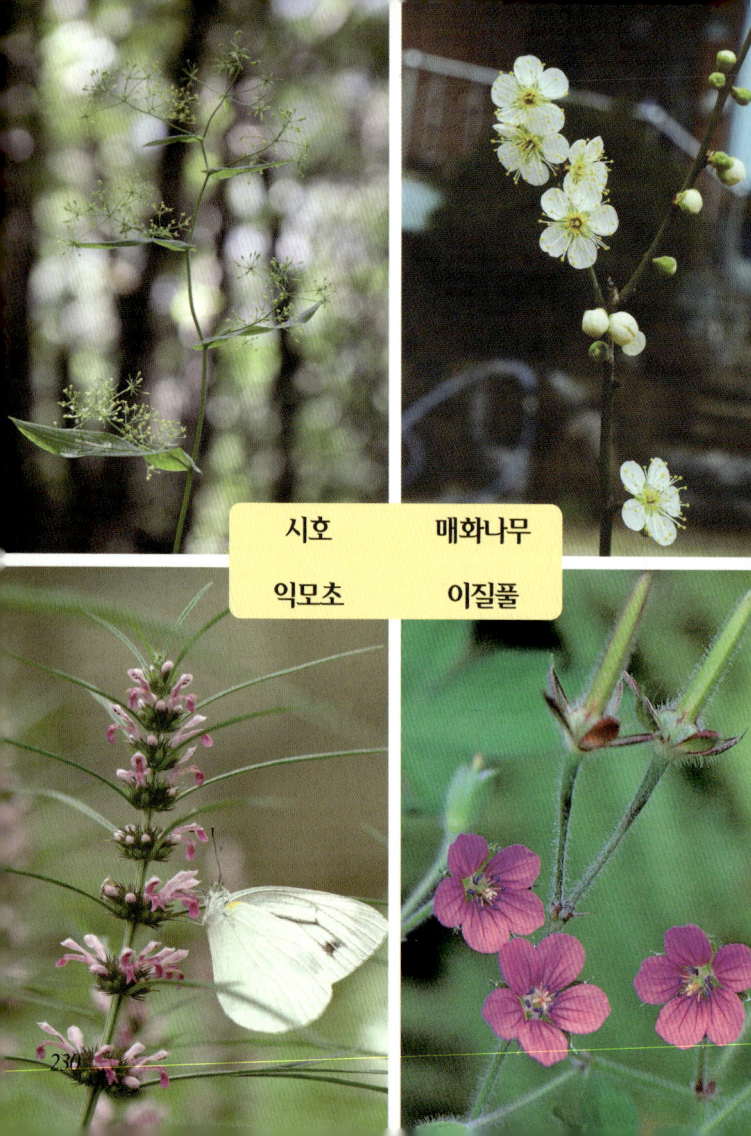

시호　　　매화나무

익모초　　이질풀

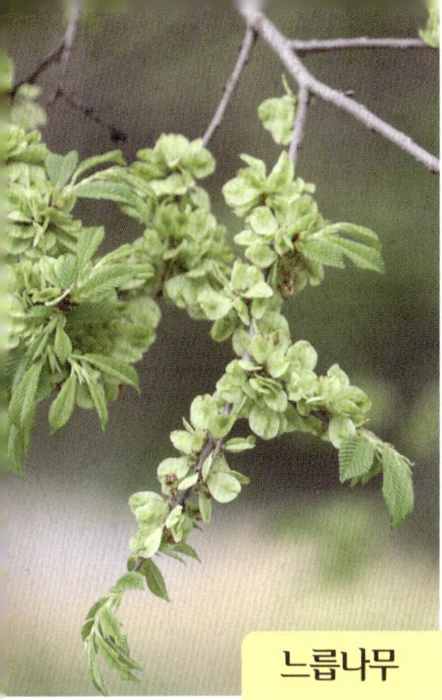

느릅나무 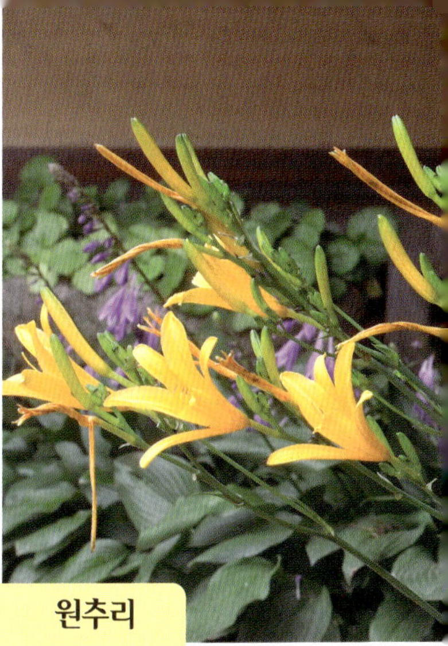   원추리

산앵두나무   화살나무

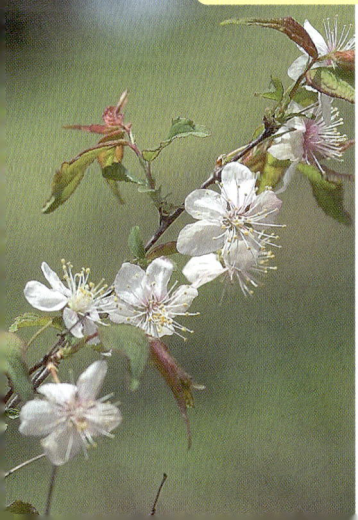
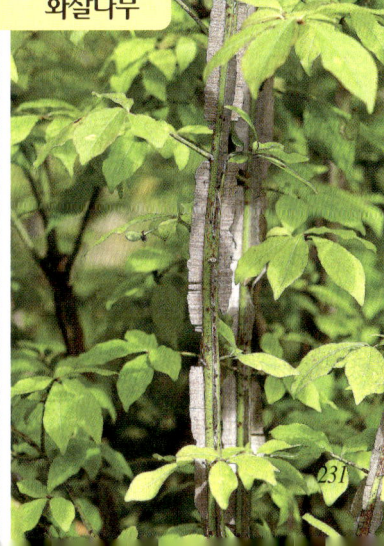

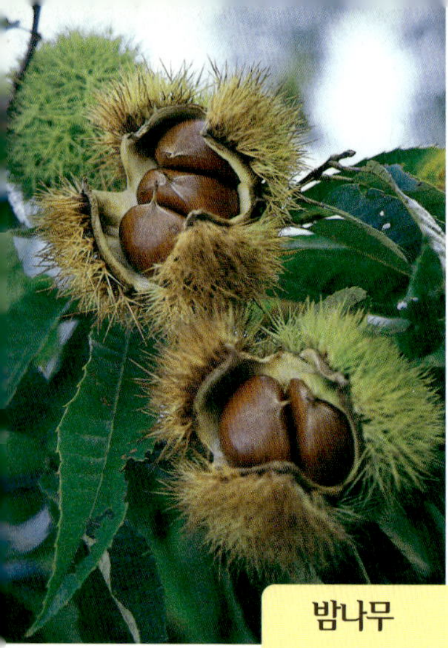

밤나무 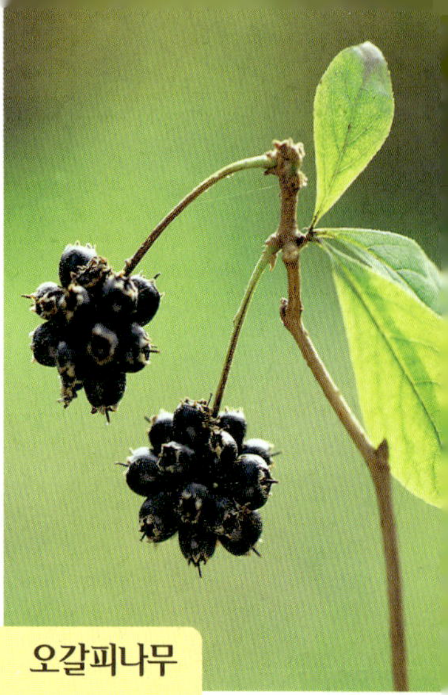   오갈피나무

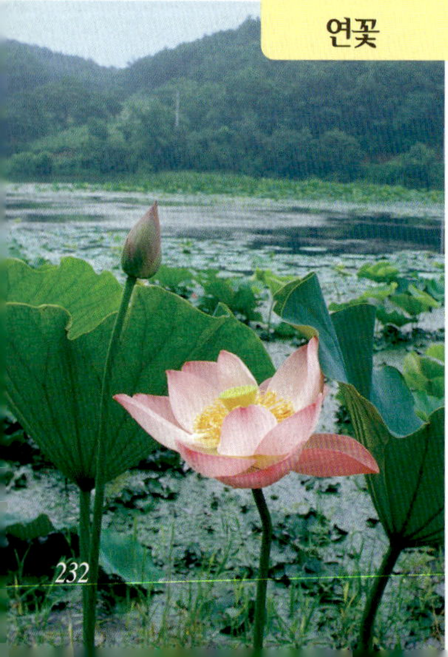

연꽃 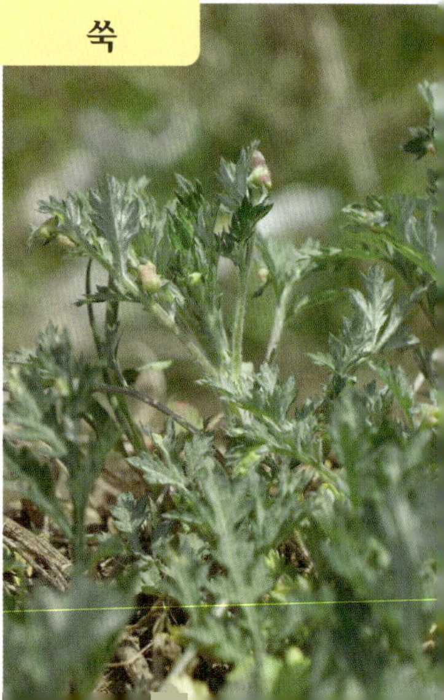   쑥

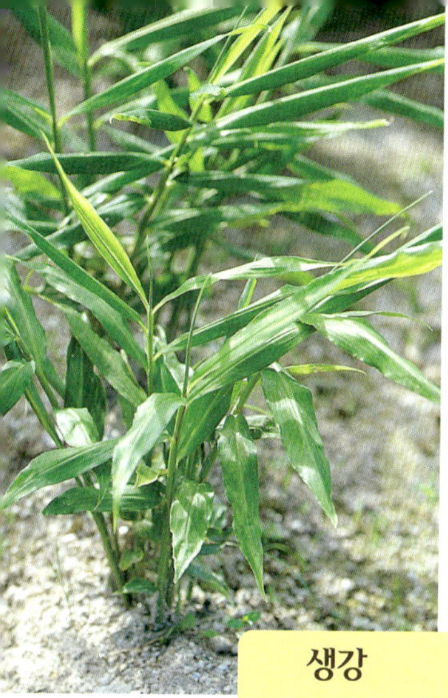

| 생강 | 백작약 |
| 국화 | 목련 |

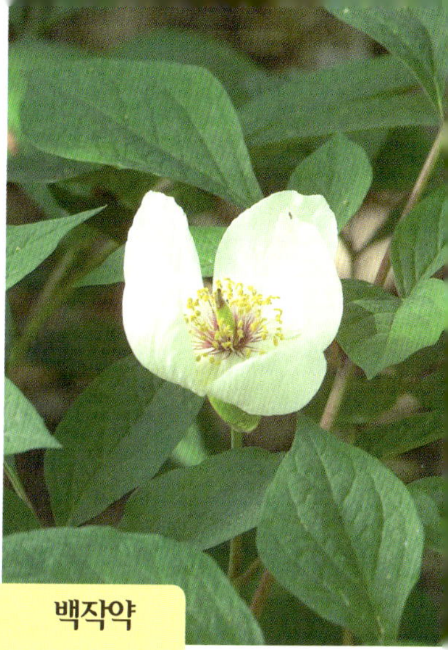

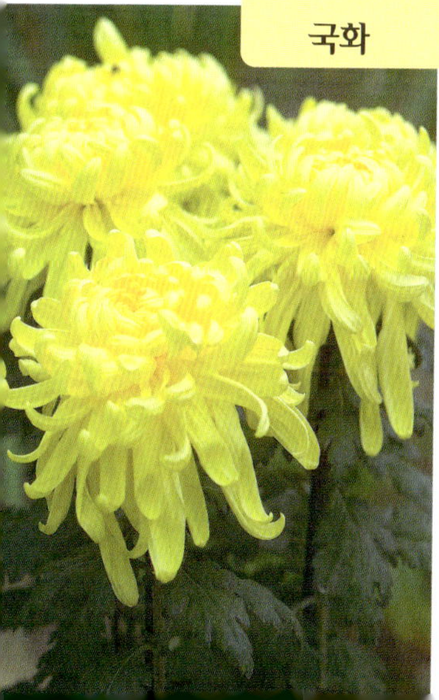

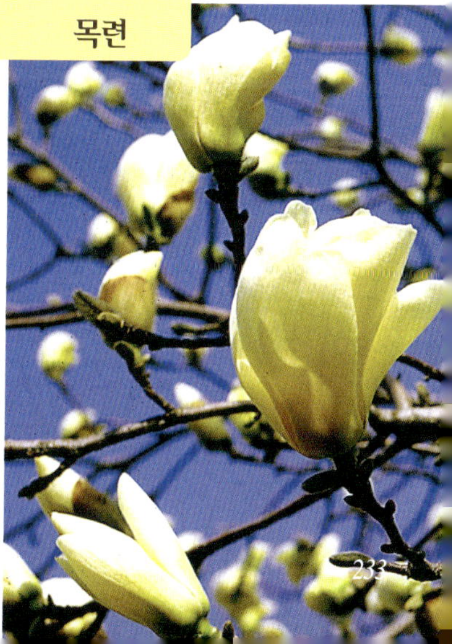

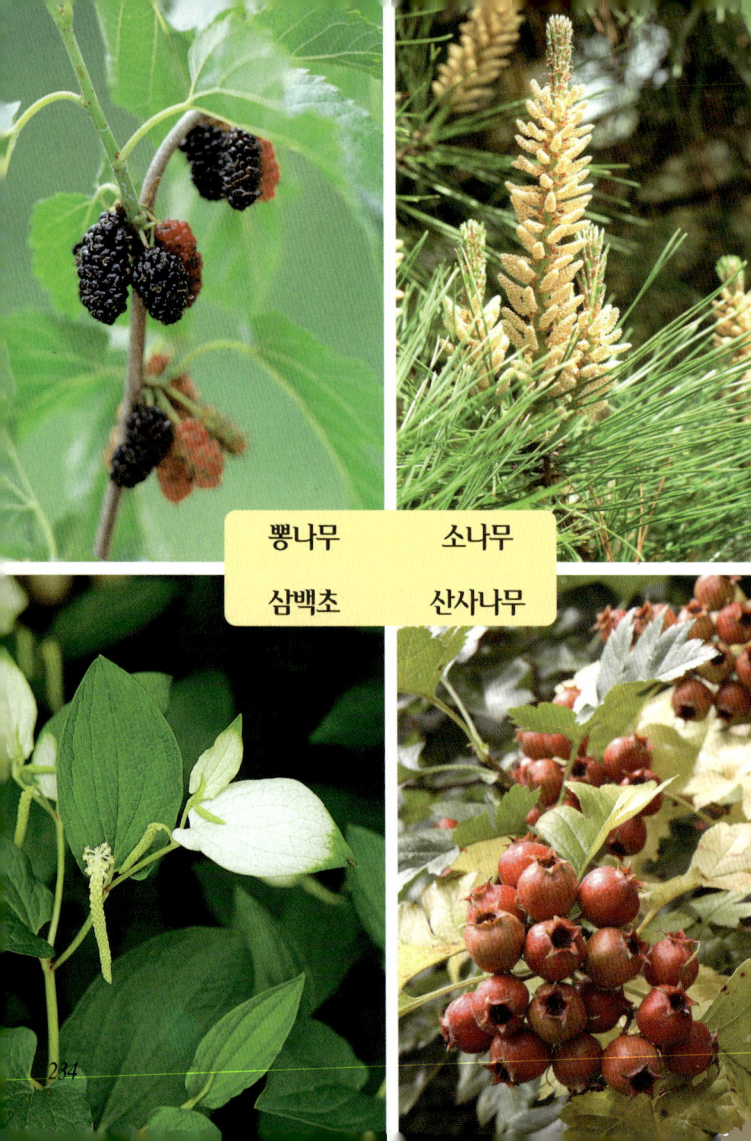

뽕나무 소나무
삼백초 산사나무

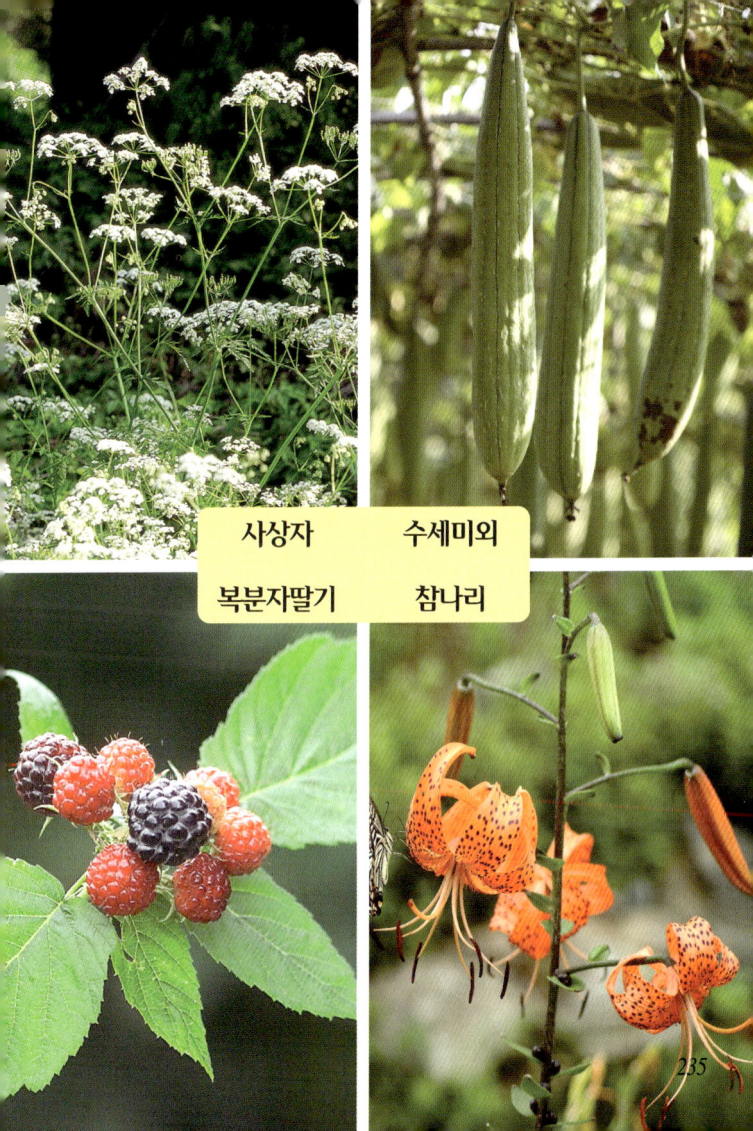

사상자　　수세미외

복분자딸기　　참나리

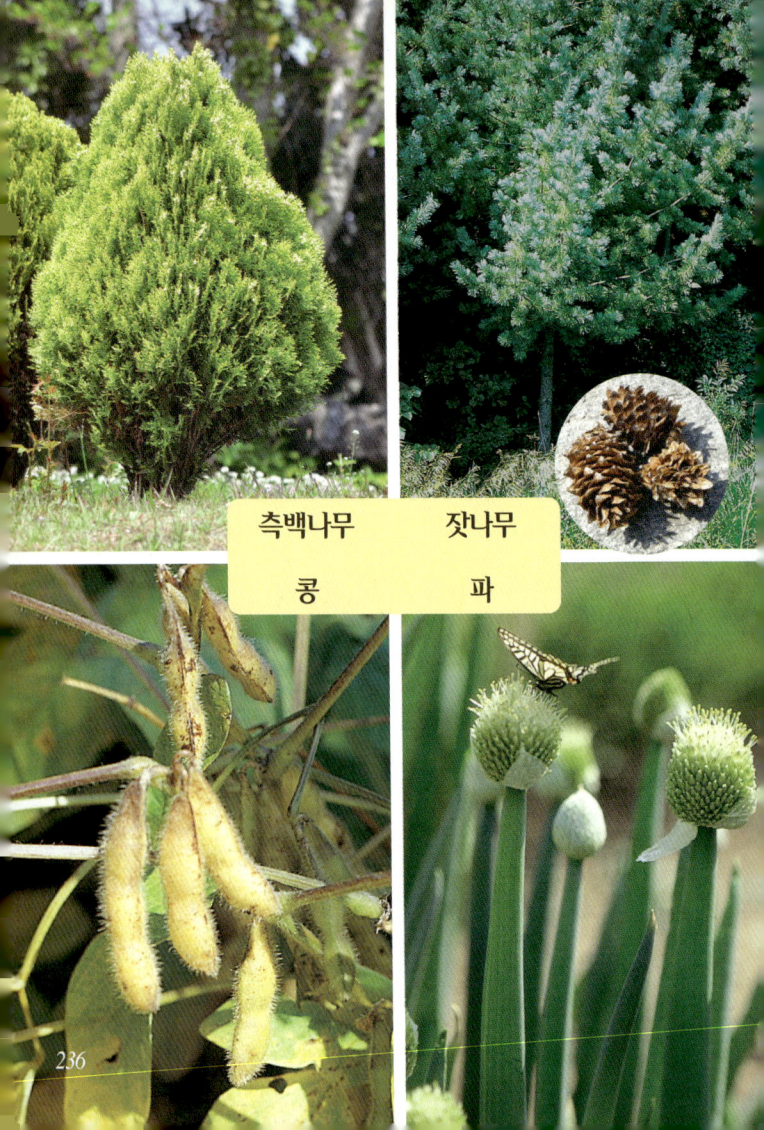

측백나무 잣나무
콩 파

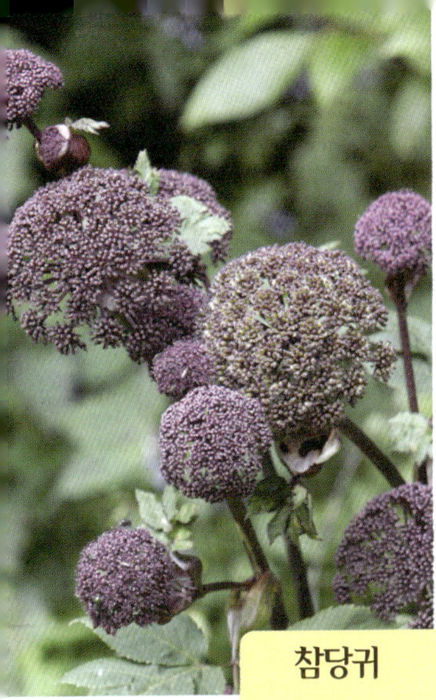

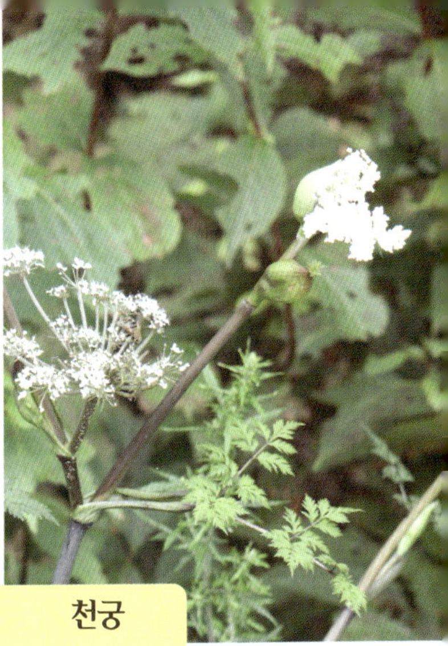

참당귀   천궁

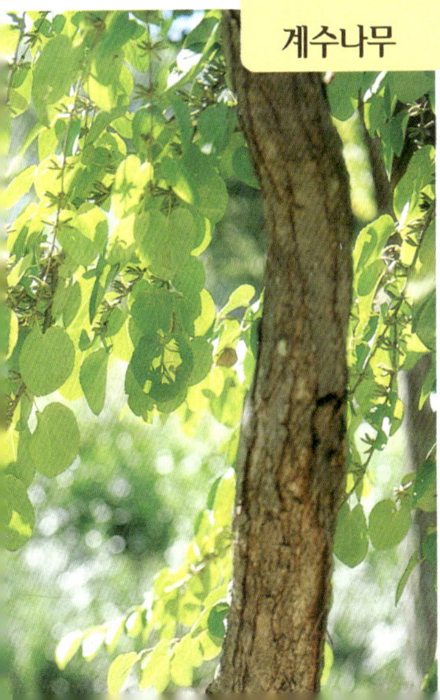

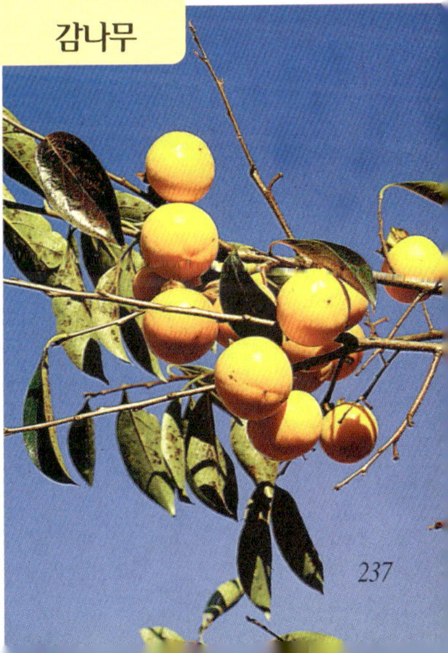

계수나무   감나무

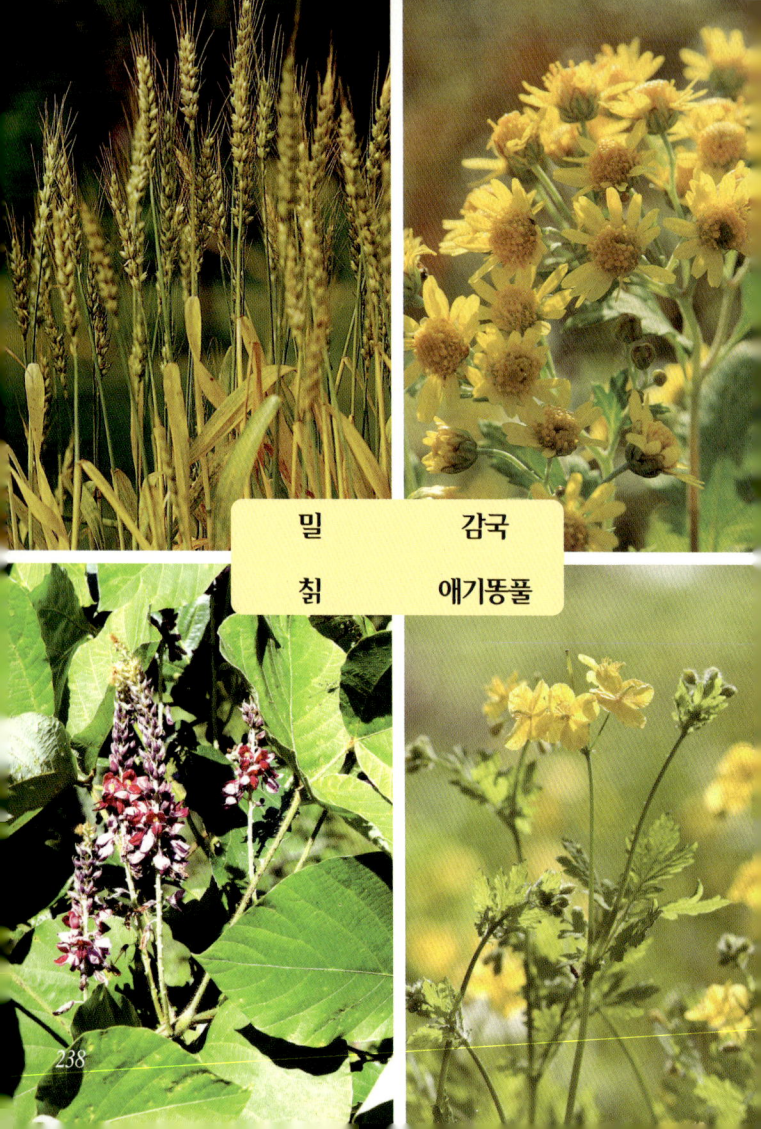

밀　　　감국
칡　　　애기똥풀

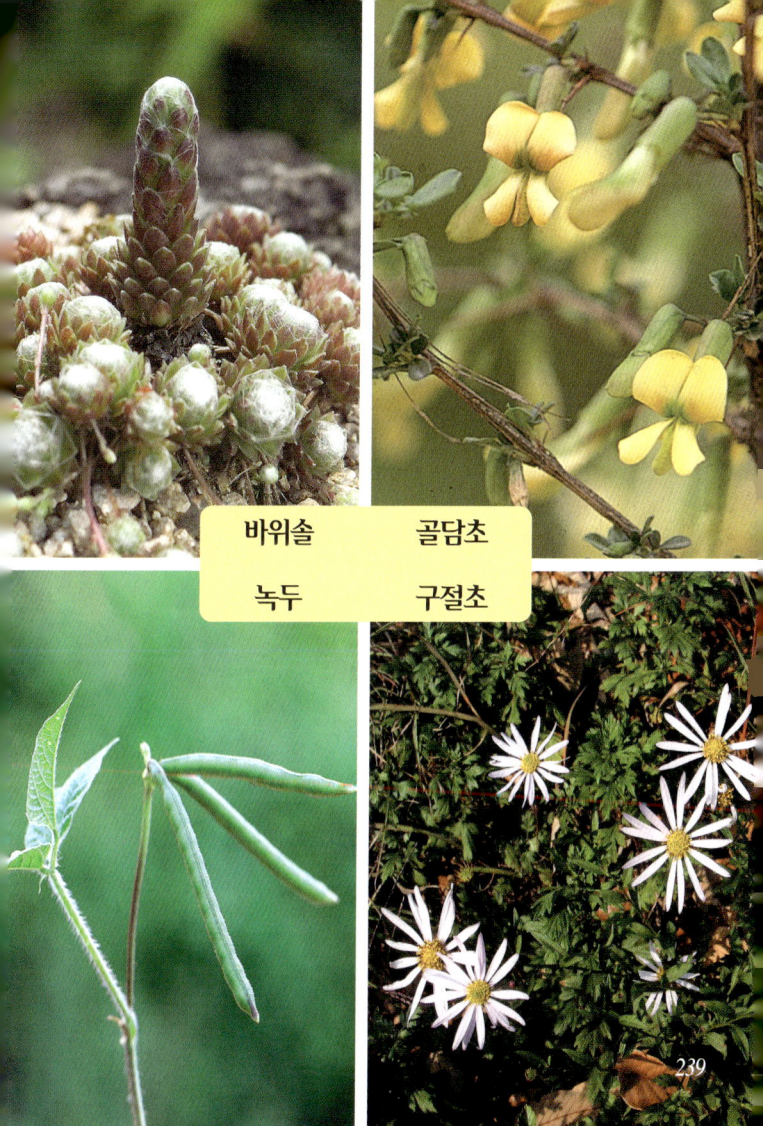

바위솔　　골담초

녹두　　구절초

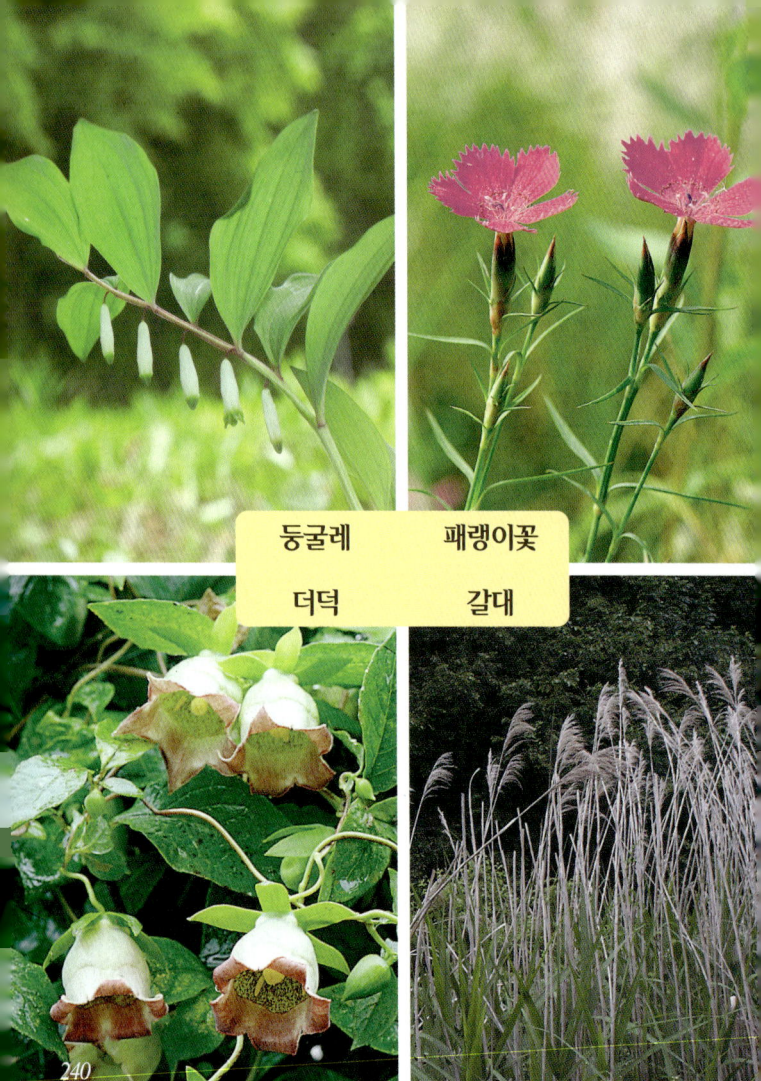

둥굴레   패랭이꽃

더덕   갈대

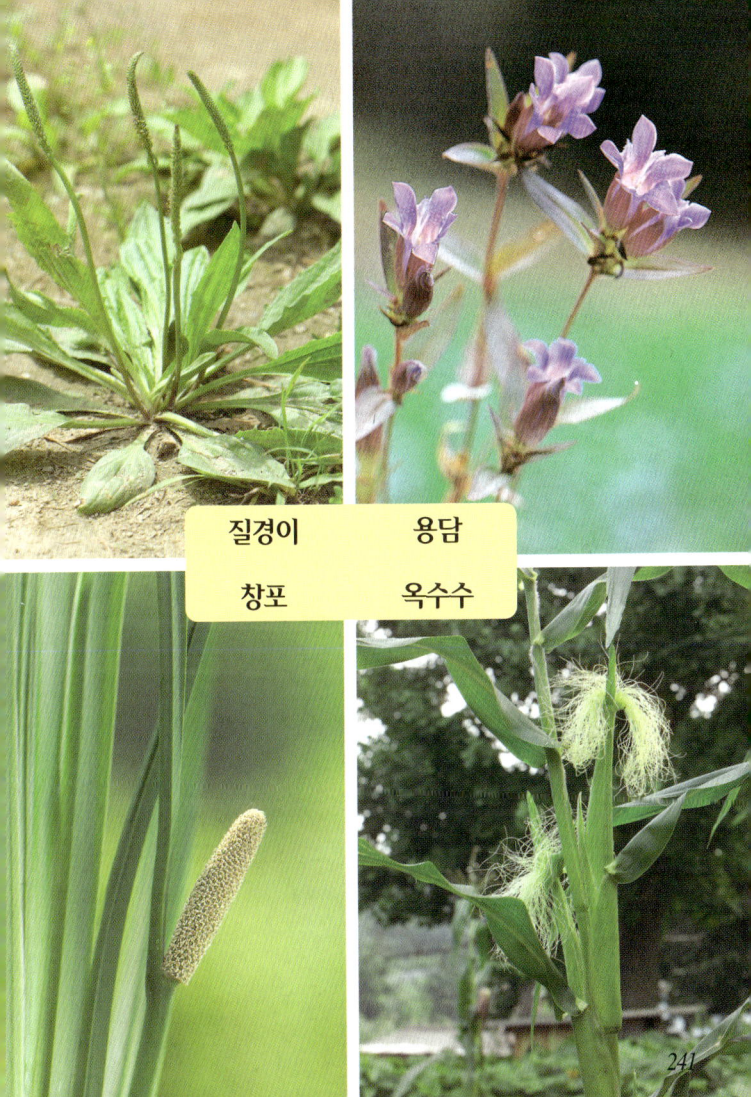

질경이 용담

창포 옥수수

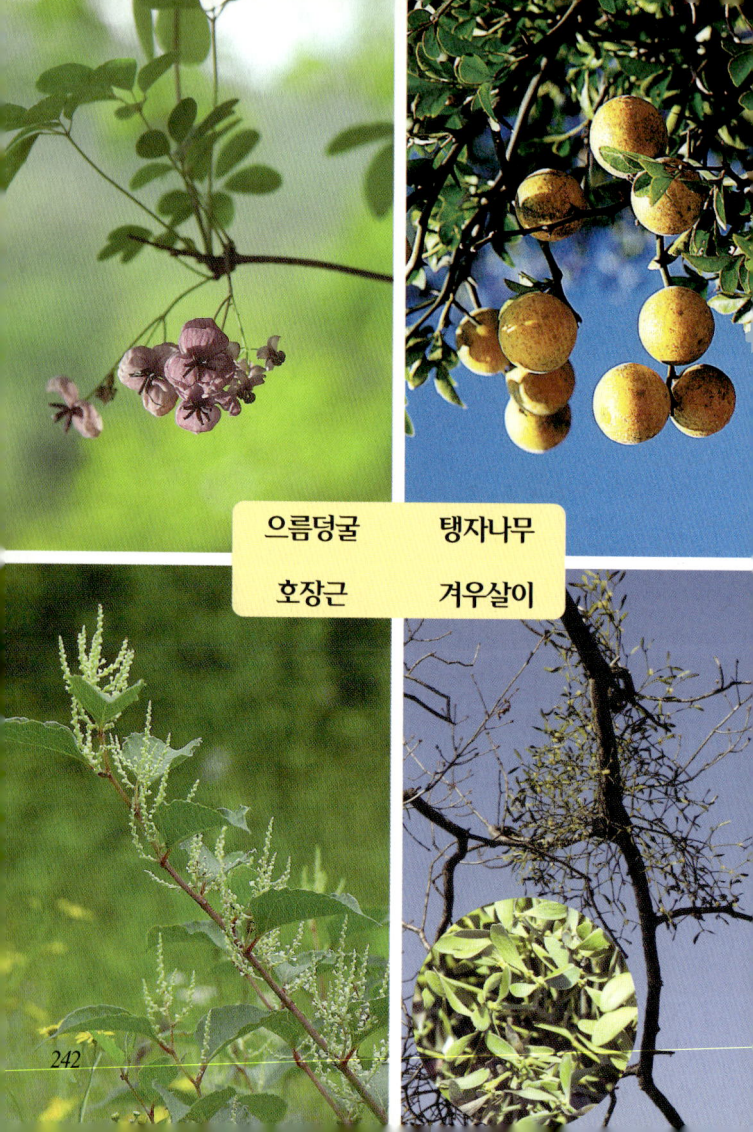

으름덩굴 탱자나무

호장근 겨우살이

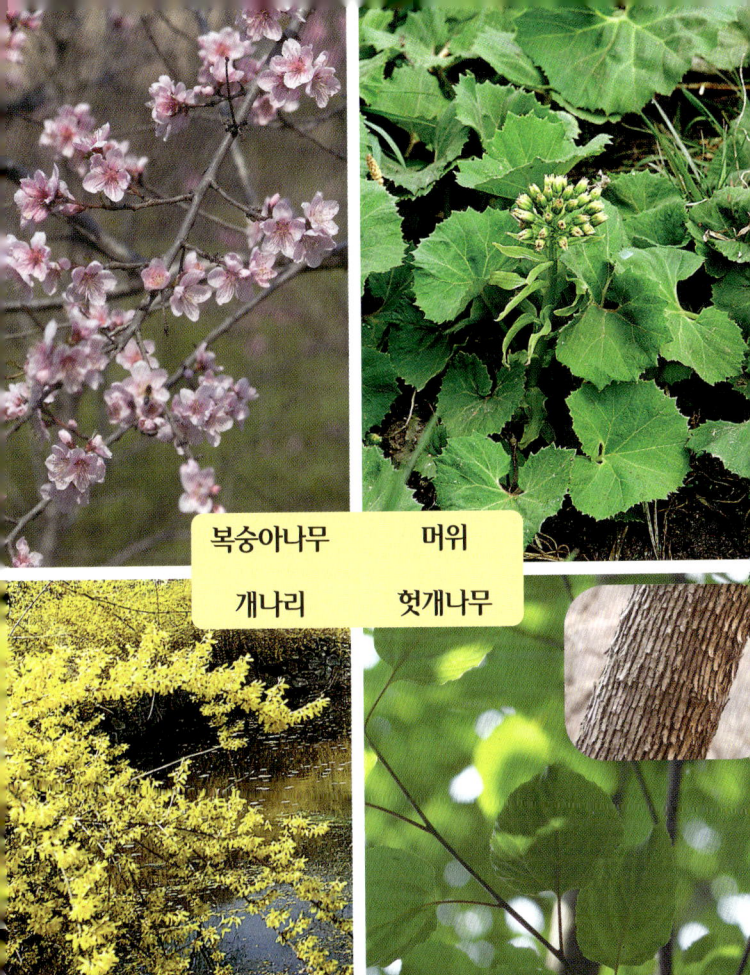

복숭아나무   머위
개나리   헛개나무

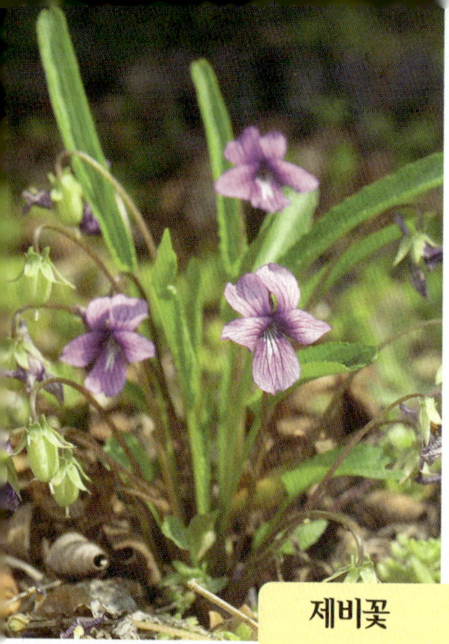

제비꽃 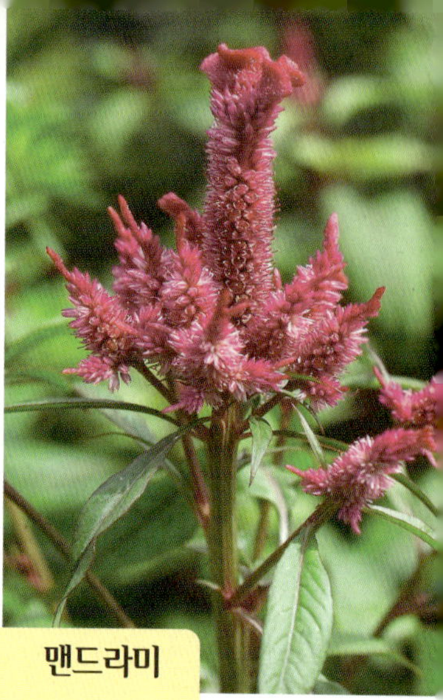　　맨드라미

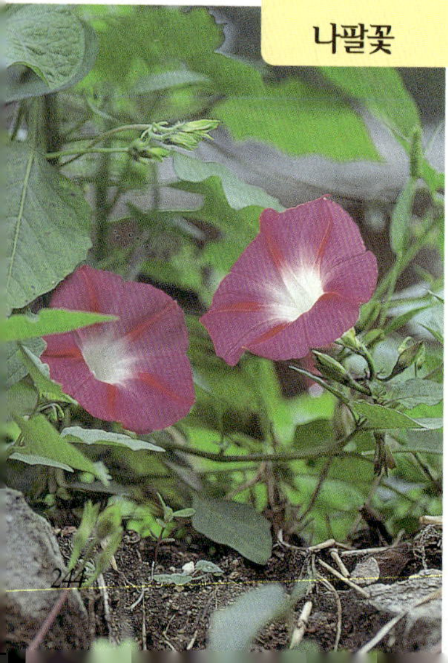

나팔꽃 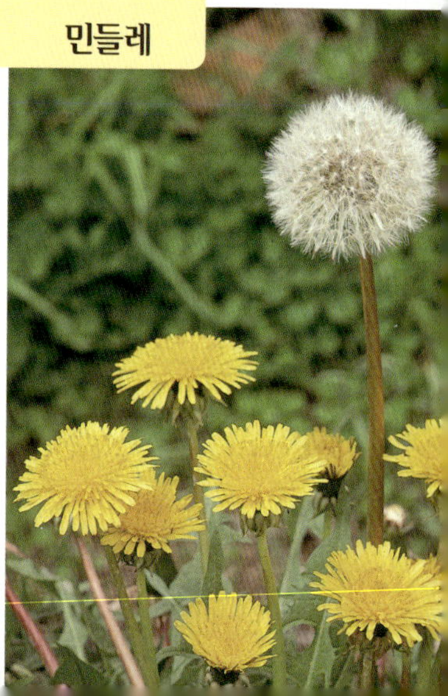　　민들레

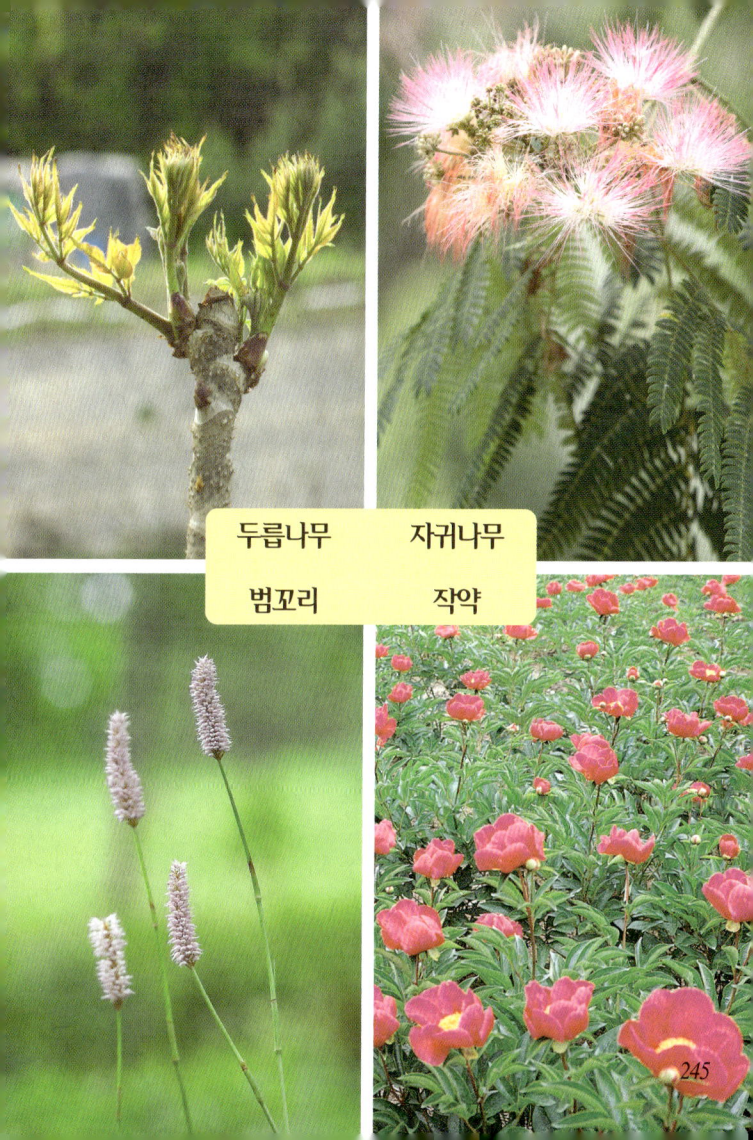

두릅나무   자귀나무

범꼬리   작약

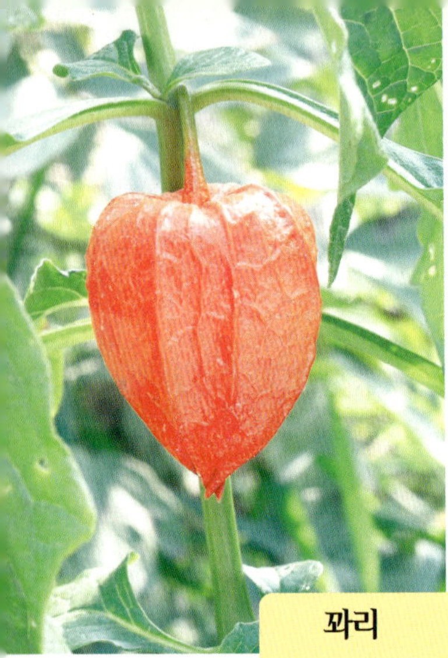

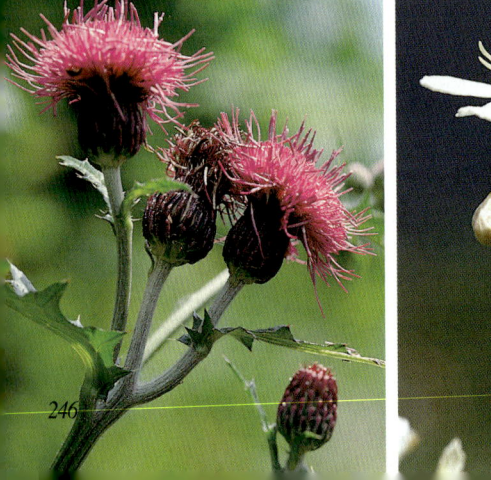

꽈리 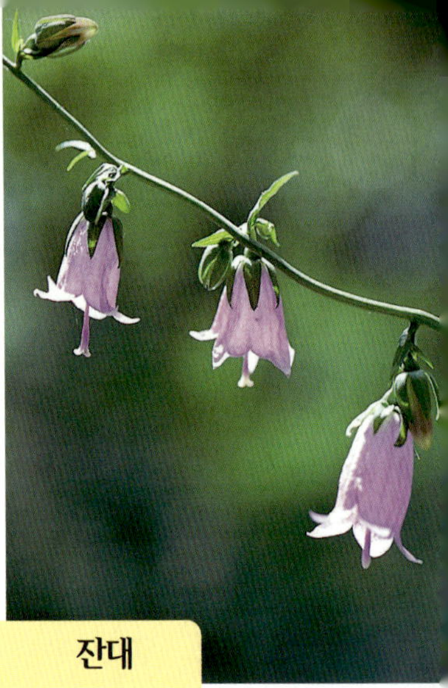   잔대

엉겅퀴 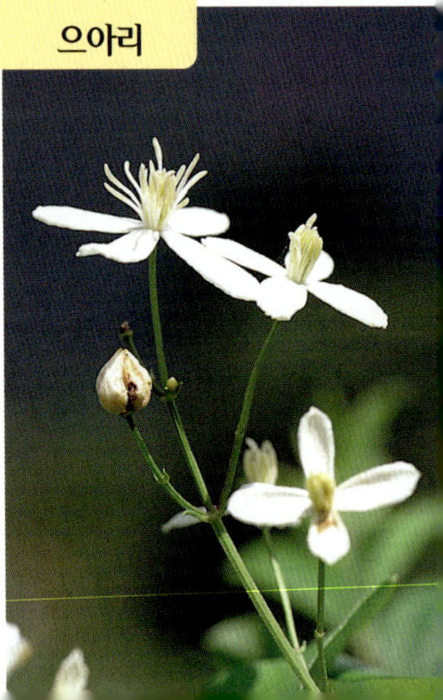   으아리

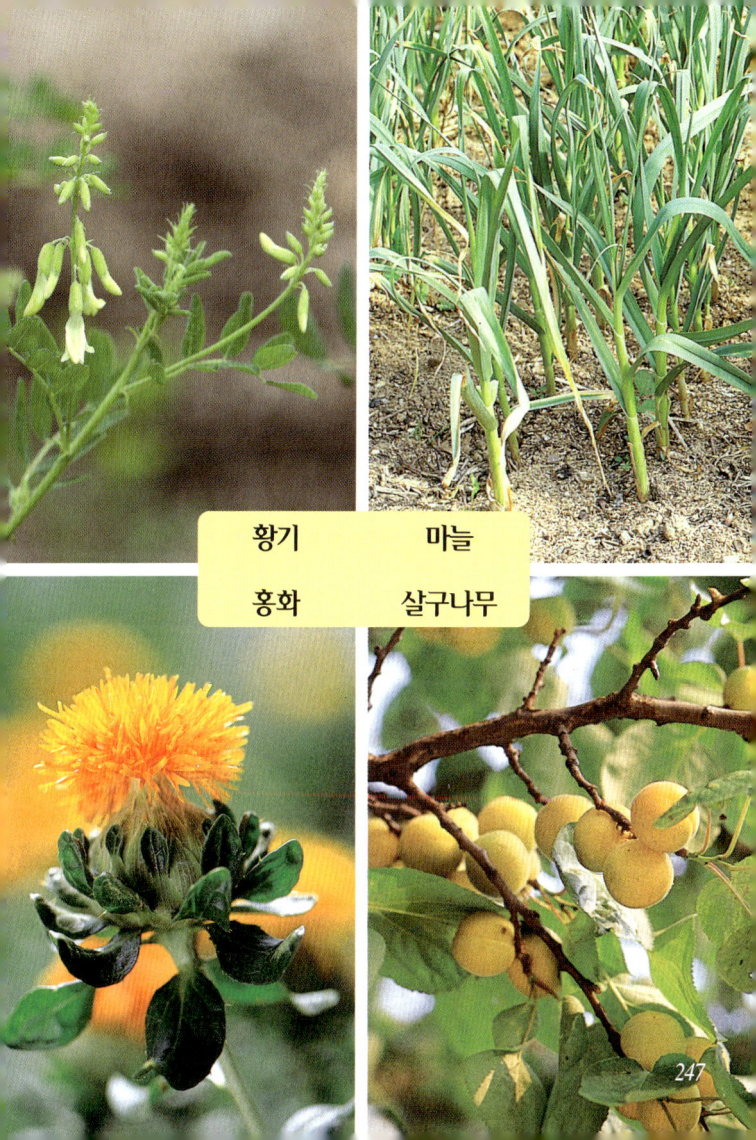

황기   마늘
홍화   살구나무

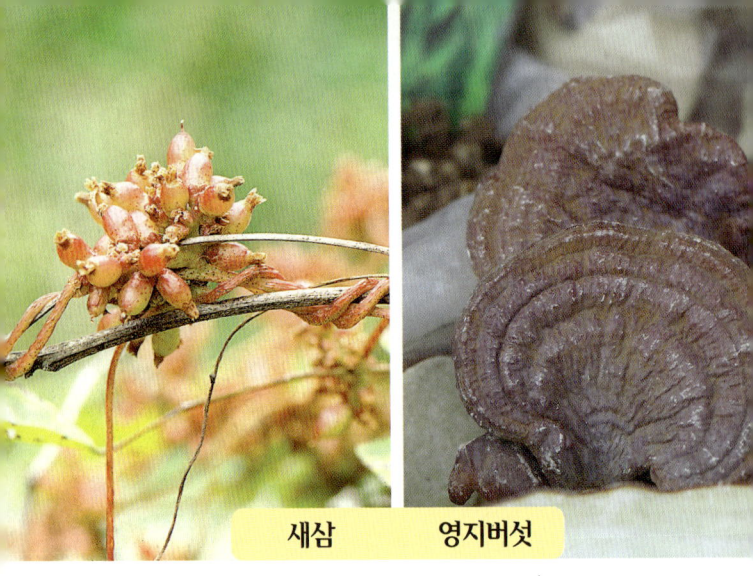

새삼   영지버섯

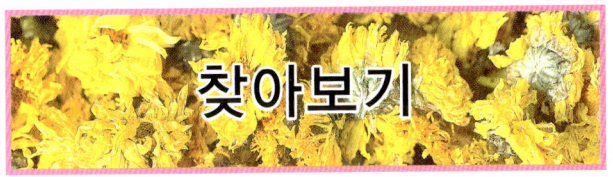

찾아보기

ㄱ

가시나물 ·············212
갈근 ················144
갈근차 ··············145
갈대 ············162, 240
감 꼭지차 ···········138
감국 ·········96, 142, 238
감국차 ··············143
감나무 ··········136, 237
감맥대조차 ··········141
감비차 ···············86
감잎차 ··············137
감제풀 ··············176
감초 ·················50
감초차 ···············51
개국화 ··············142
개나리 ·········184, 243
개나리 꽃차 ·········185
겨우살이 ········178, 242
겨우살이덩굴 ········42
겨우살이차 ·········179
계수나무 ········134, 237
계지 ················134
계피 ················134
계피차 ··············135
골담초 ··········150, 239
골담초차 ············151
곰의딸 ··············116
관동화 ··············182
구기자 ···············20
구기자나무 ······20, 226
구맥 ················158
구절초 ··········154, 239
구절초차 ············155
국화 ···········96, 233
궁궁이 ··············132
궁귀차 ··············133
권삼 ················200
권삼차 ··············201
귀전우 ···············78
금은화 ···············42
금은화차 ·············43
길경 ·················48
길경 감초차 ··········52
길경차 ···············49
까치수영 ············176
꽈리 ···········204, 246
꽈리차 ··············205

동의보감 한방 약차 249

꿀벌 ·················118

ㄴ

나무인삼 ·················82
나팔꽃 ·················192, 244
나팔꽃차 ·················193
남산제비꽃 ·················189
넓은잎구절초 ·················154
노근 ·················162
노근차 ·················163
녹두 ·················152, 239
녹두차 ·················153
느릅나무 ·················72, 231

ㄷ

단너삼 ·················212
달개비 ·················46
달개비차 ·················47
닭의장풀 ·················46, 228
당귀 ·················130
당귀차 ·················131
대계 ·················208
대두 ·················126
대산 ·················214
대조 ·················34
대추나무 ·················34, 227
대파차 ·················129
더덕 ·················160, 240
더덕차 ·················161
도라지 ·················48, 228
도인 ·················180
두릅나무 ·················196, 245

두릅나무차 ·················197
두충 ·················54, 229
두충 감초차 ·················53
두충차 ·················55
두향차 ·················127
둥굴레 ·················156, 240
둥굴레차 ·················157
등롱초 ·················204
뚝나무 ·················72

ㅁ

마 ·················28, 227
마늘 ·················214, 247
만주잔대 ·················206
매실나무 ·················66
매실차 ·················67
매화나무 ·················66, 230
맥문동 ·················60, 229
맥문동차 ·················61
맨드라미 ·················190, 244
맨드라미 꽃차 ·················191
머위 ·················182, 243
머위 꽃차 ·················183
모과 ·················58
모과나무 ·················58, 229
모과차 ·················59
목련 ·················98, 233
목말채 ·················196
목통 ·················172
민들레 ·················194, 244
밀 ·················140, 238

ㅂ

- 바위솔 …………………148, 239
- 바위솔차 ………………………149
- 박하………………………56, 229
- 박하차 ……………………………57
- 밤나무 ……………………80, 232
- 백굴채 …………………………146
- 백엽차 …………………………125
- 백자인 …………………………122
- 백자인차 ………………………123
- 백작약……………………94, 233
- 백합 ………………………120, 121
- 백합차 …………………………121
- 뱀도랏 …………………………112
- 벌꿀차 …………………………119
- 범꼬리풀 ………………200, 245
- 복분자 …………………………116
- 복분자딸기 ……………116, 235
- 복분자차 ………………………117
- 복사꽃차 ………………………181
- 복사나무…………………………180
- 복숭아나무 ………180, 243
- 봉밀 ………………………………118
- 뽕나무 ……………………100, 234

ㅅ

- 사과락 …………………………114
- 사과락차 ………………………115
- 사삼 ……………………………206
- 사상자 ……………………112, 235
- 사상자차 ………………………113
- 사엽당삼 ………………………160
- 산국 ……………………………142
- 산사나무 ………………110, 234
- 산사자 …………………………110
- 산사자차 ………………………111
- 산삼 ………………………………36
- 산수유 ……………………………30
- 산수유나무………………30, 227
- 산수유차 …………………………31
- 산앵도나무 ………………………76
- 산앵두나무 ………………………76
- 산약 ………………………………28
- 산약 산수유차 …………………32
- 산약차 ……………………………29
- 산장 ……………………………204
- 살구나무 …………………218, 247
- 삼백초 ……………………108, 234
- 삼백초차 ………………………109
- 삼지구엽초 ………………24, 226
- 상기생 …………………………178
- 상백피차 ………………………103
- 상심자차 ………………………102
- 상엽 ……………………………100
- 상엽차 …………………………101
- 새삼 ………………………222, 248
- 생강 ………………………90, 233
- 생강 녹차 ………………………93
- 생강 대추차 ……………………92
- 생강차 ……………………………91
- 생맥차 ……………………………45

생송지	104
선모초	154
선인장	20
소나무	104, 234
소맥	140
소엽	40, 228
솔나무	104
솔잎차	106
송화차	105
수삼 대추차	35
수세미오이	114
수세미외	114, 235
숫잔대	207
시체	136
시호	62, 230
시호 맥문동차	64
시호차	63
신선초	156
신이	98
신이꽃차	99
실새삼	222
싱아	176
쌍화 산사차	97
쌍화차	95
쑥	88, 232

ㅇ

아가위나무	110
압척초	46
애기똥풀	146, 238
애기똥풀차	147
애엽	88
애엽 생강차	87
애엽차	89
야합수	198
야홍화	208
양유	160
엉겅퀴	208, 246
엉겅퀴 꽃차	209
연교	184
연꽃	84, 232
연자육	84
연자육차	85
연향나무	134
영지버섯	224, 248
영지차	225
오가피	82
오갈피나무	82, 232
오갈피차	83
오과차	81
오디나무	100
오랑캐꽃	188
오매	66
오미자	22
오미자나무	22, 226
오미자차	23
옥미수	170
옥수수	170, 241
옥수수 수염차	171
옥죽	156
와송	148

용담	166, 241
용담차	167
용인초	78
욱리인	76
욱리인자	77
원추리	74, 231
원추리차	75
위령선	210
유근피	72
유근피차	73
율무	26, 226
율무차	27
율피	80
으름덩굴	172, 242
으름덩굴차	173
으아리	210, 246
으아리차	211
음양곽차	25
이스라지나무	76, 231
이의인	26
이자차	21
이실풀	70, 230
이질풀차	71
익모초	68, 230
익모초차	69
인동덩굴	42, 228
인동초	42
인삼	36, 227
인삼 대추차	38
인삼 소엽차	41
인삼 쌍화차	44
인삼 오미자차	33
인삼차	37
입각초	46
잇꽃	216, 247

ㅈ

자귀나무	198, 245
자노아	196
자목련	99
자소	40
자소엽	40
자화지정	188
작약	94, 202, 245
작약차	203
잔대	206, 246
잔대차	207
잣나무	124, 236
적송	104
적작약	202
젖풀	146
제비꽃	188, 244
제비꽃차	189
지구자	186
지구자나무	186
지구자차	187
지실	174
지실차	175
진들개미나리	112
질경이	164, 241
찔광나무	110

동의보감 한방 약차 253

ㅊ

차전자 ·····················164
차전초차 ·················65
차즈기 ·····················40
참겨우살이 ············178
참나리 ············120, 234
참당귀 ············130, 237
참두릅 ····················196
창포 ················168, 241
창포차 ····················169
천궁 ················132, 237
청상자 ····················190
총목피 ····················196
춘유 ························72
측백나무 ········122, 236
층층잔대 ················206
칡 ··················144, 238

ㅋㅌ

콩 ··················126, 236
탱자나무 ········174, 242
토사자 ····················222
토사자차 ················223
통령초 ····················42

ㅍ

파 ··················128, 236
패랭이꽃 ········158, 240
패랭이꽃차 ············159
포공영 ····················194
포공영차 ················195
풋베기콩 ················126

ㅎ

함박꽃 ····················202
합환수 ····················198
합환피 ····················198
합환피차 ················199
해국 ·······················97
해송자 ····················124
행국차 ····················221
행락탕 ····················220
행인 ·······················218
행인차 ····················219
헛개나무 ········186, 243
현초 ·······················70
호장근 ············176, 242
호장근차 ················177
홍화 ·······················216
홍화차 ····················217
화살나무 ·········78, 231
화살나무차 ············79
황기 ················212, 247
황기 마늘차 ············215
황기차 ····················213
훤초근 ····················74
흑축 ·······················192
흰제비꽃 ················189

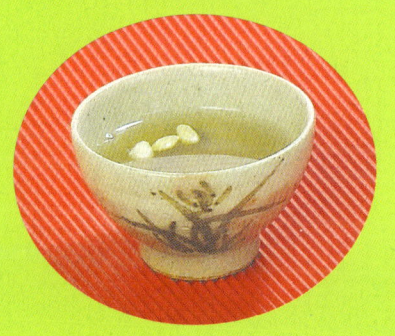